《临床药学监护》丛书

国家卫生健康委医院管理研究所药事管理研究部
国家医院药事管理质量控制中心 组织编写

吴永佩 颜青 高申 总主编

营养支持疗法的药学监护

主 编 杨婉花
副主编 秦 侃 郑 璇

人民卫生出版社
·北京·

图书在版编目（CIP）数据

营养支持疗法的药学监护 / 杨婉花主编. —北京：
人民卫生出版社，2022. 2
（《临床药学监护》丛书）
ISBN 978-7-117-31666-8

Ⅰ.①营…　Ⅱ.①杨…　Ⅲ.①临床营养 - 关系 - 临床
药学　Ⅳ.①R459. 3②R97

中国版本图书馆 CIP 数据核字（2021）第 092876 号

| 人卫智网 | www.ipmph.com | 医学教育、学术、考试、健康，购书智慧智能综合服务平台 |
| 人卫官网 | www.pmph.com | 人卫官方资讯发布平台 |

《临床药学监护》丛书
营养支持疗法的药学监护
Yingyang Zhichi Liaofa de Yaoxue Jianhu

主　　编：杨婉花
出版发行：人民卫生出版社（中继线 010-59780011）
地　　址：北京市朝阳区潘家园南里 19 号
邮　　编：100021
E - mail：pmph @ pmph.com
购书热线：010-59787592　010-59787584　010-65264830
印　　刷：北京汇林印务有限公司
经　　销：新华书店
开　　本：710×1000　1/16　印张：22
字　　数：407 千字
版　　次：2022 年 2 月第 1 版
印　　次：2022 年 2 月第 1 次印刷
标准书号：ISBN 978-7-117-31666-8
定　　价：75.00 元

打击盗版举报电话：010-59787491　E-mail：WQ @ pmph.com
质量问题联系电话：010-59787234　E-mail：zhiliang @ pmph.com

营养支持疗法的药学监护

编　　者（按姓氏笔画排序）

马　珂　浙江大学医学院附属邵逸夫医院
卞晓洁　南京大学医学院附属鼓楼医院
方红梅　浙江大学医学院附属邵逸夫医院
石卫峰　上海市第一人民医院
田　泾　海军军医大学第一附属医院
朱冠华　上海市第一人民医院
刘　东　华中科技大学同济医学院附属同济医院
刘皋林　上海市第一人民医院
李　梦　华中科技大学同济医学院附属同济医院
杨　敏　广东省人民医院
杨婉花　上海交通大学医学院附属瑞金医院
张　渊　上海市第一人民医院
张翠莲　中国医学科学院北京协和医院
陈　赟　上海市第一人民医院
陈禾凤　上海交通大学医学院附属瑞金医院
武　鑫　上海市第一人民医院
范鲁雁　安徽医科大学第三附属医院
郑　璇　海军军医大学第一附属医院
赵　彬　中国医学科学院北京协和医院
俞振伟　浙江大学医学院附属邵逸夫医院
姜慧婷　上海交通大学医学院附属瑞金医院
秦　侃　安徽医科大学第三附属医院
高　申　海军军医大学第一附属医院
席宇飞　上海市第一人民医院
顾莹芬　上海交通大学医学院附属上海儿童医学中心
黄菁菁　上海交通大学医学院附属瑞金医院

梅　丹　中国医学科学院北京协和医院
崔　力　上海市第一人民医院
葛卫红　南京大学医学院附属鼓楼医院
韩　钢　浙江大学医学院附属邵逸夫医院
曾英彤　广东省人民医院
楼国东　浙江大学医学院附属邵逸夫医院

《临床药学监护》丛书
编 委 会

总 主 编　吴永佩　颜　青　高　申

副总主编　缪丽燕　王长连

编 委 会（以姓氏笔画为序）：

丁　新　卜一珊　万自芬　王建华

卢晓阳　包明晶　冯　欣　齐晓涟

闫峻峰　劳海燕　苏乐群　杜　光

李　妍　李喜西　李智平　杨　敏

杨婉花　张　峻　张　健　张毕奎

陆　进　陆方林　陈　英　林英忠

罗　莉　胡　欣　姜　玲　高红梅

游一中　谢　娟　裘云庆　翟晓文

樊碧发

《临床药学监护》丛书
分 册 目 录

丛 书 序

第二次世界大战后,欧美各国现代经济和制药工业迅速发展,大量新药被开发、生产并应用于临床。随着药品品种和药品临床使用量的增加,不合理用药现象也逐趋加重,严重的药物毒副作用和过敏反应也不断增多,患者用药风险增加。同时,人类面临的疾病负担愈加严峻,慢性病及其他疾病的药物应用问题更加复杂,合理用药成为人类共同关心的重大民生问题。为充分发挥临床药师在药物治疗和药事管理中的专业技术作用,提升药物治疗水平,促进药物安全、有效、经济、适当的合理使用,西方国家于 20 世纪中叶前后在高等医药院校设置 6 年制临床药学专业 Pharm. D. 课程教育,培养临床型药学专业技术人才。同期,在医院建设临床药师制度,建立药师与医师、护士合作共同参加临床药物治疗,共同为患者临床药物治疗负责,共同防范医疗风险,提高医疗工作质量,保障患者健康的优良工作模式,这在西方国家已成为临床药物治疗常规,并得到社会和医药护理学界的共识。

1997 年我们受卫生部委托起草《医疗机构药事管理暂行规定》,经对国内外医院药学技术服务情况调研分析,提出了我国"医院药学部门工作应该转型""药师观念与职责必须转变"和医院药学专业技术服务扩展发展方向,并向卫生部和教育部提出三点具体建议:一是高等医药院校设置临床药学专业教学,培养临床应用型药学专业技术人才;二是在医院建立临床药师制,药师要直接参与临床药物治疗,促进合理用药;三是为提高成品输液质量、保障患者用药安全和保护护理人员免受职业暴露,建议对静脉输液实行由药学部门管理、药学人员负责的集中统一调配与供应模式。卫生部接受了此建议,在2002 年 1 月卫生部公布《医疗机构药事管理暂行规定》,首次规定要在医院"逐步建立临床药师制"。为此,在 2005 年和 2007 年卫生部先后启动"临床药师培训基地"和"临床药师制"建设两项试点工作,并于 2009 年和 2010 年作了总结,取得了很大的成功,目前临床药师岗位培训制度和临床药师制建设已日趋规范化和常态化。随着临床药学学科的发展和临床药师制体系建设的深化，临床药师队伍迅速成长，专业技术作用逐渐明显，但临床药师普遍深感临床药学专业系统知识的不足，临床用药实践技能的不足。为提升临床药师参加临床药物治疗工作的药学监护能力，我们邀请临床药学专家和临床药师以及临床医学专家共同编写了《临床药学监护》丛书。本丛书将临床药物治疗学理论与药物治疗监护实践相结合，反映各分册临床疾病药物治疗的最新进展，以帮助临床药师在药物治疗实践活动中实施药学监护措施，提升运用临床药学专业知识解决临床用药中实际问题的能力。本丛书主要内容为依据不同疾病的药物治疗方案，设计药学监护措施，明确药学监护重点：对药物治疗方案的评价与正确实施；遴选药品的适宜性和随着疾病治疗的进展调整药物治疗意见；对药物治疗效果的评价；监测与杜绝用药错误；监测与防范药品不良反应；对患者进行用药教育等。

《临床药学监护》丛书的编写与出版，体现了国内外临床药物治疗学和临床实践活动最新发展趋势，反映了国际上临床药学领域的新的药学监护技术。本丛书可满足广大医疗机构药师学习、实践工作的需要，也可作为医疗机构医护人员和高等医药院校学员的参考用书，但撰写一部系统的《临床药学监护》丛书我们尚缺乏经验，不足之处在所难免，希望临床药师和广大读者批评指正，为再版的修订与完善提供条件。

我们衷心感谢为本丛书编写和出版付出辛勤劳动的专家、临床药师和相关人员并向其致以崇高的敬意！

吴永佩　颜　青　高　申

2018 年 3 月

前　言

　　患者存在的营养风险可能影响患者机体的各项生理功能，使机体对各种创伤应激和疾病的反应能力减弱，而营养支持疗法在患者综合治疗中的重要性和必要性已得到医学界公认。随着临床营养学的迅速发展，营养支持疗法的概念已不仅限于满足能量需要，而是涉及具体患者的营养支持途径与方法、各种营养素需要量和配比的确定、代谢监测与调理、特殊患者的营养需求以及营养与疾病治疗相结合等多个方面的综合管理。如此广泛而复杂的工作若仅靠临床医师个人来承担，往往不能很好地满足患者救治的需要。

　　在多学科治疗团队以及营养支持小组（nutritional support team, NST）中，作为重要成员的营养支持药师应具备良好的医学和营养学基础知识，熟悉营养药品的特性和应用，充分运用自己的专业技能，为患者的综合营养治疗管理提供全面的技术支撑和全程的药学监护。营养支持药师开展患者的营养评定、实施营养支持计划；通过审核医嘱，纠正不合理组方，保证全营养混合液的安全性和稳定性；对患者的个体化营养支持方案进行全方位的监护，关注患者营养制剂的选择、营养制剂的给药方式、营养支持过程中并发症的预防和处理等，协助医师完善营养支持方案的制定，协助护士分析和解决营养液输注过程中出现的不良反应，教育患者肠外肠内营养液的使用注意事项，提高患者营养支持疗法的安全性、有效性和经济性，改善患者的生活质量和临床结局，不断体现临床药学的核心价值和作用。

　　尽管现代营养支持疗法已有非常大的发展，我国的临床营养支持起步也并不晚，但是营养支持小组的发展却与临床营养支持疗法的发展极不相称。它起步晚、数量少、组成和工作模式不够规范等，甚至由于各种主观和客观上的原因，目前国内的 NST 很少有药师成员，即使有药师参与，也没有合适的、较为规范的、可操作的工作方法用以参考。因此，临床实践中急需全面的、较为系统的、满足临床实践需要的有关营养支持疗法的药学监护书籍作为参考。为此，我们组织了全国数十家医院的医生和药师，撰写本书，帮助建立规范的工作方法。

　　本书共分两部分，第一至八章为总论部分，主要介绍了营养支持疗法概述、营养素及营养状态评估、肠外肠内营养支持疗法常用药物、常用药物与营养素的相互作用、肠外肠内营养支持疗法规范化应用及药学监护要点以及特殊人群营养支持疗法与药学监护等;第九至十六章为各论部分,主要针对各类相关疾病及患者的营养支持疗法与药学监护进行分系统阐述。本书的特点在于基于各位作者的临床实践经验,并结合国内外的营养支持疗法相关指南要求,探索药师参与营养支持疗法的思路及其如何开展相关的药学监护,为从事营养支持疗法管理的临床药师以及相关医护人员提供参考。希望本书可以成为医务人员临床工作中的好帮手。

　　本书主要面向从事临床药学或营养支持疗法专业的药师、医师、护士、营养师,也可作为临床药学专业本科生、研究生的学习参考书。

　　当然,由于诸多客观原因,本书还存在很多不足,希望读者与本书编者多多讨论和交流,并给予批评和斧正,为再版的修订与完善提供帮助。在此感谢读者朋友的支持!

编　者
2022 年 1 月

目　　录

第一章 营养支持疗法概述

第一节 营养支持疗法的基本概念

营养是动物或植物摄取和利用食物过程的总和,是机体生长、组织修复、增强抵抗力、维持正常生理功能的物质基础,是人体正常生命活动的能量来源,是患者得以康复不可缺少的条件。营养不良是一个描述健康状况的用语,是摄入不足、吸收不良或过度损耗营养所造成的营养缺乏。营养不良不仅会降低患者的抵抗力,而且会使患者对手术和麻醉的耐受能力减弱,从而导致并发症发生率及死亡率增加。因此,保证患者的营养一直是疾病治疗中的一项重要措施。营养支持(nutrition support, NS)是指在患者饮食不能获取营养或摄入营养不足的情况下,经肠内或肠外途径补充或提供维持人体必需的营养。自 20 世纪 70 年代以来,营养素供给的方法、制剂与基础理论都在不断地改进和发展,人们对临床疾病的代谢改变也都有了深入的研究,使临床营养支持的理论与实践都有了很大的进步。2001 年的第 16 版《克氏外科学》(*Sabiston Textbook of Surgery*)将营养支持与抗生素的发展、麻醉学的进步、重症监护、器官移植等一并列入 20 世纪的医学进展,显示出其在现代医学中的重要作用。

近年来,营养支持疗法在医疗中的作用日益突出,已成为临床治疗中不可缺少的部分。当前,营养支持已有 3 类作用:①补充性营养支持——对原有营养不良或因疾病(如肠瘘)丢失营养过多者进行纠正或补充。②维护性营养支持——因疾病危重,患者的分解代谢率高、分解代谢高于合成代谢(如重症急性胰腺炎);或是由于疾病、手术不能经口进食 5 天以上(如胃存在幽门梗阻)导致机体急需营养,但因分解代谢高而组织合成不足。供给营养的目的在于维持基础需要量。③治疗性营养支持——某些营养物质如谷氨酰胺、鱼油、赖氨酸等有药理作用,称为药理营养素(pharmaconutrient),有明确的治疗作用。

营养支持疗法有 2 种方式,即肠内营养(enteral nutrition, EN)支持和肠外营养(parenteral nutrition, PN)支持。肠内营养是指经消化道给予较全面的营养素,根据给予途径的不同,分为口服和管饲。其中,口服可以分为部分口服营养补充(oral nutritional supplement, ONS)或全量供给。肠外营养是经静脉为无法经胃肠道摄取营养素或经胃肠道摄取的营养素不能满足自身代谢需要的患者提供包括氨基酸、脂肪、碳水化合物、维生素及矿物质在内的营养素。所有营养素完全经肠外获得的营养支持方式称为全肠外营养（total parenteral nutrition，TPN）。

营养支持疗法通常是在患者住院治疗期间进行的，但随着营养制剂的发展和医疗技术的进步，对病情平稳、仅仅为了进行营养支持而住院的患者来说，其完全可在专业的医护人员和营养师的指导下，在家中接受营养支持疗法。家庭营养支持分为家庭肠内营养（home enteral nutrition，HEN）和家庭肠外营养（home parenteral nutrition，HPN）。由于PN支持的技术要求较高，且有可能发生较严重的并发症，所以目前家庭营养支持以HEN为主。家庭营养支持能改善和维持患者的营养状态、增加活动能力、恢复家庭生活，部分患者可重新参加工作和学习，极大地提高患者的生活质量、减少医疗费用。而对医院来说，家庭营养支持可缩短患者的住院时间、加快床位周转、提高医疗设备的利用率。

第二节　肠外肠内营养支持疗法的应用现状及进展

一、营养支持策略的发展

临床应用的早期，营养的补充仅是为了提供能量、蛋白质，因此使用营养支持（nutrition support）一词。经过近40年的临床实践，营养支持除能维护氮平衡、保存瘦体重（lean body mass）外，其效应范围较初期有明显的扩大，包括免疫调控、减轻氧化应激、维护胃肠功能与结构、降低炎症反应等作用，从而维护细胞、组织器官的功能，促进患者康复，提高患者的生存率。Jones与Martindale等据此认为不宜再称为"营养支持"，而宜称为"营养治疗（nutrition therapy）"。随着对营养作用认识的加深、营养制剂的改进和对机体代谢改变的了解，营养素供给的途径也在改变。营养支持途径的金标准（gold standard）约以每10年为1个阶段出现1次改变，见表1-1。

表1-1　营养支持途径"金标准"的改变

年代	营养支持途径
20世纪70年代	当患者需要营养支持时，首选静脉营养
20世纪80年代	当患者需要营养支持时，首选经外周静脉肠外营养
20世纪90年代	当肠道有功能且能安全使用时，应进行肠内营养
20世纪90年代至今	应用全营养支持，首选肠内营养，必要时肠外与肠内营养联合使用

1. 20世纪70年代，首选静脉营养。早期的营养药物包括静脉输入用的脂肪乳、氨基酸溶液、水解蛋白液、高渗葡萄糖等，由于渗透性与酸碱度的关系，外周静脉不能耐受，从而无法满足需要。同时，由于采用分别输注的方法，不能使营养素同时进入体内起合成作用。1967年，Dudrick和Wilmore通过锁骨下静脉穿刺的方法放置腔静脉导管进行肠外营养，标志着现代临床营养的开端。根据Moore提出的热氮比为150∶1的理论，将所有营养素混在一起（称"全合一"）由腔静脉置管输入，动物实验与临床应用均证明其起到从肠外途径提供营养的作用，推进了临床营养支持的发展。此时"肠外营养"成为20世纪70年代营养支持的金标准。

2. 20世纪80年代，首选经外周静脉肠外营养。随着肠外营养的临床应用日益广泛，其缺陷开始暴露，主要是发生与导管有关的并发症，包括穿刺置管导致的创伤性并发症、严重的血流感染、代谢性并发症等。为了解决这些问题，发展了等渗复方氨基酸、高浓度的脂肪乳以及经外周静脉穿刺的中心静脉导管（PICC）技术等。选择营养支持途径的金标准是"首选经外周静脉肠外营养"。

3. 20世纪90年代，条件允许时首选肠内营养。较多针对危重症患者营养支持的研究证实，在肠道缺血、缺氧时，肠黏膜受损，对细菌的防御能力减退，肠道内的细菌可透过肠黏膜进入肠壁的淋巴系统与门静脉系统，进而导致全身炎症反应综合征（systemic inflammatory response syndrome，SIRS）、多器官功能障碍综合征（multiple organ dysfunction syndrome，MODS），甚至脓毒症。因此，保护胃肠功能、维护肠黏膜屏障功能成为危重症患者治疗的重要措施之一。尽早开展肠内营养有助于肠黏膜细胞的生长、增殖。同时，肠内营养又具有促进门静脉循环、肠蠕动、胃肠道分泌激素的功能。临床实际应用、多中心试验与荟萃分析发现肠内营养除能够提供营养外，更重要的是能够维护肠屏障功能、减少肠道细菌与内毒素移位。因此，营养支持途径的金标准在20世纪90年代改为"当肠道有功能且能安全使用时，应进行肠内营养"。

4. 当前，采用全营养支持，首选肠内营养。随着临床进一步的实践，肠内营养的优点得到充分的认识，然而其不足之处亦随之显露。在危重症患者的肠功能有一定障碍时，多数患者难以耐受肠内营养所提供的日需要营养量，但在机体较长时间（＞5天）能量不足的情况下，肾功能障碍、呼吸窘迫综合征、外科感染、压疮甚至脓毒症等并发症发生率将增加。此时可联合使用肠外营养，可以弥补能量等营养量的不足。因此，目前营养支持途径的选择标准是"采用全营养支持，首选肠内营养，必要时肠内与肠外营养联合应用"，较完善地解决了营养支持存在的问题。

二、我国肠外肠内营养支持疗法的现状

（一）我国肠外肠内营养支持疗法的发展

我国临床的营养支持大致可分为学习试用、教育推广和临床普及3个阶段。自1970年起，我国的部分学者与胃肠外科医师根据国外静脉营养的概念，结合自身工作的需要，试图将这一技术引入我国的临床应用中，经过不断探索，克服所需设备和营养制剂以及临床应用经验不够的困难，终于使腔静脉置管输注营养液这一技术应用于临床，使其开始为部分患者解决营养素供给困难的问题。自1980年起，国内学者对临床营养支持的需要性、实用性与迫切性有了一致的认识，认为应该在我国迅速、广泛地开展学习、推广与应用，提高患者的治疗水平。同时，国外先进信息的涌入、学术交流不断增加，尤其是临床营养支持的设备及复方氨基酸、脂肪乳等营养制剂从国外引入并在国内生产，对推广营养支持疗法的应用起到极大的作用。从20世纪90年代至今是临床普及阶段，随着营养支持疗法的基础理论和应用技术逐步成熟，营养支持疗法逐步被临床各专科接受，成为治疗措施的一部分，对许多患者的康复发挥积极作用，诸如短肠综合征、肠外瘘、烧伤、严重创伤、重症急性胰腺炎以及各种原因所致的营养不良等。目前年使用PN的中国患者超过500万例。

为了使我国的临床营养支持疗法能够更广泛、更科学地发展，尤其在我国医疗资源受限的条件下，合理地使用营养支持应成为需要认真对待的问题。根据我国的临床实际情况，参考国外的资料，2005年中华医学会肠外肠内营养学分会（Chinese Society of Parenteral and Enteral Nutrition，CSPEN）开始组织编写相关指南，2008年出版了《临床诊疗指南：肠外肠内营养学分册》《临床技术操作规范：肠外肠内营养学分册》。目前，三甲医院等级评审也将临床营养学科配备作为一个重要的考核指标。

（二）我国肠外肠内营养支持疗法存在的问题

1. 部分临床医师对营养支持疗法的理论和营养制剂的种类、特点、适应证、禁忌证、并发症及营养支持监测等知识掌握有限，因而对营养制剂的使用不规范、对临床营养的认识和应用也存在误区。2004年12月，中华医学会肠外肠内营养学分会成立了营养风险筛查（nutritional risk screening，NRS）协作组，调查和研究了大城市大医院和中小医院（分2个阶段）的营养风险和营养支持应用情况，发现大城市大医院的普通外科患者中，营养不良（不足）的发生率只有10.1%左右，在某些地区应用营养支持的患者已经超过有营养风险的患者，即在某些单位出现过度应用。另外，消化内科患者的营养不良（不足）发生率在12.4%左右，已经高于外科患者，但应用营养支持的患者明显低于

应该应用的患者,即应用不够。根据 2020 年底最新发布的《中国肿瘤患者营养膳食白皮书(2020—2021)》,我国恶性肿瘤患者中、重度营养不良发生率高达 58%,但真正得到规范化营养治疗的仍非常有限。

2. 未开展营养风险筛查工作,对某些存在营养风险的患者未制定营养支持计划,也有少数不存在营养风险的患者接受了营养支持。

3. 营养支持存在不规范应用

(1)对营养支持方式选择的不规范是目前存在的主要问题之一。国际市场调研机构的数据显示,按照费用计算,美国 PN 与 EN 的比例为 55%∶45%,而我国是 93%∶7%。

(2)具体给药方法的不规范也非常普遍,包括 PN 采用单瓶输注氨基酸、脂肪乳等营养制剂;高渗透压肠外营养液经外周静脉输注;PN 输注过程中冲管不规范造成堵管的发生率较高等;忽视应针对患者的状况选择营养制剂,如氨基酸的使用量和品种;忽视对 EN 与 PN 制剂的浓度及输入速度的调整,导致高浓度溶液快速输入后发生患者不耐受等。

4. 营养制剂处方不合理现象,包括非蛋白质热卡与氮的比值、糖脂比不合理;配伍禁忌,如电解质超量或加入其他药物造成营养液不稳定;脂肪乳超剂量以及应用于存在禁忌证的患者;营养成分不充足或存在患者不适宜使用的成分等。

5. 由于肠内营养置管技术的局限性,口服肠内营养方式较为普遍,患者服用的剂量较随意,往往达不到所需的剂量,不能发挥 EN 的最佳效能。

6. 大多临床医师不知道如何对患者进行全面的营养状态评估,且对营养支持疗法过程中的监测也不够重视。

三、肠外肠内营养支持疗法的发展方向

尽管现代营养支持疗法已有非常大的发展,但还不够成熟、完善,仍有相当多的问题需要我们进一步研究。

(一)基础和临床研究

对于机体在应激状态下蛋白质和碳水化合物代谢的变化虽已有所了解,但在机制方面的研究还缺乏深度,某些特殊营养底物的作用机制及其临床应用也需进一步探索和给予恰当的评价。例如对生长激素(growth hormone, GH)的评价至今仍有不同的看法,今后还需有更多的研究;关于精氨酸、免疫营养素等对机体的利弊也是意见相左,值得进一步探索。另外,应激后的"胰岛素抵抗"现象的机制以及如何防治也是目前研究的热点之一。为阐明这些问题,需要做更多的前瞻性、多中心研究。

（二）新制剂的开发及临床应用

在 PN 方面，新配方的脂肪乳已陆续开发，包括结构型中 / 长链脂肪乳、以橄榄油或鱼油为原料的脂肪乳等，这些乳剂具有在体内代谢迅速、能减少炎症因子产生、利于机体免疫系统的调节等特点。双腔袋、三腔袋的 PN 产品可能适用于相当多的病情稳定的患者，既符合配制原则，应用时又很方便。

（三）特殊患者的营养支持仍存在难度

重症急性胰腺炎、肝硬化、糖尿病、恶性肿瘤及器官移植等患者的代谢状态和器官功能均存在不少复杂的问题，营养支持的效果往往较差，实施后的并发症也多，应该作为重点研究，并及时总结。

第三节　营养支持疗法规范化管理

肠外肠内营养是指通过消化道以外或以内的各种途径及方式，为患者提供全面、充足的机体所需的各种营养物质，以达到预防或纠正营养不足的目的，增强患者对严重创伤的耐受力，促进患者康复。一方面肠外肠内营养技术的发展促进包括危重症医学在内的很多新学科的发展，但另一方面以 1991 年《新英格兰医学杂志》发表的文章所介绍的由美国退伍军人管理委员会医院协作组完成的随机对照研究和 2001 年美国胃肠病学会主持的系统评价为代表的许多研究证实，过度或不规范使用营养支持（尤其是 PN），患者不但无法获益，而且造成感染、代谢等相关并发症增加。只有合并中度以上营养不良的患者，才能从营养支持中获益。

中华医学会肠外肠内营养学分会组织国内外的专家，参考美国、欧洲、加拿大和澳大利亚等国家和地区相关组织制定的临床营养指南，在 Medline、Embase、SCI、中国生物医学文献数据库 4 个数据库中检索近 10 年发表的文献，结合国内专家的临床经验，应用循证医学的方法，制定了《临床诊疗指南：肠外肠内营养学分册》。

一、营养风险筛查

营养风险是指现有或潜在的营养相关因素造成患者不利临床结局的风险。常用的营养评定工具包括体重指数（body mass index，BMI）和主观全面评定（subjective global assessment，SGA）等，从不同侧面筛查患者是否合并营养不良。2002 年，欧洲肠外肠内营养学会（European Society for Parenteral and Enteral Nutrition，ESPEN）发表了一种新的营养评定工具——"营养风险筛查 2002（nutritional risk screening 2002，NRS 2002）"。NRS 2002 的特点是结合

4个方面的内容：人体测量（使用BMI）、疾病转归与营养支持的关系、近期体重变化和近期营养素摄入变化、疾病严重程度以及年龄因素。NRS 2002采用评分的方法对营养风险加以量度，其所选取的用以反映营养风险的核心指标来源于128个随机对照试验（RCT）研究，以评分≥3分作为存在营养不良风险的标准。2002年以后发表的1个多中心临床研究（有212个中心参加）表明，NRS 2002在预测营养风险和患者对营养治疗的反应方面具有其他工具所不可比拟的优势。2005年中华医学会肠外肠内营养学分会（CSPEN）主持进行了对全国13个大城市大医院的营养状态、营养风险筛查，并追踪随访每例受访者住院期间使用营养支持疗法和液体治疗的状况。该研究纳入6个临床专科15 089例患者，发现总的营养不良发生率为12.0%，存在营养风险的患者占33.5%，与国外的同期研究结果相近。目前，欧洲和中国的肠外肠内营养学会均推荐对住院患者进行营养风险筛查，对评分≥3分的患者，可以结合临床表现制定营养支持计划。

二、选择正确的营养支持方式

凡具有肠道功能的患者，都应首选EN方式。当然，PN与EN是相辅相成的，至少有20%~30%的患者因肠功能障碍而仍需采用PN，临床上应该根据具体的病情来选择EN或PN。有时兼用这两种方式，两者的用量都可减量，以使患者更易耐受。

1. 肠内营养　EN的消化和吸收过程能够增加胃肠道的血液供应，刺激内脏神经对消化道的支配和消化道激素的分泌，为全身器官和胃肠道本身提供各种营养物质，并能保护胃肠道的正常菌群和免疫系统。这些作用对维持肠黏膜屏障功能、减少细菌和内毒素移位，以及预防肝内胆汁淤积和减少肝功能损害均具有重要意义。EN适合临床各科患者，适应证原则上为需要营养支持，并且胃肠道功能正常或基本正常的患者，如营养素摄入不足、消化功能低下、吸收功能尚可；吞咽或咀嚼困难的口咽疾病；意识障碍，无力进食；高代谢性疾病；慢性消耗性疾病；纠正或预防手术前后营养不良等。

2. 肠外营养　PN的适应证包括具有营养风险，且胃肠功能严重障碍（短肠综合征、肠瘘、肠梗阻、重症胰腺炎早期、严重腹腔感染等）的患者；或虽然胃肠道功能正常但肠内营养输注困难，或营养素供给不足；由于手术，禁止使用胃肠道的重症患者；或进食不足且患者不愿接受肠内营养等。

3. 肠内与肠外营养联合应用　肠内营养虽是首选的营养支持手段，但在某些情况下实施存在困难，如胃肠道功能不全影响营养素的消化吸收；患者不愿接受管饲方法；EN过程中出现严重腹胀、腹泻、腹痛等耐受性问题；EN制剂的口感问题使患者不能坚持口服等。黎介寿院士团队研究发现，每日能量需要量的 25% 以上由 EN 提供时可满足维护肠屏障功能的需要。因此,联合 PN 与 EN 可优势互补,优化营养支持的疗效。欧洲与 CSPEN 在其营养支持应用指南的推荐意见中建议,对于有营养支持指征的患者,经由 EN 无法满足能量需要量(<60%)时,应考虑联用 PN。

4. 营养支持方式的选择

(1)没有一种营养支持方式适合所有患者,应根据每个患者的具体情况予以最适合的营养支持方式。

(2)遵循"只要肠道功能允许,首先使用肠道途径"的基本原则。

(3)肠道途径应视患者的消化和吸收功能情况按步骤进行。首先鼓励患者口服,不能口服或口服不足时,管饲补充肠内营养。

(4)只有消化道高位梗阻、高位和高排量肠瘘、消化道严重出血、广泛黏膜炎症、严重肠功能紊乱或无法耐受肠内营养支持时,方可考虑肠外营养支持。

(5)手术患者,预期术后需较长时间营养支持者,尽可能术中经空肠造口置入营养管。

三、充分掌握各种营养制剂的特点

当今的 PN 及 EN 制剂已较多,其中部分产品已临床使用数十年,大量临床总结资料提示这些产品有良好的安全性和有效性。

1. 肠内营养制剂 EN 制剂按氮源可分为氨基酸型、短肽型和整蛋白型 3 类,整蛋白型又分为平衡型、疾病特异型和其他类型。一般而言,超过 80% 的患者均可采用平衡型(或称"通用型")制剂,耐受性及疗效都很好。还有不到 20% 的特殊患者则需选用某种特殊配方的制剂,例如富含支链氨基酸(branched chain amino acid,BCAA)的氨基酸溶液、中 / 长链脂肪乳、含肽类的 EN 制剂,以及专用于高代谢状态、糖尿病、肾衰竭和恶性肿瘤等的制剂。

2. 肠外营养制剂 根据患者能量的要求计算,一般患者 20~30kcal/(kg·d),危重患者 30~40kcal/(kg·d)(注:1cal=4.184J,1J=0.239cal,1MJ=1 000kJ),其中脂肪供能占 30%~50%,氮摄入量为 0.15~0.20g/(kg·d)(热氮比约为 120:1),并添加常规剂量的矿物质与微量营养素。可采用脂肪乳、氨基酸和葡萄糖单独输注及"全合一"2 种方式输注。"全合一"是指将患者每日所需的各种营养素,使用前在符合相应标准的配液室内混合在一个容量中,或使用工业化生产的各种"三腔袋"。"全合一"PN 混合液具有以下优点:符合生理需求,有利于机体合成蛋白质;降低单个营养素的浓度,有利于减少代谢性并发症;降低血糖浓度,有利于减少感染性并发症;减少配液污染;减少医疗差错、降低护理工作强度等。

3. 药理营养素 除为机体代谢提供能量或氮源外,还可发挥营养治疗作用,包括维护器官功能、减少组织损害、增强机体免疫功能和代谢状况、进一步改善临床结局。目前常用的包括谷氨酰胺、精氨酸、ω-3 脂肪酸、核苷酸等。如静脉输注谷氨酰胺二肽制剂,对肠屏障功能可能具有一定的保护作用,可防止细菌和内毒素移位,适用于重症患者。ω-3 脂肪酸能够调节机体的炎症反应和免疫功能,能够降低外科手术患者的全身炎症反应综合征发生率、减少感染性并发症和缩短住院时间。

四、营养支持疗法的规范化操作

(一)肠内营养规范化操作

1. EN 包括口服和管饲,其中管饲是 EN 的基本要求,是提高 EN 耐受性和治疗效果的主要措施。管饲主要的输入途径是鼻胃管及空肠造口管,其他还有鼻空肠管或内镜辅助下的胃肠置管术(经皮内镜下胃造口术,percutaneous endoscopic gastrostomy,PEG;经皮内镜下空肠造口术,percutaneous endoscopic jejunostomy,PEJ)等。

2. 以输液泵严格控制 EN 液的滴注速度,可减少不良反应的发生。

3. 营养液的浓度逐步升高(从 12% 逐步提高到 24%)。

4. 输入速度由慢到快(从 20ml/h 逐步提高到 100ml/h)。

5. 注意营养液的保温。

(二)肠外营养规范化操作

1. 用所需的营养物质配制成全营养混合液(total nutrient admixture,TNA),然后经静脉输入。TNA 的科学性强,应建立配制 TNA 的必备条件和制定操作程序。新产品两腔袋(内含葡萄糖 + 氨基酸)及三腔袋(内含葡萄糖 + 氨基酸 + 脂肪乳)完全符合 TNA 原则,无须任何配制设备,使用方便,有很强的应用价值。

2. 短期或中小剂量的 PN 可经外周静脉输入,长期或全量的 TPN 需经中心静脉输入。

3. 低热量供给,避免过量补给,以免损害器官功能。

4. 采用糖脂混合能源,减少葡萄糖的用量。

5. 主动补充外源性胰岛素,血糖应控制在 8~10mmol/L 范围。

第四节 营养支持疗法团队的建设及
临床药师的职责

营养支持疗法作为一种有效的治疗手段在临床各科室中得到广泛应用,并逐渐发展成为一门综合性、交叉性强的学科。营养支持不仅仅限于满足热量需要,还涉及具体患者的营养支持途径与方法、各种营养素需要量和配比的确定、代谢监测与调理、药理和免疫作用、特殊患者的营养需求及营养与疾病治疗相结合等。营养支持涉及的内容广泛复杂,若仅靠临床医师个人来承担,往往不能很好地满足患者救治的需要,急需医院相关专业的医务人员共同参与。自20世纪80年代起,美国等发达国家成立了以团队医疗为工作模式的营养支持小组(NST),对临床营养支持的合理应用进行管理,体现了其在医疗和经济方面的价值,目前实施较为普遍。我国的临床营养支持起步并不晚,但NST在国内发展缓慢,在相关制度、操作规范性及培训方面还有待进一步加强。药师在NST中作用的发挥更值得我们思考。

一、营养支持小组的组成

根据美国肠外肠内营养学会(ASPEN)的建议,NST通常由医师、营养师、药师和护师组成一个联合小组,共同完成临床营养支持工作,以确保每位患者得到最适宜的全方位服务。NST负责人通常为医师。通过NST成员合理的分工与合作,为患者提供合理、全面、有效的营养支持服务。

1. 医师 判断患者有无营养治疗的适应证,决定营养治疗的方案、处方(特别是静脉营养和肠内营养),进行与营养相关的必要的医疗操作(如插管等),进行营养治疗的相关咨询。

2. 营养师 负责患者的人体测量和营养评定,根据患者的代谢状况确定营养支持方式及营养素的种类和需要量,参与营养配方确定,特别是肠内营养配方的配制。当从肠外营养向肠内营养过渡及停止营养支持时,及时给予营养指导。

3. 药师 负责静脉营养处方的审核、静脉营养制剂的配制,保障营养制剂安全,防止细菌污染,为患者输注和口服营养制剂提供指导,提供药物与营养素相互作用、合适的给药方法、药物与营养液的配伍等信息,观察营养药物对患者代谢的影响。

4. 护师 负责执行营养支持疗法的患者的日常护理程序、静脉营养制剂的输入操作和管理,根据医嘱及时对患者的各项指标进行监测,根据患者的状况对患者采取的营养支持方式与方法进行说明和提供帮助。在必要的情况下,经过培训的护师也可参与营养液的配制。

二、营养支持小组的工作内容

1. 制定营养支持制度等 制定本单位营养支持使用的规章制度和使用程序;制定统一的营养支持相关操作规程。

2. 患者的营养支持会诊、查房与随访 包括对患者进行营养和代谢状况评价；制定营养支持方案，配制营养制剂；对患者进行严格的营养指标和临床监测，并根据结果及时调整营养支持的方案，及时处理在治疗过程中出现的各种问题。

3. 教育、培训与宣教 通过会诊、讲座、印发资料等方式对临床医师、护士、营养师及药师进行在职培训；对医护工作者及患者进行营养支持知识宣教。

4. 营养支持的科研工作 进行前瞻性临床研究及回顾性资料总结，不断发展和完善营养支持的理论和方法，开展成本 - 效果分析等经济学研究，提高营养支持的效率等。

5. 家庭营养支持 包括对患者进行教育和培训并提供咨询；制定患者的家庭营养支持方案；对患者进行随访和营养监测等。

三、营养支持小组的运行模式

NST 的运行模式大致分为 2 类：一是集中管理制；二是非集中会诊制。前者是医院成立一个独立的提供营养支持服务的部门，承担营养支持的全部责任；后者是成立一个委员会或营养咨询小组，主要进行会诊、最初的营养评定和向提出会诊的医师提供有关营养支持的配方及监测的建议，定期对患者的营养治疗进行评估，但最后作出决定和承担责任的是主管床位的医师。这2 种运行模式各有优点：前者可对患者在医疗中保持最大程度的连续性，并最大限度地降低并发症发生率（但受到 NST 成员数量有限及患者数量较多的限制）；后者不受 NST 成员数量的限制，在保证患者获得规范化的营养支持的同时，还有利于将营养支持的观念和原则传授给医疗小组中的医学生和住院医师。

四、临床药师在营养支持中的职责和任务

1. 参与会诊 参与营养风险筛查、营养状态评估以及营养组方制定过程，使处方配比合理化。临床药师除必须熟练掌握各种营养制剂的适应证和禁忌证等外，还应当掌握相应的营养学、疾病治疗学等方面的知识，参与对患者的营养风险筛查以及营养状态评估工作，在充分了解患者基础疾病以及营养状态的基础上，协助医师确定合适的营养配方，实现个体化营养支持。尤其是一些特殊患者，如肝、肾、心功能不全患者，糖尿病、高血压、肺部疾病、肿瘤以及手术创伤等患者的配方，临床药师需综合评定患者合并存在的基础疾病，最终确定的配方不但要考虑到营养支持因素，而且必须根据每个患者的具体情况，权衡其并发疾病导致的营养物质摄入限量，适当选择营养物质的种类及用量。

2. 处方审核　由于营养成分复杂,医师在开具营养处方时往往无法兼顾营养物质的实际需要量和 TNA 的最终稳定浓度。临床药师应在掌握患者(尤其是长期营养支持,有基础疾病或心、肺、肝、肾功能不全的特殊患者)疾病的情况下,严格按照组方要求进行审核。一方面严格控制各种营养物质摄入量应低于患者的最大耐受剂量,同时利用药物配伍及相互作用等方面的专业知识,检查配方是否存在物理与化学变化和配伍禁忌,保证营养液中的药物和营养物质必须为已证实的、具有混合安全性的物质。对于可能破坏营养液稳定性的药物,应建议临床另开辟通道给药。

3. 参与制定营养制剂配制操作规范　营养制剂尤其是"全合一"营养液的成分复杂,除葡萄糖、脂肪乳、各种氨基酸外,还包括各种电解质、维生素、微量元素等。此外,还可能加入一些已被证实配伍安全性的药物,如谷氨酰胺二肽、生长激素、氨茶碱、H_2 受体拮抗剂和胰岛素等。配制过程中若不同的成分在高浓度状态下混合,则使局部浓度过高而发生物理与化学变化,从而破坏 TNA 的稳定性。因此,规范 TNA 中各种物质的加入顺序,对于保证 TNA 的最终稳定性至关重要。临床药师在药物配伍和无菌操作方面受过专业培训,可以保证配制操作顺序的合理性,检查是否存在物理化学变化和配伍禁忌,制定完善的 TNA 配制操作规范以及储存规范,并对参加配制的药师进行必要的培训,以保证营养液的安全性和稳定性。

4. 协助医师监护患者的营养及健康状况、生化指标及不良反应　在实施营养支持前、治疗过程中测定患者的实际体重、身高、血常规、肝肾功能、血糖、前白蛋白(PA)、白蛋白(ALB)等指标,并进行全面的营养状态评估。同时关注营养支持疗法过程中的不良反应,及时进行评估与报告。另外,需随时根据监测数据调整营养处方,防止发生代谢性并发症。

5. 做好营养制剂咨询以及营养支持宣教工作　如今营养制剂种类繁多,不同基础疾病的患者适合的营养制剂种类有所不同,临床药师应当充分掌握各种营养制剂的适应证、禁忌证以及不良反应等信息,及时提供给 NST 的其他成员。同时还应当采用不同的方式对患者耐心地进行营养制剂用法和注意事项的宣教,提高患者的依从性。

6. 开展营养支持疗法的经济学研究　采用药物经济学的方法,研究是否使用营养支持及不同的营养支持方案对有营养风险患者的临床结局和"成本-效果"的影响,能够分析营养支持是否使患者受益,有助于临床合理应用营养制剂,同时也可为政府制定合理的医疗保险政策提供必要的资料和依据,具有重要意义。临床药师应当发挥自己的专业特长与优势,加强对有关数据的收集、整理与分析,开展高水平的药物经济学研究。

五、中国营养支持小组的运行模式

中国的临床营养支持起步并不晚,在 20 世纪 70 年代初,南京、北京、上海等地陆续开展临床营养支持,并取得了一定的成就。但是,NST 的发展却与临床营养支持的发展极不相称,我国的 NST 存在起步晚、数量少、组成和工作模式不够规范等缺陷。在临床,从事营养支持工作的绝大多数是一些外科医师。这些医师在科室内组成一个小组,在完成本身常规工作的基础上从事营养支持疗法的研究与实践工作,或者只凭个人的临床经验和书本知识给患者提供一些非正规的肠外、肠内营养支持。1995 年,国内首次报道上海交通大学医学院附属瑞金医院成立临床营养科,组建了 NST;但至今国内的 NST 数量仍不多,组成和工作模式不尽相同。一个正规而标准的 NST 应该是多学科的,包括由医师、营养师、药师和护师组成,但由于各种主观和客观上的原因,目前国内的 NST 中药师的参与不多,这对 NST 的长远发展和营养支持疗法水平的提高是不利的。需要总结中国及国外现有 NST 的成功经验,并加以推广;制定较为统一的 NST 组成和运行规范,重视 NST 的内部建设,加强管理以及人才培养,注重药师参与的重要性。

（杨婉花　陈禾凤　顾莹芬　姜慧婷）

参 考 文 献

[1] 中华医学会. 临床诊疗指南:肠外肠内营养学分册(2008 版). 北京:人民卫生出版社, 2009.

[2] 朱明炜. 规范化的围手术期肠外和肠内营养支持. 临床药物治疗杂志, 2008, 6(2):52-55, 60.

[3] 朱维铭. 肠内营养的规范化问题. 肠外与肠内营养, 2013, 20(4):193-195.

[4] 夏韶民, 蔡威, 汤庆娅. 营养支持小组:诞生 运作和价值. 肠外与肠内营养, 2002, 9(3):186-189.

[5] 吴德民, 张强, 吴海寰, 等. 建立临床营养支持管理小组的构想. 中华医院管理杂志, 2003, 19(3):167-168.

[6] 吴国豪. 临床营养治疗理论与实践. 上海:上海科学技术出版社, 2015.

第二章　营养素及营养状态评估

人体组织的构造和增长离不开基本的营养素,人体活动的能量也均来源于各种营养素,均衡的营养是理想健康的重要因素。营养素不仅维系个体生命,也关系到种族延续、国家昌盛、社会繁荣和人类文明。随着社会科学的发展和生活水平的提高,营养问题日益受到重视。作为营养支持小组的一名药师,在掌握药学专业知识的同时,也应该熟悉并掌握人体必需的营养成分及患者的能量代谢、营养状态评估等,以便为患者提供更加优质的药学服务。目前所知,人体需要的营养素共有45种,分为宏量营养素与微量营养素。宏量营养素包括碳水化合物、蛋白质及脂肪;微量营养素包括维生素及矿物质;膳食纤维一般不归入必需营养素,但却是生命的要素。

第一节　营　养　素

一、三大营养素

(一)碳水化合物

碳水化合物(carbohydrate)亦称糖类,是由碳、氢、氧3种元素组成的一类化合物。碳水化合物用通式为 $C_n(H_2O)_m$。但糖不一定都符合通式 $C_n(H_2O)_m$,如鼠李糖($C_6H_{12}O_5$)和脱氧核糖($C_5H_{10}O_4$);而符合 $C_n(H_2O)_m$ 通式的并一定是糖,如甲酸(CH_2O)、乙酸($C_2H_4O_2$)和乳酸($C_3H_6O_3$)。碳水化合物是生命细胞结构的主要成分及主要供能物质,并参与细胞的组成和多种活动。此外,其还有维持脑细胞的正常功能、节约蛋白质、抗生酮、解毒和增强肠道功能的作用。

营养学将碳水化合物分为单糖、寡糖、多糖和复合糖。单糖是不能被水解成更小分子的糖类,包括葡萄糖、果糖和半乳糖。单糖根据碳原子数目不同分为三碳糖(丙糖)、四碳糖(丁糖)、五碳糖(戊糖)、六碳糖(己糖)等;寡糖由2~20个单糖分子聚合而成,如蔗糖、麦芽糖、乳糖等;多糖由大于20个单糖聚合而成,多糖又分为均多糖和杂多糖,均多糖水解时只产生1种单糖或单糖衍生物(如淀粉、纤维素、糖原等),杂多糖水解时产生多种单糖和/或单糖衍生物（如果胶物质）；复合糖是糖类与蛋白质、脂质等形成的共价结合物，包括糖脂、糖蛋白、蛋白聚糖（表2-1）。

表2-1　碳水化合物的分类

分类	定义	组成
单糖	不能被水解成更小分子的糖类	葡萄糖、果糖、半乳糖
寡糖	由2~20个单糖分子聚合而成	二糖：蔗糖、麦芽糖、乳糖 三糖：棉子糖 四糖：水苏糖
多糖	由大于20个单糖聚合而成	均多糖：淀粉、纤维素、糖原 杂多糖：阿拉伯聚糖、半乳聚糖
复合糖	糖类与蛋白质、脂质等形成的共价结合物	糖脂、糖蛋白、蛋白聚糖

碳水化合物摄入量一般认为以占总热能供量的55%~65%较为合理。每克糖在体内通过生物氧化所供给的能量为16.7kJ（4kcal）。

（二）蛋白质

蛋白质（protein）是一切生命物质的基础，占人体重量的16%~20%，除含有碳、氢、氧、氮元素外，还含有磷、硫、铁、锌、铜等。其中，氮的含量在各种蛋白质中相对恒定，约占16%，即1g氮相当于6.25g蛋白质。蛋白质由许多氨基酸（amino acid）通过肽键组成，氨基酸是蛋白质水解后的结构单位，其共同特征是具有一个碳原子同时连接一个显酸性的羧基（—COOH）和一个显碱性的氨基（—NH$_2$），分子中的其余部分随氨基酸的不同而不同。两性的氨基酸分子具有一定的缓冲作用，在TNA中对脂肪乳有一定的保护作用，但由于不同厂家不同制剂的氨基酸种类与含量不尽相同，其缓冲能力不能一概而论。

蛋白质的生理功能包括构成人体组织成分和多种重要物质。构成人体蛋白质的氨基酸有20种（不包括胱氨酸），蛋白质分解的次级结构称为肽，含10个以上氨基酸的肽称为多肽（polypeptide），含4~6个氨基酸的肽称为寡肽，含2或3个氨基酸的肽称为二肽和三肽。它的生理功能还包括供给能量。一般来讲，蛋白质摄入量应占总热能供量的10%~14%。每克蛋白质在体内通过生物氧化所供给的能量为16.7kJ（4kcal）。

按照是否能体内合成，氨基酸可分为必需氨基酸和非必需氨基酸。对成人来讲，必需氨基酸共有8种：赖氨酸、色氨酸、苯丙氨酸、甲硫氨酸、苏氨酸、异亮氨酸、亮氨酸、缬氨酸。组氨酸是婴儿所必需的，因此婴儿的必需氨基酸有9种。非必需氨基酸并非不重要，只是人体内可以合成或从其他氨基酸转变而来。

营养学上常根据蛋白质所含的氨基酸种类是否齐全及比例是否合理,将蛋白质分为完全蛋白质和不完全蛋白质。完全蛋白质是指那些含有的必需氨基酸种类齐全、相互比例适当、能够维持生命和促进生长发育的一类蛋白质。不完全蛋白质是指组成蛋白质的氨基酸在种类和数量方面与人体需要不太一致、营养价值较低的蛋白质。

(三)脂质

脂质(lipid)又称脂类,是脂肪与类脂的总称。在化学组成上同碳水化合物一样,也是由碳、氢、氧3种元素构成的,少数脂类中还含有氮、硫、磷等元素。我国成年人摄入的脂肪能量以占总热能供量的20%~30%为宜。每克脂肪在体内通过生物氧化所供给的能量为37.7kJ(9kcal)。

脂肪是由1分子甘油和3分子脂肪酸组成的甘油三酯。构成脂肪的脂肪酸种类很多,有不同的分类方式,包括:①根据其分子结构中碳链的长度分为长链脂肪酸(LCFA,>10个碳原子)、中链脂肪酸(MCFA,8~10个碳原子)和短链脂肪酸(SCFA,<8个碳原子);②根据饱和程度可分为饱和脂肪酸和不饱和脂肪酸;③根据碳链上不饱和碳碳双键的有无和数量,又分为饱和脂肪酸(SFA,无双键)、单不饱和脂肪酸(MUFA,只有1个双键)和多不饱和脂肪酸(PUFA,至少有2个双键);④根据第一个不饱和双键的位置,又分为ω-3脂肪酸、ω-6脂肪酸和ω-9脂肪酸;⑤根据能够满足机体需要的程度分为必需脂肪酸(essential fatty acid,EFA)和非必需脂肪酸(non-essential fatty acid,NEFA)。类脂包括磷脂(phospholipid)、糖脂(glycolipid)、类固醇(steroid)和脂蛋白(lipoprotein)等。

脂质的生理功能包括储存和提供能量、构成机体组织、供给必需脂肪酸、维持体温、保护脏器、促进脂溶性维生素吸收等。

二、水

水是人体的重要组成部分,人体的总含水量可因年龄、体质而有明显的个体差异。正常成年人的总含水量约占体重的60%;新生儿的含水量较成人为高,约占体重的80%。人体各种组织的含水量各有不同,肌肉的含水量多达70%~80%,而脂肪组织的含水量则仅为10%~30%。极度肥胖的人的全身含水量可在体重的40%以下。

水的摄入量和排出量必须维持相对的动态平衡,否则会产生水肿和脱水。

1. 水的摄入量　一般工作量的成人的需水量为30~40ml/(kg·d);按比例儿童的需水量要大得多,为50~90ml/(kg·d)。如果按能量消耗来计算,在一般的能量消耗和外环境下,成人每消耗1kcal(4.184kJ)能量,推荐需水量为

1ml，由于发生水中毒的风险极小，因此需水量常可增至 1.5ml/kcal。水的摄入主要来源是饮水（1 000~1 500ml/d）和食物中含水（约 700ml/d），另外食物氧化可获得约 300ml 水。

2. 水的排出量　水的排出途径主要有以下 4 种：①肾脏——每日 1 000~2 000ml 尿，最少为 500ml 尿，否则会影响代谢废物的清除，不能维持细胞外液成分的稳定性；②肠道——粪中的水分为 50~200ml/d；③皮肤分泌——在气温较低时每日有 350~700ml 未被察觉的汗液分泌，在高温下汗液的排出量可高达每日数千毫升；④肺脏——正常人每日呼出 250~350ml 水分。

水的生理功能包括参与新陈代谢、润滑、运输体内物质、调节体温、防止细胞脱水和参与消化等。

三、电解质及微量元素

人体所需的矿物质分为常量元素（如钠、钾、钙、镁、磷、氯、硫）和微量元素（铁、锌、碘、硒、铜、钼、铬、钴）等。电解质是带有电荷的矿物质，指在水溶液或者熔融状态能够电离出自由移动的离子的化合物。电解质与某些微量元素是人体的重要组成成分，有的维持体内体液平衡，保持渗透压；有的参与神经兴奋传导；有的是某些酶的活性成分；有的是体内重要物质合成的原料或组织的重要成分。虽然有的电解质和微量元素含量很少，但其作用十分重要，是人体维持生理活性不可缺少的部分。

（一）电解质

1. 钙　钙是人体含量最多的无机元素，人体钙缺乏会出现佝偻病、骨质疏松症等病症。

2. 磷　磷是体内极为重要的元素，是所有细胞中核酸的必要构成成分。缺磷的患者表现出全身虚弱、丧失食欲、肌肉萎缩、骨痛等。过量的磷酸盐可引起低钙血症，从而导致神经兴奋性提高、惊厥等症状。

3. 钠　钠是人体重要的无机元素之一，钠摄入不足可出现食欲缺乏、恶心、呕吐、倦怠、头痛、眩晕、心率加快等症状，长期摄入过多易导致高血压。

4. 钾　钾为细胞内液的主要阳离子。体内钾过多，血钾浓度高于 5.5mmol/L 时可出现毒性反应，称为高钾血症。

5. 镁　镁缺乏可出现继发性电解质改变，临床上不能解释的低钾与低钙血症很可能与镁缺乏有关。

（二）微量元素

微量元素虽然在人体内的含量不多，但与人的生存和健康息息相关，对人的生命起至关重要的作用。微量元素摄入过量、不足或不平衡都会不同程度地引起人体生理功能的异常或发生疾病，约 30% 的疾病直接是由微量元素不足或不平衡所致的。机体内的含铁、锌、铜总量减少可减弱免疫力,降低抗病能力,增加感染风险。

1. 铁 体内的铁可分为功能性铁和储存铁。功能性铁存在于血红蛋白、肌红蛋白及含铁酶中。储存铁以铁蛋白和含铁血黄素的形式存在于肝、单核吞噬细胞和骨髓中。铁缺乏对人体的主要影响为贫血。

2. 锌 成人体内的含锌总量为 1.5~2.5g,主要存在于肌肉、骨骼和皮肤中。锌缺乏表现为生长迟缓、认知行为改变。

3. 铜 铜缺乏可发生不同程度的贫血;铜过量可发生急性中毒反应,严重者可致昏迷。

4. 碘 机体缺碘所导致的系列障碍统称为碘缺乏病,成人可引起甲状腺肿,胎儿和新生儿可引起呆小病。较长时间的高碘摄入可导致高碘甲状腺肿。

5. 硒 硒在人体内的总量为 14~20mg。有硒缺乏引起克山病和大骨节病的报道。硒摄入过多可致中毒,严重可致死亡。

四、维 生 素

维生素是维持机体正常生理功能及细胞内特异性代谢反应所必需的一类微量低分子有机物,在人体生长、代谢、发育过程中发挥重要作用。维生素既不参与构成人体细胞,也不为人体提供能量。

目前所知的维生素就有几十种,依据其溶解性可分为脂溶性维生素及水溶性维生素两大类。脂溶性维生素包括维生素 A、维生素 D、维生素 E 和维生素 K。水溶性维生素主要包括维生素 C 和 B 族维生素。

(一)脂溶性维生素

1. 维生素 A 维生素 A 缺乏的最早症状是暗适应能力下降,严重者可致夜盲症。维生素 A 缺乏除引起眼部症状外,还会引起机体组织上皮干燥、增生及角化,以致出现各种症状。摄入大剂量维生素 A 可引起急、慢性毒性和致畸毒性。

2. 维生素 D 维生素 D 具有显著的调节钙、磷代谢的活性。维生素 D 缺乏影响骨钙化,婴儿缺乏维生素 D 会得佝偻病,成人则会发生骨软化和骨质疏松症。

3. 维生素 E 维生素 E 又名生育酚,其具有抗氧化作用。已有研究表明低维生素 E(及其他抗氧化剂)营养状态可能增加动脉粥样硬化、癌症、白内障及其他老年退行性病变的患病风险。

4. 维生素 K 维生素 K 具有促进凝血的功能,故又称凝血维生素。维生素 K 缺乏可引起凝血功能异常和出血性疾病。临床上维生素 K 缺乏常见于胆道梗阻、脂肪痢、长期服用广谱抗生素以及新生儿中,使用维生素 K 可予纠正。

(二)水溶性维生素

1. 维生素 C　维生素 C 能够治疗维生素 C 缺乏症(坏血病)并且具有酸性,所以也称为抗坏血酸。维生素 C 严重摄入不足可导致维生素 C 缺乏症。中国营养学会建议维生素 C 的最高摄入量为 1 000mg/d。

2. B 族维生素

(1)维生素 B_1:维生素 B_1 又称硫胺素,是人类最早发现的维生素之一。维生素 B_1 缺乏会导致维生素 B_1 缺乏症、神经性皮炎等。

(2)维生素 B_2:维生素 B_2 又称核黄素。人体缺少维生素 B_2 时的临床表现为咽痛、咽部黏膜充血、黏膜水肿、唇炎、口炎、舌炎、正细胞正色素性贫血及脂溢性皮炎。某些药物如治疗精神疾病的氯丙嗪、丙米嗪,抗肿瘤药多柔比星,抗疟药阿的平等可抑制维生素 B_2 转化为辅酶形式,长期服用也会造成维生素 B_2 缺乏症。

(3)烟酸:烟酸又称为维生素 B_3、维生素 PP,是 B 族维生素中人体需要量最多者。烟酸缺乏会引起糙皮病(烟酸缺乏症)。过量摄入的副作用有皮肤发红、眼部感觉异常、高尿酸血症,偶见高血糖。

(4)维生素 B_6:维生素 B_6 缺乏常可见口炎、口唇干裂、舌炎、易激惹、抑郁及性格的改变,以及体液及细胞介导的免疫功能受损、迟发型过敏反应减弱。某些药物如异烟肼、环丝氨酸和青霉胺等容易诱发维生素 B_6 缺乏症。长期大量摄入(500mg/d)时可见神经毒性和光敏感性反应。

(5)叶酸:叶酸因存在于所有绿叶菜中而得名。人体缺乏叶酸易发生巨幼细胞贫血。叶酸缺乏的母亲所生的子女神经管畸形的发生率明显较高。

(6)维生素 B_{12}:维生素 B_{12} 即抗恶性贫血维生素,又称钴胺素。维生素 B_{12} 缺乏会引起巨幼细胞贫血,还易出现神经系统症状。

(7)泛酸:因为在食物中广泛存在,所以称为泛酸。泛酸缺乏的症状主要包括过敏、烦躁不安、足底灼痛、肌肉活动失常、对胰岛素过敏等。

第二节　能量代谢评估

能量又称热能、热量、热卡,包括热和能 2 种。能量单位为卡(calorie,cal)和千卡(kilocalorie,kcal),也有使用焦(joule,J)和千焦(kilojoule,kJ)。其换算关系如下:1cal=4.184J,1J=0.239cal,1MJ=1 000kJ。

一、机体能量消耗

机体内的能量底物(如蛋白质、碳水化合物、脂质等)氧化产生能量的过程称为能量消耗(energy expenditure,EE)。人体的总能量消耗(total energy expenditure，TEE）主要包括静息能量消耗（resting energy expenditure，REE，约占 TEE 的 60%）和机体活动引起的能量消耗（activity induced energy expenditure，AEE，约占 TEE 的 30%），另外食物引起的热效应约占 TEE 的 10%。为达到能量平衡，人体每日摄入的能量能满足需求即可，对于孕妇、哺乳期妇女、婴幼儿、儿童、青少年以及创伤患者康复期间等则需要额外的能量。

（一）基础代谢

基础代谢（basal metabolism）是指维持生命的最低能量消耗，即人体在安静和恒温（18~25℃）的条件下，禁食 12 小时后，静卧、放松且清醒时的能量消耗。此时，能量仅用于维持体温和呼吸、血液循环及其他器官的生理需要。为确定基础能量消耗（basal energy expenditure，BEE），必须先确定基础代谢率（basic metabolic rate，BMR）。基础代谢率是指人体处于基础代谢状态下，每小时每平方米体表面积（或每千克体重）的能量消耗。基础能量消耗是指在清醒而又安静，不受肌肉活动、环境温度、食物及精神紧张因素的影响状态下的能量消耗。很多研究表明，REE 比 BEE 多 10%，实际工作中可以替换使用。由于基础代谢率的测定比较困难，WHO 于 1985 年提出用静息代谢率（resting metabolic rate，RMR）代替 BMR，测定时全身处于休息状态且禁食 4 小时，因此 RMR 的值略高于 BMR。按下列方法可计算出每日基础能量消耗。

1. 用体表面积进行计算 赵松山于 1984 年提出比较适合中国人的体表面积计算公式，如下：

体表面积（m^2）=0.006 59 × 身高（cm）+0.012 6 × 体重（kg）–0.160 3

先根据这个公式计算体表面积，再按年龄、性别在相关的表中查出对应的 BMR（表 2-2），就可计算出 24 小时基础代谢水平。人入睡时，能量消耗比基础代谢约少 10%，故计算时应扣除睡眠时少消耗的能量。

表 2-2 我国正常人的基础代谢率平均值

年龄/岁	BMR/[kcal/(m^2·h)]		年龄/岁	BMR/[kcal/(m^2·h)]	
	男	女		男	女
1	53	53	13	42.3	40.3
3	51.3	51.2	15	41.8	37.9
5	49.3	48.4	17	40.8	36.3
7	47.3	45.4	19	39.2	35.5
9	45.2	42.8	20	38.6	35.3
11	43.0	42.0	25	37.5	35.2

年龄/岁	BMR/[kcal/(m² · h)]		年龄/岁	BMR/[kcal/(m² · h)]	
	男	女		男	女
30	36.8	35.1	60	34.9	32.7
35	36.5	35.0	65	34.4	32.2
40	36.3	34.9	70	33.8	31.7
45	36.2	34.5	75	33.2	31.3
50	35.8	33.9	80	33.0	30.9
55	35.4	33.3			

2. 直接计算公式　Harris 和 Benedict 提出下列公式,可根据年龄、身高和体重直接估算静息状态下的基础能量消耗(BEE)。

$$BEE 男性(kcal/d)=66.47+13.75W+5.0H-6.765A$$
$$BEE 女性(kcal/d)=655.10+9.56W+1.85H-4.676A$$

注:其中 A 为年龄(岁),H 为身高(cm),W 为实际体重(kg)。

更为简单的方法是,成人按每千克体重每小时消耗的热能 [1kcal(4.18kJ)] 与体重相乘,直接计算,但计算结果相对粗略。

3. WHO 建议的计算方法(按体重计算)　WHO 于 1985 年推荐使用下列公式计算 24 小时基础能量消耗,见表 2-3。

表 2-3　WHO 建议的计算基础能量消耗的公式

年龄/岁	BEE/(kcal/d)		BEE/(MJ/d)	
	男	女	男	女
0~3	60.9m-54	61.0m-51	0.255 0m-0.226	0.255 0m-0.214
3~10	22.7m+495	22.5m+499	0.094 9m+2.07	0.941 0m+2.09
10~18	17.5m+651	12.2m+746	0.073 2m+2.72	0.051 0m+3.12
18~30	15.3m+679	14.7m+496	0.064 0m+2.84	0.061 5m+2.08
30~60	11.6m+879	8.7m+820	0.048 5m+3.67	0.036 4m+3.47
>60	13.5m+487	10.5m+596	0.056 5m+2.04	0.043 9m+2.49

注:m 即体重,单位为 kg。

(二)体力活动

人除睡眠外,总要进行各种活动和劳动。通常,各种体力活动所消耗的能量占人体总能量消耗的15%~30%。这是人体能量消耗变化最大,也是人体控制能量消耗、保持能量平衡、维持健康的最重要的部分。体力活动所消耗能量的多少与3个因素有关:①肌肉越发达者,活动时消耗的能量越多;②体重超重者,做相同运动所消耗的能量也越多;③活动时间越长、强度越大,消耗的能量越多。

人类体力活动的种类很多,营养学根据能量消耗水平,即活动强度的不同,通常将其分为5个级别:

1. 极轻体力活动　指以坐姿或站立为主的活动,如开会、打针、打牌、听音乐、绘画及实验室工作等。

2. 轻体力活动　指在水平面上走动,速度为4~5km/h,如打扫卫生、看护小孩、打高尔夫球、饭店服务等。

3. 中等体力活动　这类活动包括快速行走(速度为5.5~6.5km/h)、除草、负重行走、打网球、跳舞、滑雪、骑自行车等。

4. 重体力活动　包括负重爬山、伐木、手工挖掘、打篮球、登山、踢足球等。

5. 极重体力活动　随着科技和生产力发展,指运动员等高强度职业训练或世界级比赛等。

(三)食物热效应

食物热效应(thermic effect of food, TEF)又称食物特殊动力作用。人体在摄食过程中,由于要对食物中的营养素进行消化、吸收、代谢转化等,需要额外的消耗热量,同时引起体温升高和能量散发,这种因摄食而引起的能量额外消耗称为食物热效应。

食物的成分不同,所产生的热效应差别很大。脂肪的食物热效应占其热能的4%~5%,碳水化合物为5%~6%,而蛋白质更高,能达到30%~40%。通常含蛋白质丰富的食物的食物热效应最高,其次是富含糖类的食物,最后才是富含脂肪的食物。混合型食物的食物热效应占其总能量的10%,摄入越多,能量消耗也越多;摄食快者比摄食慢者的食物热效应高。

(四)生长发育

处于生长发育过程中的婴幼儿、儿童及青少年的每日能量消耗还包括生长发育所需要的能量。成年人也有类似的情况,如孕妇等。

二、能量消耗的测定方法

能量消耗的测定通常有直接测热法、间接测热法、生活观察法和能量平衡观察法。

（一）直接测热法

直接测热法（direct calorimetry）是测定整个机体在单位时间内向外界环境发散的总热量。此总热量就是能量代谢率。将被测者置于特殊的检测环境中，收集被测者在一定时间内（通过辐射、传导、对流及蒸发4个方面）发散的总热量，然后换算成单位时间的代谢量，即能量代谢率。此法的实用价值不大，现已很少采用。

（二）间接测热法

间接测热法（indirect calorimetry）的原理是生热营养素在机体内氧化产生CO_2和H_2O，并释放能量满足机体需要，故需测氧气消耗量或水产生量的多少。

测定产水量，采用稳定核素方法，这是目前较为精确、易行的最新方法，但需要专门的测试仪器，通常难以具备这种条件。其原理是测试者饮入一定量的用稳定核素标记的H_2O，在一定时间内，通过测定体液如尿液中的稳定核素量就可以计算出机体内食物氧化的产水量，进而计算出能量消耗。因使用的是稳定核素，故十分安全。

（三）生活观察法

通过详细记录测量对象一天中各种活动的时间，然后按每种活动的能量消耗率计算出全天的能量消耗量。各种活动的能量消耗率可参考国内外的测量资料。

（四）能量平衡观察法

能量平衡观察法又称膳食平衡观察法。健康成人有维持能量平衡的调节机制，使能量摄取与消耗相适应，这样体重就能保持相对稳定，因此可准确地计算一定时期内（不少于15天）摄取的食物能量，并观察在此时间内体重的变化，可确定其能量消耗。当体重保持恒定时，表示能量消耗量与摄入量相等。若体重有变化，则可按每千克体重加减29MJ进行校正。

体重恒定：能量消耗量（MJ）= 能量摄入量（MJ）

体重增加：能量消耗量（MJ）= 能量摄入量（MJ）– 体重增加量（kg）× 29MJ/ 观察天数

体重减轻：能量消耗量（MJ）= 能量摄入量（MJ）+ 体重减少量（kg）× 29MJ/ 观察天数

此法简单易行，但比较粗糙，需对所得的结果进行具体分析。

三、能量消耗的计算及其应用

体力活动强度的差异能对 BMR 产生显著的影响。人在不同体力活动强度的状态下所需消耗的能量亦有很大的差异，且对能量营养素的摄入量亦有不同。2001 年，中国营养学会将我国的居民活动强度由原来的 5 级调整为

3级，即轻、中和重体力活动，从而更便于掌握与操作。调整后，一般成年人的能量推荐摄入量可用BMR乘不同的体力活动水平（physical activity level, PAL）系数进行计算，即能量推荐摄入量=BMR×PAL。我国成人的活动水平及PAL值见表2-4。

表2-4　我国成人的活动水平及PAL值（2001年）

活动水平	工作内容举例	PAL系数	
		男	女
轻	办公室工作、修理电器钟表、售货员工作、酒店服务员工作、化学实验操作、讲课等	1.55	1.56
中	学生日常活动、机动车驾驶、电工安装、车床操作、金工切割等	1.78	1.64
重	非机械化农业劳动、炼钢、舞蹈、体育运动、装卸、采矿等	2.10	1.82

对于危重症患者，计算结果与实测结果有很大的差异，最主要的原因是应激患者的病理生理变化完全不同于健康人，其能量代谢与正常人也不同。因此，计算患者的能量需要量应加上临床校正系数（表2-5），以求更加接近患者的实际需要量。

表2-5　能量的临床校正系数

因素	增加量	因素	增加量
体温升高（＞37℃，每1℃）	+12%	大范围手术	+10%~30%
严重感染/脓毒症	+10%~30%	呼吸窘迫综合征	+20%

例：一位35岁的健康男性，身高175cm，体重75kg，从事中体力劳动，请问每日所需要的能量是多少？

（1）按体重计算

$BMR=11.6m+879=1\ 749（kcal）$

能量推荐摄入量$=BMR×PAL=1\ 749×1.78=3\ 113.22（kcal）$

（2）按体表面积计算

体表面积$（m^2）=0.006\ 59×$身高（cm）$+0.012\ 6×$体重（kg）$-0.160\ 3$
　　　　　　$=0.006\ 59×175+0.012\ 6×75-0.160\ 3=1.937\ 95（m^2）$

能量推荐摄入量$=$每小时的基础代谢（体表面积×不同年龄的基础代谢率）$×$24小时×各年龄的体力活动水平$=1.937\ 95×36.5×24×1.78=3\ 021.8（kcal）$。

（3）按 Harris-Benedict 公式计算

每日消耗的静息能量=66.47+13.75×体重（kg）+5.0×身高（cm）-6.765×年龄（y）

=66.47+1 031.25+875-236.775=1 735.945（kcal）

能量推荐摄入量 = 每日消耗的静息能量 ×PAL=3089.98（kcal）

（4）按粗略方法计算

BMR=1kcal/（kg·h）×75kg×24h=1 800（kcal）

能量推荐摄入量 =BMR×PAL=3 204（kcal）

根据以上不同公式的计算结果可知,能量推荐摄入量是比较接近的。

第三节 营养状态评估

一、临 床 评 估

机体营养状态的临床评估包括人体测量、临床体检、营养缺乏症检查。人体测量包括身高、体重、皮下脂肪厚度等指标；临床体检主要检查有无影响机体营养状态的其他疾病；营养缺乏症检查是确定有无营养缺乏的检查。人体测量资料分析从身体形态和人体测量资料中可以较好地反映营养状态,但不同年龄组选用的指标不同,见表2-6。

表2-6 营养调查可用的人体测量项目

年龄/岁	现场适用	深入调查
0~1	体重、身高	顶-臀长、头围、胸围、骨盆径、皮褶厚度（肱三头肌、肩胛下、腹部）
1~4	体重、身高、皮褶厚度（肱三头肌）、上臂围	坐高（3岁以下为背高）、头围、胸围、骨盆径、皮褶厚度（肱三头肌、肩胛下、腹部）、小腿围、手腕X线（前后方向）
5~20	体重、身高、皮褶厚度、上臂围	坐高、骨盆径、两肩峰距、上臂围、小腿围、手腕X线
20以上	体重、身高、皮褶厚度、腰围、上臂围、小腿围	

（一）脂肪储存量测定

1. 皮下脂肪 常测的有 3 个部位：①肱三头肌皮褶厚度（triceps skinfold thickness, TSF）；②肩胛下皮褶厚度；③腹部皮褶厚度。

（1）正常参考值：三头肌皮褶厚度是最常用的评价脂肪储备及消耗的良好指标，所测的指标可与同龄人的正常值相比较。我国目前尚无群体调查的理想值，但可作为患者治疗前后对比的参考值。美国男性的正常值为 12.5mm，女性为 16.5mm；日本男性的正常值为 8.3mm，女性为 15.3mm。

评价标准：40 岁以上的正常人可与理想的皮褶厚度比较，测量值＞标准值的 90% 为营养正常；80%~90% 为轻度体脂消耗；60%~80% 为中度体脂消耗；＜ 60% 为严重体脂消耗；若＜ 5mm 表示无脂肪可测，体脂消耗殆尽；测得数值超过标准值的 120% 则为肥胖。

（2）其他评价方法：①上臂脂肪面积。肱三头肌皮褶厚度与上臂围（mid-upper arm circumference，MAC）相结合还可用来计算上臂脂肪面积（arm fat area，AFA），作为观察营养状态动态变化的指标。$AFA(cm^2)=(MAC×TSF)/2-(π×TSF^2)/4$。② oeder 指数，又称皮脂指数。oeder 指数（mm）= 三头肌皮褶厚度（mm）+ 肩胛下皮褶厚度（mm）。

评价标准：以 23mm 为标准值。男性 6 岁以上、女性 6~11 岁＜ 10mm，女性 12 岁及 12 岁以上＜ 20mm 者，为瘦弱；男性 6~8 岁＞ 20mm、9~11 岁＞ 25mm、12~14 岁＞ 30mm、15 岁及 15 岁以上＞ 40mm，女性 6~8 岁＞ 30mm、9~11 岁＞ 40~50mm、12 岁及 12 岁以上＞ 50~60mm 者，为肥胖；介于两者之间为中等，即营养正常。以上评价标准均为国外的数据，国内尚无相应的标准可作为营养评定指标。

2. 体重指数（body mass index，BMI） 主要用作评价肥胖的指标。

$$BMI= 体重(kg)/[身高(m)]^2$$

评价标准：中国人的正常值为 18.5~23.9kg/m²，＜ 18.5kg/m² 为偏瘦，24~28kg/m² 为超重，≥ 28kg/m² 为肥胖。

3. 总体脂肪 采用多处皮褶厚度和体密度方程式计算体脂肪的百分含量，主要用于评价肥胖患者的减肥治疗效果。

（二）骨骼肌含量测定

对骨骼肌的含量测定常用间接方法加以测量，如人体测量指标用上臂围（MAC）和生化检查用肌酐/身高指数等。其中，人体测量指标常用上臂围，再根据上臂围计算上臂肌围和上臂肌面积。这些指标可反映肌蛋白消耗程度，是快速而简便的评估指标；上臂围包括皮下脂肪在内，也可反映能量摄取情况。评价方法是将测量值与标准值比较。

1. 上臂围（MAC） 测量时左臂自然下垂，用软皮尺先测出上臂中点位置，然后测上臂中点周长。

评价标准：我国男性的上臂围平均为 27.5cm。测量值＞标准值的 90% 为营养正常，80%~90% 为轻度营养不良，60%~80% 为中度营养不良，＜ 60% 为严重营养不良。上臂围可反映肌蛋白贮存和消耗程度，是快速而简便的评估指标，也能反映能量代谢情况。

2. 上臂肌围（MAMC） MAMC可根据上臂围和三头肌皮褶厚度计算。

$$MAMC(cm)=MAC(cm)-\pi \times TSF(cm)$$

评价标准：MAMC是评价肌肉消耗程度的简便和快速的指标，我国男性的平均值为25.3cm、女性为23.2cm。测量值＞标准值的90%为营养正常，80%~90%为轻度肌蛋白消耗，60%~80%为中度肌蛋白消耗，＜60%为严重肌蛋白消耗。此指标可较好地反映蛋白质含量变化，与血清白蛋白含量关系密切，当血清白蛋白＜28g/L时，87%的患者臂肌围缩小，故能较好地反映体内的蛋白质贮存情况，也可作为患者的营养状态好转或恶化的指标。

3. 上臂肌面积（AMA） AMA可根据MAC和MAMC计算。

$$AMA(cm^2)=[MAC(cm)-\pi TSF(cm)]^2/4\pi$$

男性的无骨 $AMA(cm^2)=[MAC(cm)-\pi TSF(cm)]^2/4\pi-10cm^2$

女性的无骨 $AMA(cm^2)=[MAC(cm)-\pi TSF(cm)]^2/4\pi-6.5cm^2$

评价标准：国内的正常参考值为 $\geq 4\ 490mm^2$ 或44.9cm²，$< 4\ 490mm^2$ 则为缺乏。此项指标常用于患者自身对照，可以是患者在某一段时间内肌蛋白的变化；而蛋白质-能量营养不良患者则可能在正常范围内，故使用此指标时应考虑到。

（三）体格测量指标

体格测量指标主要有身高、体重等指标，最常用的为体重指标。体重的标准测量法为被测试者清晨空腹，排空大小便，穿单衣裤立于体重秤中心，读数以千克（kg）为单位。人在不同的发育期变化很大，故在进行个人评价时比较困难。对集体进行评价时，可与本国不同年龄段测定的平均值比较。

1. 标准体重 也称理想体重，国外常用Broca公式计算标准体重，即标准体重（kg）= 身高（cm）-100。我国常用的标准体重多用Broca改良公式计算而得，即标准体重（kg）= 身高（cm）-105；也有用平田公式的，即标准体重（kg）= [身高（cm）-100] × 0.9。

2. 体重比 包括实际体重与标准体重比和实际体重与平时体重比，前者反映肌蛋白消耗情况，后者提示能量营养状态。

（1）实际体重与标准体重比

实际体重与标准体重比（%）=（实际体重－标准体重）/同身高标准体重 ×100%

评价标准：实测体重占标准体重的百分比 ±10% 为营养正常，超过10%~20% 为过重，超过20% 为肥胖，低于10%~20% 为瘦弱，低于20% 为严重瘦弱。

（2）实际体重与平时体重比

实际体重与平时体重比（%）= 实际体重/平时体重 ×100%

评价标准：实际体重为平时体重的85%~95% 为轻度能量营养不良，75%~

85% 为中度能量营养不良,低于 75% 为严重能量营养不良。

（3）相当于理想体重的百分比

相当于理想体重的百分比（%）= 实际体重 / 同身高标准体重 × 100%

评价标准:超过 90% 为无营养不良,80%~90% 为轻度营养不良,60%~
< 80% 为中度营养不良,< 60% 为严重营养不良;> 200% 为病态肥胖,
> 150% 为重度肥胖,130%~150% 为中度肥胖,120%~ < 130% 为轻度肥胖,
110%~ < 120% 为超重。此项指标主要反映体内的肌蛋白消耗情况。

（4）体重丢失率:可反映能量与蛋白代谢情况,提示是否存在蛋白质 - 能
量营养不良。

体重丢失率（%）=（原体重 – 现体重）/ 原体重 × 100%

评价标准:为无肥胖或水肿者。若在 1 周内体重损失 > 2%、1 个月内 >
5%、3 个月内 > 7.5% 或 6 个月内 > 10%,均有可能存在蛋白质 - 能量营养不良。

二、实验室指标

营养缺乏病有 2 个阶段,其中亚临床状态单凭临床检查是不可行的,只
有借助生化检查才能作出判断,并且能比较客观地反映机体营养缺乏的程度。
同时,营养缺乏病的诊断或鉴别诊断也常常离不开生化检测。一般的诊断参
考指标受民族、体质、环境等多种因素的影响,因而是相对的。

（一）血清蛋白质

1. 白蛋白（ALB） 对维持血浆胶体渗透压有重要作用,参考值为 35~55g/L。
30~35g/L 为轻度营养不良,25~30g/L 为中度营养不良,低于 25g/L 为重度营养
不良。正常成人的肝内合成白蛋白约 15g/d,半衰期为 16~20 天。

2. 运铁蛋白（TFN） 在体内的周转率比白蛋白快,半衰期为 8~10 天,故
是评价蛋白质营养状态时比较敏感的指标。运铁蛋白的代谢受多种因素影
响,如肝功能损害、蛋白质丢失、缺铁等,是非特异性指标,能较准确地反映人
群营养状态,但用于评估个体患者的营养状态时意义不大。

3. 视黄醇结合蛋白（RBP）和前白蛋白（PA） RBP 和 PA 的半衰期比血
清白蛋白短,且特异性高,RBP 的半衰期约为 0.5 天,甲状腺素结合前白蛋白
（TBPA）的半衰期约为 2 天。RBP 的血清正常含量 25~70mg/L,现常用 RBP 研
究营养治疗的早期效应;PA 的血清正常含量为 0.18~0.38g/L,对于营养不良高
风险及长期住院患者,建议每 2 周做 1 次 PA 检测,以便及时了解患者的营养
状态,适时干预。

4. 纤维连接蛋白 纤维连接蛋白为糖蛋白,对免疫抗体甚为重要,半衰
期介于 RBP 和 TBPA 之间,为 20 小时。TPN 使用患者对 RBP 和 TBPA 等指标
反应不明显,而纤维连接蛋白可有明显改变,所以纤维连接蛋白可作为短期

应用 TPN 的营养不良患者的营养状态评估指标。

(二)氮平衡

氮平衡(NB)是评估机体蛋白质营养状态的可靠与常用指标。氮平衡的计算要求氮的摄入量与排出量都要准确地收集和分析。氮的摄入包括经口摄入、经肠道输入及经静脉输入,其摄入量均可测定。最好采用经典的微量凯氏定氮法定量,亦可采用一些较新而方便的方法如化学荧光法等测定。

(三)肌酐身高指数

肌酐身高指数(CHI)是受试者 24 小时尿中的肌酐排出量与相同身高健康成人 24 小时尿中的肌酐排出量的比值。CHI 是衡量机体蛋白质水平的灵敏的指标。

三、营养不良的诊断

(一)诊断

营养不良的定义经历了营养不足、营养不足 + 营养过剩、宏量营养素不足 3 个阶段。2015 年 ESPEN 发表专家共识,提出营养紊乱的概念,并将其分为营养不良、微量营养素异常和营养过剩 3 类,将营养不良局限在能量和宏量营养素不足,即蛋白质 - 能量营养不良(protein-energy malnutrition, PEM)。

营养不良是一种全身性疾病,严重营养不良几乎影响机体所有的器官和系统,甚至影响患者心理和社会角色。因此,营养不良的诊断须将所得的人体测量指标和实验室检测指标的结果经综合分析后才能明确,具体见表 2-7。营养不良评定(诊断)标准仍在改进之中。

表 2-7 营养不良的诊断

营养情况诊断	正常	营养不良		
		轻度	中度	重度
体重(BW)(占理想正常值的百分比)/%	> 90	80~90	60~79	< 60
体重指数(BMI)/(kg/m^2)(WHO 标准)	18.5~24.9	17.0~18.4	16.0~16.9	< 16.0
三头肌皮褶厚度(TSF)(占正常值的百分比)/%	> 90	80~90	60~79	< 60
上臂肌围(MAMC)(占正常值的百分比)/%	> 90	80~90	60~79	< 60
肌酐身高指数(CHI)(占正常值的百分比)/%	> 95	85~95	70~84	< 70

续表

营养情况诊断	正常	营养不良		
		轻度	中度	重度
白蛋白（ALB）/（g/L）	35~55	28~34	21~28	< 21
前白蛋白（PA）/（g/L）	> 2.0	1.6~2.0	1.2~1.5	< 1.2
总淋巴细胞计数（TLC）/（×10⁹/L）	> 20	12~20	8~12	< 8
氮平衡（NB）/（g/d）	± 1	−10~−5	−10~−15	< −15

（二）分类和特征

1. 成人能量缺乏型营养不良　又称消瘦型营养不良，为能量缺乏，表现为人体测量指标值下降，但血清蛋白水平可基本正常。

2. 蛋白质缺乏型营养不良　又称水肿型或恶性营养不良，为蛋白质缺乏，主要表现为血清蛋白水平下降和组织水肿、细胞免疫功能下降，但人体测量指标值基本正常。

3. 蛋白质 - 能量营养不良　又称混合型营养不良，兼有上述 2 种类型的特征，属蛋白质 - 能量缺乏，这是一种重度营养不良，可伴有脏器功能障碍，预后较差。

四、综合性评估指标

（一）营养预后指数（PNI）

$$PNI（\%）=158-16.6ALB-0.78TSF-0.2TFN-5.8DCH$$

在此计算公式中，ALB 为血清白蛋白（g/L）；TSF 为三头肌皮褶厚度（mm）；TFN 为血清运铁蛋白（μg/L）；DCH 为过敏试验（直径，mm），也有作如下规定：0= 无反应，1= 对流行性腮腺炎病毒、念珠菌或链激酶 / 链球菌 DNA 酶反应直径< 5mm，2= 反应直径> 5mm。

评价标准：PNI < 30%，并发症发生率和死亡率均较低，预期危险性小；PNI 为 30%~59%，并发症发生率和死亡率增高，预期危险性为中等；PNI > 60%，并发症发生率和死亡率显著升高，预期危险性大。

（二）营养评定指数（NAI）

$$NAI=2.64MAMC+0.6PA+3.76RBP+0.017PPD-53.8$$

在此计算公式中，MAMC 为上臂肌围（cm），PA 为前白蛋白（mg%），RBP 为视黄醇结合蛋白（mg%），PPD 为皮内过敏试验（mm²）。

评价标准：NAI < 40 为营养不良，40 ≤ NAI < 60 为营养中等，≥ 60 为营

养良好。

（三）住院患者预后指数（HPI）

$$HPI(\%)=0.92ALB-1.00DH-1.44SEP+0.98DX-1.09$$

在此计算公式中，ALB 为血清白蛋白（g/L）；DH 为延迟性超敏皮肤试验，有 1 种或多种阳性反应时 DH=1，所有反应均呈阳性时 DH=2；SEP 即败血症参数，患者有败血症时 SEP=1，无败血症时 SEP=2；DX 代表癌症相关诊断，患者有癌症时 DX=1，无癌症时 DX=2。

评价标准：若 HPI 为 −2，表示仅有 10% 的生存概率；若 HPI 为 0，表示有 50% 的生存概率；若 HPI 为 +1，表示有 75% 的生存概率。

（四）微型营养评定

Guigoz、Vellas 等研制、创立和发展了新型的机体营养状态评估方法，即微型营养评定（mini-nutritional assessment，MNA）。MNA 由四部分共 18 条问题组成。A：人体测量（体重、身高、MAC、小腿周径、近 3 个月的体重丢失情况等）；B：整体评估（包括生活、心理、用药情况、医疗疾病状况等）；C：饮食评估（包括食欲、每日摄食情况、摄食行为模式等）；D：自身评定（对自身健康及营养状态的评估）。

MNA 结果的判断：上述各项评分相加为 MNA 的总分。MNA ≥ 24，提示营养状态良好；17 ≤ MNA < 24，提示存在发生营养不良的风险；MNA < 17，提示营养不良。具体微型营养评定量表可见表 2-8。

MNA 用于营养不良评估的灵敏度为 96%、特异度为 98%、阳性预测值为 97%，既可筛查营养不良的风险，也可以判断营养不良的状态，已被广泛应用于临床。

表 2-8　微型营养评定量表

评定内容		计分方法		得分/分
人体测量指标	1. 体重指数（BMI，单位为 kg/m²）	≤ 19	0.0	
		19 < BMI ≤ 21	1.0	
		21 < BMI ≤ 23	2.0	
		> 23	3.0	
	2. 上臂肌围（MAMC，单位为 cm）	< 21	0.0	
		21 ≤ MAC < 22	0.5	
		≥ 22	1.0	
	3. 小腿周径（CC，单位为 cm）	< 31	0	
		≥ 31	1	

续表

评定内容		计分方法		得分 / 分
整体评估	4. 近 3 个月的体重减轻	减轻 > 3kg	0	
		不知道	1	
		减轻 1~3kg	2	
		无减轻	3	
	5. 生活自理	否	0	
		是	1	
	6. 每日服用 3 种以上的处方药	是	0	
		否	1	
	7. 近 3 个月的心理疾患或急性疾病	是	0	
		否	1	
	8. 活动能力	卧床或坐椅子	0	
		能离床或离椅子但不能出门	1	
		能出门	2	
	9. 神经心理问题	严重痴呆或抑郁	0	
		轻度痴呆	1	
		无心理问题	2	
	10. 皮肤溃疡	是	0	
		否	1	
饮食评估	11. 每日几餐	1 餐	0	
		2 餐	1	
		3 餐	2	
	12. 蛋白质摄入的指标			
	是否每日至少 1 次摄入牛奶、奶酪或酸奶	0~1 次	0.0	
	是否每周 2 次或 2 次以上摄入豆类或蛋类食品	2 次	0.5	

续表

评定内容	计分方法		得分/分
是否每日摄入肉、鱼、活禽类	3次	1.0	
13. 每日 2 次或 2 次以上食用蔬菜或水果	否	0	
	是	1	
14. 近 3 个月是否因畏食及消化、咀嚼或吞咽困难致摄入减少	严重食欲缺乏	0	
	中度食欲缺乏	1	
	轻度食欲缺乏	2	
15. 每日的饮水量（单位为杯）	<3 杯	0.0	
	3~5 杯	0.5	
	>5 杯	1.0	
16. 进食情况	进食完全需要别人帮助	0	
	可自行进食,但稍有困难	1	
	可自行进食,无任何困难	2	
自身评估 17. 是否自认为有营养问题	严重营养不良	0	
	中度营养不良或不知道	1	
	轻度营养不良	2	
18. 与同龄人相比较自身的营养状态	不很好	0.0	
	不知道	0.5	
	一样好	1.0	
	更好	2.0	

注:微型营养评定(MNA)满分 30 分。MNA ≥ 24,提示营养状态良好;17 ≤ MNA ≤ 23.5,提示存在发生营养不良的风险;MNA < 17,提示营养不良。

2001 年, Rubenstein 等为了更进一步简化 MNA,将 MNA 量表中的 18 条项目与 MNA 结果进行相关分析,得到 6 条相关性很强的条目:① BMI < 23kg/m²;②最近体重下降 > 1kg;③急性疾病或应激;④卧床;⑤痴呆或抑郁;⑥食欲下降或进食困难。以上 6 条组成最简便的 MNA-SF,见表 2-9。

因其与 MNA 有很好的相关性,有很好的灵敏度、特异度,指标容易测量,可作为 MNA 的初筛试验,用于人群营养不良的流行病学检查。

表 2-9　MNA-SF

指标	分值/分	
近 3 个月的体重丢失	> 3kg	0
	不知道	1
	1~3kg	2
	无	3
BMI/(kg/m^2)	< 19	0
	19~21	1
	22~23	2
	> 23	3
近 3 个月有应激或急性疾病	否	0
	是	2
活动能力	卧床	0
	能活动,但不愿意	1
	外出活动	2
精神疾病	严重痴呆、抑郁	0
	轻度痴呆	1
	没有	2
近 3 个月食欲减退、消化不良、咀嚼吞咽困难等	食欲严重减退	0
	食欲轻度减退	1
	无这些症状	2

注:以上总分共计14分。分值≥12,提示营养状态良好;分值≤11,提示营养不良。

(五)主观全面评定

主观全面评定(subjective global assessment,SGA)是临床常用的营养评定方法之一,其通过评估患者的体重和膳食变化、消化道症状、活动能力变化以及有无应激反应,并测量三头肌皮褶厚度,检查有无足踝水肿和腹水等指标综合判断患者的营养状态,具有简单性、易重复性、有效性及前瞻性的特点。鉴于SGA 提供的信息并不全面且受主观影响,并且食欲下降和足踝水肿等为肝硬化患者的常见临床表现，因此 SGA 并不适用于肝硬化患者营养状态的客观评价。

　　主观全面评定最早由 Detsky 在 2008 年提出，是通过指标评估综合判断患者的营养状态，为欧洲肠外肠内营养学会和美国肠外肠内营养学会共同推荐的主观营养评定方法。主观全面评定（SGA）的理论基础是营养不良与进食改变、消化吸收功能改变、肌肉消耗、身体功能及活动能力改变等相关联。其评估指标包括近期体重、生理功能状态和皮脂肌肉消耗程度、饮食变化和消化道症状。在重度营养不良时，SGA 与人体组成改变有较好的相关性，SGA 量表见表 2-10。为了更好地进行评定，SGA 量表在实际使用中有一定的改进，如改良定量主观整体评估（modified quantitative subjective global assessment，MQ-SGA）、患者参与的主观全面评定（patient-generated subjective global assessment，PG-SGA）量表等。其中，PG-SGA 量表的适用范围较广，可用于包括肿瘤患者以外的其他住院患者。具体 PG-SGA 量表见表 2-11。

　　PG-SGA 量表是根据 SGA 量表修改而成的一种使用较广泛的粗筛量表，与标准 SGA 量表相比，其具有较高的灵敏度和特异性，是美国营养师协会所推荐的应用于肿瘤患者营养筛查的首选方法。PG-SGA 量表的评分标准包括患者自评和医务人员评估 2 个方面的内容，共分为 A、B、C 和 D 4 项，A 项评分为体重 + 进食情况 + 症状 + 活动和身体状况，B 项评分为疾病状态，C 项评分为应激状态，D 项评分为体格检查。四项总分相加 =A+B+C+D，产生定性及定量评价 2 个结果。定性评价结果：营养状态良好（SGA-A）（0~3 分）；中度或可疑营养不良（SGA-B）（4~8 分）；严重营养不良（SGA-C）（＞8 分）。定量评价结果：0~1 分——此时不需要干预措施，治疗期间保持常规随诊及评价；2~3 分——由营养师、护师或医师进行患者或患者家庭教育，并可根据患者存在的症状和实验室检查结果进行药物干预；4~8 分——由营养师进行干预，并可根据症状的严重程度，与医师和护师联合进行营养干预；≥9 分——急需进行症状改善和 / 或同时进行营养干预。

表 2-10　SGA 量表的主要内容及评价标准

指标	A 级	B 级	C 级
6 月内的体重改变	＜5%，或 5%~10% 但正在改善	持续减少 5%~10%，或正由大于 10% 改善至 5%~10%	持续减少 ＞10%
饮食改变	无	减少	不进食 / 低能量流食
胃肠道症状	无 / 食欲不减	轻微恶心、呕吐	严重恶心（持续 2 周计）、呕吐

续表

指标	A 级	B 级	C 级
活动能力改变	无/减退	能下床活动	卧床
应激反应	无/低度	中度	高度
肌肉消耗	无	轻度	重度
三头肌皮褶厚度	正常	轻度减少	重度减少
踝部水肿	无	轻度	重度

注:上述 8 项中,至少 5 项属于 C 或 B 级者,可分别定为重度或中度营养不良。

表2-11 PG-SGA 量表

表2-11(1) 体重丢失的评分

评分使用 1 个月内的体重数据,若无此数据,则使用 6 个月内的体重数据。使用以下分数积分,若过去 2 周内有体重丢失,则额外增加 1 分。

1 个月内的体重丢失	6 个月内的体重丢失	分数
10.0% 或更大	20% 或更大	4
5.0%~9.9%	10.0%~19.9%	3
3.0%~4.9%	6.0%~9.9%	2
2.0%~2.9%	2.0%~5.9%	1
0~1.9%	0~1.9%	0

评分:

表2-11(2) 疾病和年龄的评分

分类	分数/分
癌症	1
艾滋病	1
肺性或心脏恶病质	1
压疮、开放性伤口或瘘	1
创伤	1
年龄 ≥ 65 岁	1

评分:

表2-11(3) 代谢应激状态的评分

应激状态	发热/℃	发热持续时间/h	糖皮质激素类药物的用量(泼尼松)/(mg/d)	评分
无(0)	无	无	无	0
轻度(1)	37.2~38.3	< 72	< 10	1
中度(2)	38.3~38.8	72	10~30	2
高度(3)	> 38.8	> 72	> 30	3

评分:

表2-11(4) 体格检查

项目	得分			
	无消耗:0	轻度消耗:1+	中度消耗:2+	重度消耗:3+
脂肪				
眼窝脂肪垫	0	1	2	3
三头肌皮褶厚度	0	1	2	3
肋下脂肪	0	1	2	3
肌肉				
颞肌	0	1	2	3
肩背部	0	1	2	3
胸腹部	0	1	2	3
四肢	0	1	2	3
体液				
踝部水肿	0	1	2	3
骶部水肿	0	1	2	3
腹水	0	1	2	3
总体消耗的主观评估	0	1	2	3

评分:

表2-11（5）　PG-SGA整体评估分级及表现

项目	A级（营养良好）表现	B级（中度或可疑营养不良）表现	C级（严重营养不良）表现
体重	无丢失或近期增加	1个月内丢失5%（或6个月内丢失10%）或不稳定或不增加	1个月内＞5%（或6个月内＞10%）或不稳定或不增加
营养素摄入	无不足或近期明显改善	确切的摄入减少	严重的摄入不足
营养相关的症状	无或近期明显改善，摄入充分	存在营养相关的症状	存在营养相关的症状
功能	无不足或近期明显改善	中度功能减退或近期加重	严重的功能减退或近期明显加重
体格检查	无消耗或慢性消耗，但近期有临床改善	轻至中度皮下脂肪和肌肉消耗	明显的营养不良体征，如严重的皮下组织消耗、水肿

评估等级：

营养分类建议：

0~1分：目前不需营养支持，在未来的治疗中常规再评估。

2~3分：营养师、护士或其他医护人员依据症状调查与实验室检查对患者及家属进行药物治疗指导。

4~8分：需要营养师进行营养支持，根据症状调查表与护士或医师联系。

≥9分：应开展人工营养（肠内或肠外营养）1~2周，在继续营养治疗的同时开展药物治疗。

（六）营养风险筛查

营养风险筛查（nutritional risk screening，NRS）指采用评分的方法对营养风险加以量度筛查，用于评定住院患者是否处于营养风险及程度如何，是否需要营养支持疗法。此法适用于已有营养不良的患者，由于疾病、手术或创伤导致处于应激状态的患者，营养需要增加的患者。营养筛查的目的：①确定尽早进行营养干预的依据；②缓解机体功能恶化；③减低并发症的数量和严重程度；④减少资源消耗。

营养风险筛查2002（NRS 2002）工具在2002年欧洲肠外肠内营养学会（ESPEN）德国慕尼黑年会上被提出，2003年在ESPEN期刊 *Clinical Nutrition* 上被发表，并被2003年ESPEN推荐为住院患者适用的营养不良评定方法。

NRS 2002 基于 128 个随机临床研究，循证医学证据充分，且操作简单、实用性强。临床上，医师、临床药师、营养师、护士都可以进行操作，中华医学会肠外肠内营养学分会也推荐其作为评估肠外肠内营养支持的适应证的常用有效工具。主要包括 3 个方面的内容：①营养状态受损评分（0~3 分）；②疾病严重程度评分（0~3 分）；③年龄评分，在以上评分的基础上年龄 ≥ 70 岁者加 1 分。总分为 0~7 分。NRS 2002 指出，总评分 ≥ 3 分的患者存在营养风险，开始制定营养支持计划；评分 < 3 分者，住院期间每周再行营养风险筛查。

　　NRS 2002 在应用中取得了良好的效果，尤其对是否存在营养不良的风险进行评价，并由此确定是否需要进行营养支持。NRS 2002 也被中华医学会肠外肠内营养学分会（Chinese Society of Parenteral and Enteral Nutrition，CSPEN）和 ESPEN 分会的多个指南及共识推荐。NRS 2002 的特点为简便、易行、无创、费用低。具体营养风险筛查量表（NRS 2002）见表 2-12。

表 2-12　住院患者的营养风险筛查 NRS 2002 评估表

一、患者资料

姓名		住院号	
性别		病区	
年龄		床号	
身高 /m		体重 /kg	
体重指数（BMI）/（kg/m^2）		蛋白质 /（g/L）	
临床诊断			

二、疾病状态

疾病状态	分数	若"是"请打钩
骨盆骨折或者慢性疾病患者合并有以下疾病：肝硬化、慢性阻塞性肺疾病、长期血液透析、糖尿病、肿瘤	1	
腹部重大手术、脑卒中、重症肺炎、血液恶性肿瘤	2	
颅脑损伤、骨髓抑制、加护病患 [急性生理和慢性健康状况评分（acute physiology and chronic health evaluation，APACHE）> 10 分]	3	
合计		

续表

三、营养状态

营养状态指标（单选）	分数	若"是"请打钩
正常营养状态	0	
3 个月内体重减轻＞5% 或最近 1 周进食量（与需要量相比）减少 20%~50%	1	
2 个月内体重减轻＞5% 或 BMI 为 18.5~20.5kg/m² 或最近 1 周进食量（与需要量相比）减少大于 50%~75%	2	
1 个月内体重减轻＞5%（或 3 个月内减轻＞15%）或 BMI ＜ 18.5kg/m²（或血清白蛋白＜35g/L）或最近 1 周进食量（与需要量相比）减少大于 75%	3	
合计		

四、年龄

年龄≥70 岁加算 1 分	1	

五、营养风险筛查评估结果

营养风险筛查总分	
处理	
总分≥3.0：患者有营养不良的风险，需营养支持疗法	
总分＜3.0：若患者将接受重大手术，则每周重新评估其营养状态	
执行者：	时间：

（方红梅 韩 钢 马 珂）

参 考 文 献

[1] 蒋朱明. 临床水与电解质平衡. 3 版. 北京：人民卫生出版社，2013.

[2] SION-SARID R，COHEN J，HOURI Z，et al. Indirect calorimetry：a guide for optimizing nutritional support in the critically ill child. Nutrition，2013，29（9）：1094-1099.

[3] GUTTORMSEN A B，PICHARD C. Determining energy requirements in the ICU. Current opinion in clinical nutrition and metabolic care，2014，17（2）：171-176.

[4] STAWNY M, OLIJARCZYK R, JAROSZKIEWICZ E, et al. Pharmaceutical point of view on parenteral nutrition. The scientificworld journal, 2013: 22.

[5] 陈伟, 蒋朱明, 张永梅, 等. 欧洲营养不良风险调查方法在中国住院患者的临床可行性研究. 中国临床营养杂志, 2005, 13(3): 137-141.

[6] 张颖慧, 杨雪, 张笛, 等. 主观综合性评估乙型肝炎性肝硬化病人的营养状况. 肠外与肠内营养, 2016, 23(6): 329-331, 335.

[7] 许静涌, 杨剑, 康维明, 等. 营养风险及营养风险筛查工具营养风险筛查 2002 临床应用专家共识(2018 版). 中华临床营养杂志, 2018, 26(3): 131-135.

第三章 肠外肠内营养支持疗法常用药物

第一节 肠外营养支持疗法药物

一、碳水化合物类药物及其特点

碳水化合物是生命细胞结构的主要成分及主要供能物质,并参与细胞的组成和多种活动。此外,其还有维持脑细胞的正常功能、节约蛋白质、抗生酮、解毒和增强肠道功能的作用。在营养支持中,碳水化合物可占总能量的50%~60%。多聚糖、低聚糖(麦芽糖糊精)、蔗糖和葡萄糖都可用于肠内营养,在肠外营养支持中常用的碳水化合物制剂有葡萄糖注射液、果糖注射液和木糖醇注射液,另外还有转化糖电解质注射液和混合糖电解质注射液等。

(一)葡萄糖

葡萄糖最符合人体生理要求,能被所有器官利用,有些器官和组织(大脑、红细胞)只能以其为能源物质。葡萄糖的氧化速度与能量消耗相关:婴儿和儿童体内的葡萄糖氧化速度高,体力活动和锻炼时也较高;在静坐或卧床的成年患者体内,氧化速度依赖能量消耗,其最大值为 4~5mg/(kg·min),最大利用率为 750g/d,实际用量以 300~400g/d 为宜。葡萄糖的滴注速度取决于各自的营养支持方案,在持续输注过程中,葡萄糖输注不应超过最大氧化速度 4~5mg/(kg·min),相当于 0.25~0.3g/(kg·h)。在间歇输注过程中,葡萄糖的剂量不应高于 8~10mg/(kg·min)[0.5~0.6g/(kg·h)];若以此剂量输注,输注的剂量超过了氧化量,此时部分葡萄糖被氧化,其余的以糖原形式储存于肝脏和肌肉中,在没有肠外营养支持时则被氧化代谢。当葡萄糖摄入与氧化速度相当时,可以明显降低患者代谢改变的发生率和严重程度。因此对于危重症患者,葡萄糖的最大滴注速度为 3~4mg/(kg·min),超过这个剂量,耗氧量增加,二氧化碳的生成也增加,易发生呼吸功能不全。

葡萄糖注射液的 pH 为 3.2~5.5,葡萄糖加入肠外营养混合液中可降低溶液的 pH,通过减小乳滴间的表面电荷如电位,导致乳滴间的斥力消失而使脂肪乳不稳定。当葡萄糖的浓度过高时,可使部分脂肪表面受损,颗粒之间的空隙消失,脂肪颗粒凝聚。葡萄糖在储存过程中因其降解作用也可引起溶液的 pH 变化,浓度越高,降解的可能性越大,对肠外营养混合液稳定性的影响可能越大。因此,在肠外营养混合液中葡萄糖的最终浓度为 3.3%~23%,有利于混合液的稳定。

(二)果糖

果糖的代谢速度要比葡萄糖和蔗糖等传统糖都慢,且不依赖胰岛素,不会刺激胰岛素分泌。果糖比葡萄糖更易形成糖原,主要在肝脏通过果糖激酶代谢,易于代谢为乳酸,迅速转化为能量。果糖不会成为血糖的一部分,但会被代谢为甘油三酯和脂肪组织,提高体内的甘油三酯含量,导致腹部脂肪累积。果糖的用量最多不超过 300g/d,过量输注以原型从尿中排出。因果糖大量输注能引起乳酸酸中毒和高尿酸血症,因此也有部分国家将果糖的用量限定在 25g/d 以内,滴注速度以不超过 0.5g/(kg·h)为宜。

(三)木糖醇

木糖醇又称戊糖醇,分子包含 5 个碳原子和 5 个羟基。木糖醇的代谢不依赖胰岛素参与,还能少量地促进胰岛素分泌;木糖醇直接透过细胞膜参与糖代谢而不增加血糖浓度;木糖醇可抑制酮体生成,能使血浆脂肪酸生成减少。木糖醇对糖尿病患者治疗有较好的效果,但也有研究者认为木糖醇和葡萄糖一样都是由碳、氢、氧元素组成的碳水化合物,木糖醇代谢的后期也需要胰岛素的促进,所以糖尿病患者也不应过多地应用木糖醇,剂量不应超过 100g/d。滴注速度按木糖醇计,应在 0.3g/(kg·h)以下。

(四)转化糖和混合糖

转化糖是应激胰岛素抵抗的理想糖类能量。应激胰岛素抵抗时,葡萄糖主要供给不依赖胰岛素的脑和红细胞能量;果糖虽不能透过血脑屏障,但因果糖代谢不受胰岛素调节,故能有效供给外周组织能量。转化糖因仅含半量葡萄糖,因此能减少血糖波动。转化糖电解质注射液含有 5% 的葡萄糖、5% 的果糖以及钠、钾、镁、磷若干;混合糖电解质注射液含有 6% 的葡萄糖、3% 的果糖、1.5% 的木糖醇以及电解质。

临床常用的碳水化合物制剂及其特点见表 3-1。

表 3-1　临床常用的碳水化合物制剂及其特点

药品名称	常用规格	特点
葡萄糖注射液	20ml：10g	1. 机体对葡萄糖的利用率为 0.5g/(kg·h),最大利用量为 750g/d,实际用量以 300~400g/d 为宜。
	100ml：5g	
	100ml：10g	2. 肠外营养混合液中的葡萄糖含量 < 23%,有利

药品名称	常用规格	特点
	250ml：12.5g 250ml：25g 500ml：25g 500ml：50g	于混合液的稳定。 3. 肠外营养混合液中每 5~10g 葡萄糖加入胰岛素 1U。 4. 供能 4kcal/g
果糖注射液	250ml：25g	1. 代谢速度较葡萄糖慢,不刺激胰岛素分泌。 2. 可被代谢为甘油三酯,提高体内的甘油三酯含量。 3. 较葡萄糖更易形成糖原,易代谢为乳酸,迅速转化为能量。 4. 为防止乳酸酸中毒,果糖的用量最多不超过 300g/d,也有部分国家将果糖的用量限定在 25g/d 以内。 5. 供能 4kcal/g,滴注速度以不超过 0.5g/(kg·h) 为宜
木糖醇注射液	250ml：12.5g 500ml：25g	1. 代谢不依赖胰岛素参与,还能少量促进胰岛素分泌。 2. 直接透过细胞膜参与糖代谢而不增加血糖浓度,可抑制酮体生成,使血浆脂肪酸生成减少。 3. 供能 4kcal/g,剂量不超过 100g/d,滴注速度不超过 0.3g/(kg·h)
转化糖电解质注射液	500ml（葡萄糖 25g、果糖 25g）	1. 能同时有效供给脑、红细胞和外周组织能量。 2. 能减少血糖波动。 3. 能适当补充电解质。 4. 滴注速度率低于 0.5g/(kg·h)
混合糖电解质注射液	500ml（葡萄糖 30g、果糖 15g、木糖醇 7.5g）	1. 均可有效地被机体利用,可使血液总酮体降低、肝脏糖原升高。 2. 使血液葡萄糖浓度及尿液中的总糖分排泄率降低。 3. 滴注速度低于 0.5g/(kg·h),热量为 420kcal/L

　　葡萄糖最符合人体生理要求,价格低廉,是目前肠外营养混合液中唯一使用的碳水化合物。果糖和多元醇(山梨醇和木糖醇)曾被用于肠外营养,主要是因为其对糖尿病患者有益,且不会与氨基酸中的氨基发生反应(Maillard

反应），增加混合液的稳定性。但最新研究表明，果糖、多元醇在糖尿病患者的肠外营养支持中并无更多的优势，而混合输注系统和多腔袋都大大减少生成葡萄糖氨基酸复合物的风险。输注果糖和多元醇可能引起以下副作用：乳酸酸中毒；增加尿酸的生成；二磷酸果糖酶缺乏患者发生肝脏损伤；渗透性利尿和继发性脱水（特别是使用山梨醇）等。

二、蛋白质、氨基酸类药物及其特点

人体内蛋白质的种类很多，性质、功能各异，但都是由 20 多种氨基酸以不同数量、不同种类及不同空间结构连接组成的，因此蛋白质的代谢就是氨基酸的代谢过程。氨基酸制剂的发展共经历了以下 4 个阶段：

第一代氨基酸：20 世纪 40 年代美国生产的纤维蛋白水解液和酪蛋白水解产物，如水解蛋白注射液。

第二代氨基酸：20 世纪 50 年代日本生产的由 8 种必需氨基酸（EAA）再加入精氨酸、组氨酸和甘氨酸组成的制剂，如复方结晶氨基酸注射液等。

第三代氨基酸：20 世纪 60 年代研制出的增加非必需氨基酸（NEAA）种类、提高其所占比例的营养型（或平衡型）复方氨基酸溶液，所含的氨基酸种类增加到 14~20 种。

第四代氨基酸：20 世纪 70 年代末根据年龄、生理情况及各种疾病状态时的氨基酸代谢特点和机体对其需要量而设计的适用于婴幼儿肝病和肾病、烧伤、创伤及肿瘤等各种疾病的氨基酸输液，但其疗效有的仍存在疑问。

目前，临床常用的氨基酸制剂包括平衡型与非平衡型（也称疾病适用型）复方氨基酸溶液两大类，按含氨基酸种类分为 3、6、9、14、15、17、18 和 20 种等，按含总氨基酸的浓度可分为 3%~12% 不等。

（一）平衡型复方氨基酸制剂

平衡型复方氨基酸采用近似人乳-全蛋模式的优质蛋白作为配制氨基酸溶液的模式。此类氨基酸制剂所提供的总氮量能够满足机体需要，其中 EAA：NEAA 的比例为 1：1~1：3。部分制剂中加入葡萄糖、山梨醇、木糖醇作为能源，可确保提高氨基酸在蛋白质合成中的利用率。一般情况下推荐的非蛋白质热卡与氮的比值为 120：1~150：1。常用的平衡型复方氨基酸制剂及其特点见表3-2。

（二）疾病适用型复方氨基酸制剂

1. 肝病用复方氨基酸　肝功能不全患者常存在氨基酸代谢紊乱的情况，其特点是血浆中的支链氨基酸（BCAA，包括亮氨酸、异亮氨酸、缬氨酸）含量下降，芳香族氨基酸（AAA，包括苯丙氨酸、酪氨酸、色氨酸）含量增高，血浆中的 BCAA/AAA 比值明显降低（正常人的该比值为 3~3.5）。基于假性神经递质学说、血浆胰岛素失衡学说、门体脑病学说,发展了肝病用复方氨基酸制剂,即提高 BCAA,并降低 AAA 和甲硫氨酸、甘氨酸含量,用于纠正患者的血浆氨基酸谱失调,使 BCAA/AAA 比值接近正常,用于改善肝性脑病患者的精神症状。

表3-2　常用的平衡型复方氨基酸制剂及其特点

通用名	AA 浓度	规格	制剂特点
复方氨基酸注射液 14AA	8.5%	250ml：21.2g	含 96mmol/L 乙酸根
复方氨基酸注射液 17AA	7.6%	250ml：19.133g 500ml：38.266g	含 17 种 AA 及 5% 的山梨醇
复方氨基酸注射液 17AA-Ⅰ	3%	250ml：7.49g 500ml：14.97g	含 17 种 AA 及 5% 的山梨醇,但浓度较 17AA 低
复方氨基酸注射液 18AA	5% 12%	250ml：12.5g 500ml：25g 250ml：30g	含 5% 的山梨醇
复方氨基酸注射液 18AA-Ⅰ	7%	250ml：17.5g 500ml：35g	每 1 000ml 含氯化钙 0.368g、氯化钾 0.375g、硫酸镁 0.37g、氢氧化钠 2g、氢氧化钾 0.84g
复方氨基酸注射液 18AA-Ⅱ	5% 8.5% 11.4%	250ml：12.5g 500ml：25g 250ml：21.25g 500ml：42.5g 250ml：28.5g 500ml：57g	
复方氨基酸注射液 18AA-Ⅲ	10%	250ml：25.9g	含 60mmol/L 乙酸根
复方氨基酸注射液 18AA-Ⅳ	3.5%	250ml：8.7g 500ml：17.4g	含 7.5% 的葡萄糖
复方氨基酸注射液 18AA-Ⅴ	3.2%	100ml：3.224g 250ml：8.06g 500ml：16.12g	含 5% 的木糖醇

2. 肾病用复方氨基酸 慢性肾衰竭患者体内的氨基酸代谢失调,血浆 EAA 浓度下降,NEAA 浓度正常或升高;同时苯丙氨酸氧化产生的酪氨酸减少,体内的酪氨酸含量下降。肾病用复方氨基酸制剂含有 EAA 及酪氨酸,主要用于急、慢性肾功能不全患者的肠外营养支持。

3. 婴幼儿用复方氨基酸 婴幼儿体内的酶系统尚未完全成熟,由苯丙氨酸转化为酪氨酸的苯丙酸羟化酶及由甲硫氨酸转化为胱氨酸的硫醚酶的活性较低,甘氨酸含量高,会出现血氨过高。婴幼儿用复方氨基酸制剂要求氨基酸量大、种类齐全,EAA 比值高(40%),苯丙氨酸、甲硫氨酸、甘氨酸用量低,半胱氨酸、酪氨酸用量高。另外,早产儿相对缺乏牛磺酸储备,对于早产儿及新生儿来说,牛磺酸也是一种 EAA。

4. 创伤、感染等应激用复方氨基酸 在严重创伤、感染等应激情况下,体内的分解代谢激素增加,肌蛋白分解代谢加速,大量肌蛋白分解成氨基酸并转移至肝脏以合成机体急需的急性相蛋白,作为糖异生的底物,BCAA 的浓度下降明显。补充外源性 BCAA 可减少肌蛋白分解,促进脏器的蛋白质合成,纠正创伤后的负氮平衡。

5. 肿瘤用复方氨基酸 肿瘤患者发生营养不良的原因是多个方面的,常规的营养支持手段往往很难纠正,选择性地限制某些氨基酸的供给量可对肿瘤有一定的抑制作用。

常用的疾病适用型复方氨基酸制剂及其特点见表 3-3。

表 3-3 常用的疾病适用型复方氨基酸制剂及其特点

通用名		AA 浓度	规格	制剂特点			
				EAA/NEAA	BCAA 含量	AAA 含量	BCAA/AAA
婴幼儿用复方氨基酸	小儿复方氨基酸注射液 18AA-Ⅰ	6.7%	20ml:1.348g 100ml:6.74g 250ml:16.85g	增加半胱氨酸、酪氨酸、组氨酸用量,降低苯丙氨酸、甲硫氨酸、甘氨酸用量			
	小儿复方氨基酸注射液 19AA-Ⅰ	6%	100ml:6g	含牛磺酸 0.15g/L			
	小儿复方氨基酸注射液 18AA-Ⅱ	6%	50ml:3g 100ml:6g 250ml:15g				

续表

通用名		AA 浓度	规格	制剂特点			
				EAA/ NEAA	BCAA 含量	AAA 含量	BCAA/ AAA
肝病用复方氨基酸	复方氨基酸注射液 6AA	8.4%	250ml：21.1g	3 种 BCAA+ 精氨酸、谷氨酸、天冬氨酸			
	复方氨基酸注射液 17AA-H	7.6%	500ml：37.925g	1：1	36.3%	1.6%	20
	复方氨基酸注射液 20AA	10%	500ml：50g	1.3：1	33%	3.8%	8.8
	14 氨基酸注射液 -800	8%	250ml：20g	1.3：1	36%	2.2%	16
肾病用复方氨基酸	复方氨基酸注射液（9AA）	5.6%	250ml：13.98g		37%	19%	1.9
	复方氨基酸注射液（18AA-N）	6.125%	200ml：12.25g	2.5：1	28%	14%	2
应激与肿瘤用复方氨基酸	复方氨基酸注射液 15-HBC	7%	250ml：17.25g	2：1	45%	6%	7.4
	复方氨基酸注射液 15AA	8%	250ml：20g	1.3：1	36%	2.1%	17.1
	复方氨基酸注射液 18AA-Ⅶ（18-B）	10.325%	200ml：20.65g	1.7：1	35.9%	8.4%	4.1

注：复方氨基酸注射液 15AA 为高支链（36%）、高支链氨基酸/芳香氨基酸 BCAA/AAA（17.1）配方，个别生产厂家的药品说明书也将其定义为肝病用复方氨基酸。

三、脂肪乳类药物及其特点

（一）脂肪乳概述

脂肪乳（LE）是根据乳糜微粒的组成、结构与特点而设计的，主要是甘油三酯（TG）和磷脂组成的乳剂颗粒溶液，其理化性质、生物稳定性好，无毒素和热原，满足静脉用制剂的要求。其中，磷脂起乳化剂的作用，甘油三酯是其主要有效成分。不同脂肪乳的差别主要在于甘油三酯的不同，即结合于甘油的脂肪酸（FA）不同。静脉用脂肪乳主要是以小肠乳糜微粒为模型发展而成的，即为用乳化剂和机械力将微小的油滴均匀分散在水相中构成的两相体系，其粒径一般控制在 0.4~1μm。脂肪乳一般选用卵磷脂作为乳化剂，由于磷脂分子的电离和吸附作用，油水界面上带有一定量的负电荷，由于静电吸引，负电荷层外又吸引一层正离子，油水界面双电层间的电位差使油滴之间相互排斥，电位差越大，油滴越稳定。

1. 脂肪乳的代谢供能　在血液循环过程中，人工乳糜微粒、脂质体与循环脂蛋白和细胞膜相互作用，在脂解、类脂和载脂蛋白转运、组织细胞内摄过程中竞争性代谢。脂蛋白脂肪酶水解 TG，释放脂肪酸并生成小粒物质或残留微粒，后者被肝脏快速吸收。脂肪酸被转运至组织，成为细胞能量来源的供体。1g 脂肪提供约 9kcal 能量。

2. 脂肪乳的免疫功能调节　LE 可通过不同途径影响机体免疫功能。其中包括 FA 与免疫细胞膜磷脂结合，改变膜流动性、结构及膜相关受体、转运体、酶和离子通道的功能。此外，ω-3 和 ω-6 PUFA 可作为类花生酸合成底物直接参与炎症免疫反应。ω-6 脂肪酸是花生四烯酸（AA）的前体物质，而 AA 作为细胞膜磷脂的底物合成一系列属于前炎症细胞因子的生物活性化合物（二十烷类），如前列腺素、血栓素和白三烯。ω-6 脂肪酸的代谢产物具有强烈的促进炎症反应的作用，包括收缩血管和平滑肌、提高毛细血管通透性、促进血小板聚集、白细胞趋化作用和免疫抑制。而 ω-3 脂肪酸代谢产物的化学结构虽然与 ω-6 脂肪酸类似，但其生理作用仅为 ω-6 脂肪酸的 1/100。LE 中的 ω-3 PUFA 或 ω-6 PUFA 过量摄入都能导致免疫抑制，反之输注 ω-6/ω-3 比值适合的 LE 可维持免疫反应。ω-6/ω-3 比值较高能抑制淋巴细胞、巨噬细胞和中性粒细胞的功能，损害单核吞噬细胞系统的功能，降低血脂清除率。因此，国际健康管理协会推荐脂肪乳的 ω-6/ω-3 比值为 4∶1~2∶1。但目前有关 FA 是否能损害免疫功能的说法仍存有争议。

3. 脂肪乳的脂质过氧化　脂质过氧化是指氧分子与不饱和 FA 碳链结合生成脂质过氧化物的过程，多在输注含 PUFA 丰富的 LE 时发生。脂质过氧化物是不稳定分子，通过酶或非酶分解转化成易挥发的丙二醛和碳氢化合物、戊烷（ω-6 PUFA 过氧化生成）和乙烷（ω-3 PUFA 过氧化生成）。上述物质能激发细胞存活所必需的灭活酶、蛋白质和其他重要元素的链式反应，进而调节或损害基础代谢、细胞和组织功能。

（二）静脉用脂肪乳的种类

1. 长链脂肪乳（LCT）——C14~24　来自大豆油，主要脂肪酸成分是油酸、亚油酸和亚麻酸，其中以亚油酸为主（ω-6/ω-3 比值为 6.5∶1）。亚油酸作为长

链多不饱和的 ω-6 脂肪酸,存在以下不足:

（1）LCT 在血液中运输需与白蛋白结合,且长链脂肪酸需要肉碱的参与方能进入线粒体参与三羧酸循环,所以 LCT 从血清中的清除及水解速度均较慢,使得长链脂肪酸的机体利用率不够理想。

（2）多不饱和脂肪酸中的不饱和双键的化学性质不稳定,在空气中容易发生脂质过氧化反应产生过氧化物,对机体造成不良影响。

（3）如上所述,ω-6 脂肪酸的代谢产物具有强烈的促进炎症反应的作用。

因此,LCT 存在导致免疫抑制、促进炎症和损伤单核吞噬细胞系统作用的潜在风险,甚至可能增加患者发生感染和败血症的风险。

2. 中 / 长链脂肪乳（MCT/LCT）——C6~24 或 C8~24　由 50% 的 MCT 和 50% 的 LCT 物理混合而成,较传统的长链脂肪乳减少 50% 的 ω-6 PUFA。MCT 的半衰期仅为 LCT 的一半,不依赖肉碱转运系统而进入线粒体内进行氧化,可以快速供能,所以有利于组织快速摄取 MCFA 作为能源物质,进一步节省蛋白质来源的能量,改善氮平衡,同时有利于降低血清中的甘油三酯浓度,减少对血管内皮的损伤。MCT 具有较好的血浆清除率,不会在肝内积聚;MCT 不易发生脂质过氧化,并且不参与类花生酸合成,因此降低对免疫功能和炎症反应的影响。

椰子油来源的 MCT 不含必需脂肪酸,且容易穿过血脑屏障,所含的辛酸具有中枢神经系统毒性,可产生麻醉样作用甚至导致昏迷等,因此对于怀疑血脑屏障受损的患者应慎用 MCT 制剂。

此外,中 / 长链脂肪乳的滴注速度不宜太快,250ml 20% 中 / 长链脂肪乳的输注时间至少 6 小时,可有效避免 MCT 的毒性。MCT 还抑制 LCT 的氧化,大量 MCT 可使酮体升高,故限制其用于糖尿病、酸中毒和酮中毒患者。

3. 结构脂肪乳（STG）——C6~24　是对 MCFA 与 LCFA 混合、加热并在酶的催化下在同一甘油骨架上进行结构重组而成的。STG 结构特点决定它进入体内后能以等速度（1∶1）释放入血。从代谢上说,STG 水解快、氧化完全。与 LCT 和物理混合的中 / 长链脂肪乳相比,结构脂肪乳的耐受性好、不良反应少、不影响单核吞噬细胞系统、不增加感染率、对肝功能的影响更小。

目前人类使用结构脂肪乳的时间相对较短,病例较少。但研究显示,由于 STG 在水解代谢方面的优越性,其在改善氮平衡和减少对血脂的影响方面均优于物理混合的中 / 长链脂肪乳。同时,由于将 LCFA 和 MCFA 结合于同一甘油分子,减少 MCT 的含量,有效降低 MCT 的神经毒性问题。此外,与 LCT 相比,STG 还增加 TPN 混合液的稳定性。

4. 橄榄油脂肪乳（OO）——C14~24　橄榄油的主要成分是油酸，属于ω-9 MUFA，此外还含有鲨烯、植物固醇等，临床上所用的橄榄油脂肪乳是橄榄油（80%）和大豆油（20%）的混合制剂，这种制剂降低脂肪乳中的ω-6 PUFA含量。该配方组成中，PUFA的含量约为20%，可提供足量的必需脂肪酸，同时又减少PUFA的比例，且橄榄油富含天然维生素E，从而降低过氧化风险。

目前认为，橄榄油可避免大豆油的免疫功能损害，特别是对T细胞应答的损害；橄榄油增加血液中的油酸，减少来自ω-6亚油酸的促炎性衍生物产生；橄榄油的不饱和双键含量少，特别对新生儿和危重症患者可降低氧化风险。OO不论单独输注还是混合输注都是安全、可耐受的，长期应用后仍可保持正常的必需FA水平，因此橄榄油脂肪乳是肠外营养中一种新型、安全有效的脂肪乳。

5. 鱼油脂肪乳（FO）——C12~24　鱼油属于ω-3 PUFA，其FA主要为二十碳五烯酸（EPA）和二十二碳六烯酸（DHA），ω-3 FA与ω-6 FA的比例约为7.6∶1。研究显示，增加食用（或静脉输注）ω-3 FA能够增加细胞膜磷脂的ω-3 FA成分，从而减少炎性二十烷类的产生和增加非炎性二十烷类的产生，以竞争花生四烯酸至二十烷类的合成途径。因此，鱼油具有抗炎和改善免疫功能的作用。

有研究表明，对于癌症患者，ω-3 PUFA尤为有利，可减少体重丢失，维持脂肪和肌肉组织，抑制肿瘤生长、肿瘤血管发生和急相反应进展。还有研究显示，FO能缩短患者的住院和重症监护时间，减少患者的并发症和病死率。在脓毒症和其他炎症条件下，FO的应用能增加三系或五系类花生酸生成，减少炎症细胞因子释放。

6. SO、MCT、OO和FO混合脂肪乳（SMOF）　SMOF由30%的大豆油（SO）、30%的MCT、25%的OO和15%的FO物理混合而成，具有良好的平衡脂肪酸模式和理想的ω-6/ω-3比值（约为2.5∶1），并含有适量的维生素E（200mg/L）。一项临床试验显示，健康志愿者对这种新型脂肪乳具有较好的代谢和耐受性。输注PN 7~14天后发现，SMOF输注者的TG清除速度明显快于SO。此外，SMOF很少影响肝功能，并能保持ICU患者的抗氧化能力，缩短患者的住院时间。在输注SMOF期间，ω-3 PUFA（EPA和DHA）能迅速结合血浆磷脂、粒细胞膜和血小板，发挥调节免疫功能和炎症的作用。

7. 其他脂肪乳的研究进展　前文提到的结构脂肪乳是根据2种脂肪酸在甘油骨架上的随机排列组合的，可形成6种结构的TG，其中4种TG分子同时含有LCFA和MCFA。但理论上结合于甘油上不同碳原子的脂肪酸其作用是不同的，sn-1 和 sn-3 碳原子上的脂肪酸主要参与能量代谢，而 sn-2 碳原子上的脂肪酸主要参与细胞结构的形成。所以如果甘油的 sn-1 和 sn-3 碳原子上结合的是 MCFA，sn-2 碳原子上结合的是必需 LCFA，则这种 STG 可以作为更理想的脂肪乳，既满足能量供给又稳定参与组织形成。这种分子结构均一的理想 STG 又称化学结构确定型脂肪乳，利用犬进行的实验已表明这种确定型 STG 在代谢方面有更大的优势，但目前尚无可用于人体的确定型结构脂肪乳。

理论上不仅可以将来源于大豆油和椰子油的 FA 结合在同一甘油分子上，还可以将鱼油和橄榄油等各种来源的 FA 结合在同一甘油分子上，从而在众多的 STG 中遴选出可迅速代谢、过氧化风险低、不介导炎症或具有抗炎作用，并且无免疫抑制作用的理想的脂肪乳。

（三）不同脂肪乳的规格和特点

不同脂肪乳的规格和特点见表3-4。

表3-4　不同脂肪乳的规格和特点

通用名	规格	制剂特点
脂肪乳注射液（C14~24）	10%：250ml、500ml 20%：100ml、250ml、500ml 30%：100ml、250ml	主要成分为大豆油和卵磷脂
中/长链脂肪乳注射液（C6~24）	10%：250ml、500ml 20%：250ml、500ml	由大豆油与中链甘油三酯等比例混合而成
中/长链脂肪乳注射液（C8~24）	20%：100ml、250ml、500ml	由大豆油与中链甘油三酯等比例混合而成
中/长链脂肪乳注射液（C8~24Ve）	20%：100ml、250ml	由大豆油与中链甘油三酯等比例混合而成，每1000ml含有α-维生素E 0.2g
结构脂肪乳注射液（C6~24）	250ml：结构甘油三酯50g 500ml：结构甘油三酯100g	将等摩尔数的长链甘油三酯（LCT）和中链甘油三酯（MCT）混合后，在一定的条件下进行水解和酯化反应，其中约75%为混合链甘油三酯，LCFA 和 MCFA 呈随机分布，其余少部分为 LCT 和 MCT
ω-3鱼油脂肪乳注射液	100ml：10g（精制鱼油）：1.2g（卵磷脂）	每100ml含二十碳五烯酸（EPA）1.25~2.82g、二十二碳六烯酸（DHA）1.44~3.09g、维生素E 0.015~0.029 6g

通用名	规格	制剂特点
长链脂肪乳注射液（OO）	100ml：20g 250ml：50g 1 000ml：200g	主要成分为橄榄油、大豆油、卵磷脂，橄榄油及大豆油混合物可提供的脂肪酸大约比例为 15% 的饱和脂肪酸（SFA）、65% 的单不饱和脂肪酸（MUFA）、20% 的多不饱和必需脂肪酸（EPUFA）

四、维生素类药物及其特点

维生素（vitamin）是参与机体多种营养物质代谢、促进生长发育、维持人体生理功能等过程所必需的一类小分子有机化合物。大多数维生素不能由机体自身合成，必须从外界获取，仅少数可在人体内合成或由肠道细菌产生。如果由于疾病或长期摄入不足，就会导致维生素缺乏症。依据其溶解性可分为脂溶性维生素及水溶性维生素两大类。

（一）脂溶性维生素

脂溶性维生素在体内有一定的储备，需长期肠外营养支持者易导致缺乏，且不易被察觉。脂溶性维生素的分类及肠外营养的每日推荐摄入量见表 3-5。

表 3-5 脂溶性维生素的分类及肠外营养的每日推荐摄入量

名称	肠外营养的每日推荐摄入量		主要作用及用途
	0~10 岁的小儿	＞11 岁的小儿及成人	
维生素 A	230IU/kg	3 300IU	维持正常视力，预防夜盲症；维持上皮细胞组织健康；促进生长发育
维生素 D	40IU/kg	200IU	调节人体内的钙和磷代谢，促进吸收利用，促进骨骼成长
维生素 E	0.7mg/kg	10mg	维持正常的生殖能力和肌肉正常代谢；维持中枢神经和血管系统的完整
维生素 K_1	—	0.15mg	是肝脏合成因子 Ⅱ、Ⅶ、Ⅸ、Ⅹ 所必需的物质，用于各种维生素 K 缺乏引起的出血性疾病

（二）水溶性维生素

水溶性维生素是能在水中溶解的一组有机营养分子，在体内一般无储备，长期肠外营养治疗时提供水溶性维生素可预防其缺乏。在肠外营养治疗中水溶性维生素的每日推荐摄入量见表3-6。

表3-6 水溶性维生素的分类与肠外营养的每日推荐摄入量

名称	肠外营养的每日推荐摄入量		主要作用与用途
	0~10岁的小儿	>11岁的小儿及成人	
维生素 B_1（硫胺素）	0.12mg/kg	3mg	保持循环、消化、神经和肌肉的正常功能；调整胃肠道的功能；构成脱羧酶的辅酶，参加糖的代谢；能预防维生素 B_1 缺乏症等
维生素 B_2（核黄素）	1.14mg/kg	3.6mg	为体内氧化还原酶的辅酶，用于维生素 B_2 缺乏所致的口角炎、舌炎等
维生素 B_6（吡哆醇）	0.1mg/kg	6mg	在蛋白质代谢中起重要作用；治疗神经衰弱、眩晕、动脉粥样硬化等，还可防治异烟肼中毒
维生素 B_{12}（钴胺素）	0.1μg/kg	5μg	促进维生素 A 在肝中的贮存；促进细胞发育成熟和机体代谢；用于治疗恶性贫血
烟酸（维生素 B_3）	1.7mg/kg	40mg	为辅酶的组成部分，发挥递氢作用以促进生物氧化还原过程；促进组织新陈代谢；用于防治糙皮病、口炎、舌炎等
泛酸	0.5mg/kg	15mg	加速伤口痊愈；用于治疗手术后的颤抖，防止疲劳
叶酸	14μg/kg	400μg	抗贫血；维护细胞的正常生长和免疫系统的功能
维生素 C	8mg/kg	100mg	维持机体免疫功能，影响铁及碳水化合物利用；用于防止维生素 C 缺乏症及特发性高铁血红蛋白血症
生物素	2μg/kg	60μg	是脂肪和蛋白质正常代谢不可或缺的物质；还具有防止白发和脱发等作用

为方便临床用药,用于肠外营养的维生素制剂现均已制成复方制剂,见表3-7。

表3-7 临床常用于肠外营养的复方维生素制剂

通用名	主要成分	特点
注射用水溶性维生素	每瓶组分:硝酸硫胺 3.1mg,核黄素磷酸钠 4.9mg,烟酰胺 40mg,盐酸吡哆辛 4.9mg,泛酸钠 16.5mg,维生素 C 113mg,生物素 60μg,叶酸 0.4mg,维生素 B_{12} 5.0μg	1. 为 9 种水溶性维生素复方成分,用以补充各种水溶性维生素的每日生理需要量。 2. 成人和体重 10kg 以上的儿童每日 1 瓶;新生儿及体重不满 10kg 的儿童每日 1/10 瓶 /kg。 3. 可溶于全营养混合液或脂肪乳中使用
注射用复方三维 B(Ⅱ)	每瓶组分:硝酸硫胺 2mg,盐酸吡哆辛 30mg,维生素 B_{12} 2.5μg	1. 为 B 族维生素摄入障碍患者的营养补充剂等。 2. 临用前需用葡萄糖、氯化钠、氨基酸等输液稀释,在避光条件下静脉滴注用
注射用脂溶性维生素(Ⅰ)	每 10ml 组分:维生素 A 0.69mg,维生素 D_2 10μg,维生素 E 6.4mg,维生素 K_1 0.20μg	1. 适用于 11 岁以下的儿童及婴儿,1ml/(kg · d),最大剂量为 10ml/d。 2. 可溶于全营养混合液或脂肪乳中使用
注射用脂溶性维生素(Ⅱ)	每支组分:维生素 A 棕榈酸酯 3 300IU,维生素 D_2 200IU,维生素 E 10IU,维生素 K_1 0.15mg	1. 适用于成人和 11 岁以上的儿童,每日使用 1 支。 2. 含维生素 K_1,可与香豆素类抗凝血药发生相互作用,不宜合用
复方维生素注射液(4)	每 2ml 组分:维生素 A 2 500IU,维生素 D_2 200IU,维生素 E 15mg,维生素 K_1 2mg	1. 适用于不能经消化道正常进食的患者的维生素 A、维生素 D、维生素 E 和维生素 K 的肠外补充。 2. 需用葡萄糖、氯化钠、氨基酸等输液稀释,在避光条件下静脉滴注用
注射用 12 种复合维生素	每瓶组分:维生素 A 棕榈酸酯 3 500IU,维生素 D_3 220IU,	1. 脂溶性维生素与水溶性维生素可溶于同一容器中,在保存的同时

续表

通用名	主要成分	特点
	维生素 E 10.2mg,维生素 C 125mg,维生素 B_1 5.8mg,维生素 B_2 5.67mg,维生素 B_6 5.5mg,维生素 B_{12} 6μg,叶酸 414μg,右泛醇 16.15mg,生物素 69μg,烟酰胺 46mg	可保持其在最终制剂中的可注射特性。 2. 不含维生素 K_1,避免临床使用过程中对抗凝治疗产生干扰

五、电解质及微量元素类药物及其特点

(一)电解质

水、电解质平衡是机体代谢中的最基本的要求,也是维持机体生命及各脏器生理功能的必备条件。

钠离子的主要功能是参与维持和调节渗透浓度,同时可加强神经肌肉和心肌的兴奋性,是细胞外液中的主要阳离子。

钾离子的主要功能是参与糖、蛋白质和能量代谢,维持细胞内外液的渗透浓度和酸碱平衡,维持神经肌肉的兴奋性和心肌功能,是细胞内液中的主要阳离子。

镁离子的主要作用是激活糖、蛋白质和能量代谢,维持细胞内外液的渗透浓度和酸碱平衡,镁不仅能激活体内多种酶的活性,而且能调节神经功能、维持核酸结构的稳定、参与蛋白质合成、调节体温,还能影响人的情绪。因此,镁几乎参与人体所有的新陈代谢过程。

钙离子在维持神经肌肉兴奋性、血液凝固、细胞膜功能、多种酶活性、一些多肽激素的分泌和活性方面都起重要作用。

磷除与钙形成骨骼外,还以有机磷的形式广泛分布于体内,它是磷脂、磷蛋白、葡萄糖中间代谢产物和核酸的组成部分,并参与氧化磷酸化过程。

实施肠外营养时容易发生电解质紊乱,因此肠外营养支持疗法时需补充钠、钾、钙、镁、磷及氯。正常情况下肠外营养时每日所需电解质的参考值见表 3-8。

常用的肠外营养的电解质溶液有 0.9% 氯化钠、10% 氯化钠、10% 氯化钾、10% 葡萄糖酸钙、25% 硫酸镁及有机磷制剂(如甘油磷酸钠)等。值得注意的是,电解质的补给量要根据患者的病情、病程不同进行相应调整。肠外营养时最常见的电解质紊乱是低钾、低钙及低磷。临床常用的电解质制剂及其特点详见表 3-9。

表3-8 成人每日需要的电解质推荐量

电解质	每日需要量	电解质	每日需要量
钠	1~2mmol/kg	镁	4~10mmol
钾	1~2mmol/kg	氯	80~100mmol
钙	5~7.5mmol	磷	20~30mmol

表3-9 临床常用的电解质制剂及其特点

通用名	规格	特点
氯化钠	1. 0.9%氯化钠注射液：50ml、100ml、250ml、500ml、1 000ml。 2. 浓氯化钠注射液：10ml：1g。 3. 复方氯化钠注射液（林格液）：每100ml含氯化钠0.85g、氯化钾0.03g、氯化钙0.003g。 4. 乳酸钠林格注射液：每500ml含氯化钠1.5g、氯化钾0.75g、氯化钙0.05g、乳酸钠1.55g	1. 用于各种原因所致的低渗性、等渗性和高渗性脱水，糖尿病非酮症高渗性昏迷，低氯性代谢性碱中毒。 2. 妊娠高血压患者禁用
氯化钾	10ml：1g 10ml：1.5g	1. 用于预防和治疗低钾血症，治疗洋地黄中毒引起的频发性、多源性期前收缩或快速性心律失常。 2. 高钾血症，急、慢性肾功能不全患者禁用
葡萄糖酸钙	10ml：1g	1. 治疗钙缺乏、急性血钙过低、碱中毒及甲状旁腺功能低下所致的手足搐搦。 2. 镁中毒时的解救。 3. 心脏复苏时解救高钾血症及高钾尿症患者。 4. 患有含钙肾结石、有肾结石病史者或结节病患者（可加重高钙血症）禁用
硫酸镁	10ml：1g 10ml：2.5g	1. 用于惊厥、子痫、尿毒症、破伤风、高血压脑病及急性肾性高血压危象等。

通用名	规格	特点
		2. 肠道出血患者、急腹症患者及孕妇、经期妇女禁用
有机磷制剂	甘油磷酸钠：每 10ml 含无水甘油磷酸钠 2.16g（相当于磷 10mmol、钠 20mmol）	1. 用于成人肠外营养的磷补充剂及磷缺乏患者。 2. 严重肾功能不全、休克和脱水患者及对本品过敏者禁用

（二）微量元素

微量元素在人体内的含量极少，只占人体总重量的万分之一以下或日需要量在 100mg 以下，但这些元素均参与体内酶的组成、三大营养物质的代谢、上皮生长、创伤愈合等生理过程，具有非常重要的生物学作用。对临床较具实际意义的微量元素包括锌、铜、铁、硒、铬、锰等。正常情况下成人肠外营养时每日的微量元素补充推荐量见表 3-10。

表 3-10　成人每日的微量元素推荐量

微量元素	每日需要量	微量元素	每日需要量
铁	1~2mg	硒	20~50μg
锌	2.5~5mg	锰	60~100μg
铜	0.3~0.5mg	钼	50~400μg
铬	10~15μg		

一般饮食摄入不会引起微量元素不足或过量，但长期肠外营养治疗可造成微量元素缺乏，现用于肠外营养的微量元素制剂多为复方制剂，能满足患者对铬、铁、锰、钼、硒、锌、氟和碘的基本和中等需要。

临床常用的多种微量元素有用于补充新生儿和婴（幼）儿对微量元素的日常需要的注射用多种微量元素（Ⅰ）；用于补充成人长期肠外营养时对微量元素的日常需要的注射用多种微量元素（Ⅱ）。由于具有高渗透压和低 pH，微量元素的复方制剂需要用复方氨基酸注射液或葡萄糖注射液稀释后方能经外周静脉滴注，且滴注速度不宜过快，不宜超过 1ml/min。

六、肠外营养双腔袋与多腔袋制剂及其特点

随着医药工业的发展，为适应临床需求和方便使用，医药生产企业开发了以即用型预混式多腔袋形式的商品化肠外营养"双腔袋"和"多腔袋"产品，其内含人体代谢所需的基本营养素，且基本营养素的配比相对标准化；另一优点是袋上设有各种加药口，可以根据临床需要加入电解质、维生素和微量元素等。目前国内市场上主要有2种产品形式：一种是含三大营养素（葡萄糖、氨基酸、脂肪乳）和电解质的即用型预混式"三腔袋"产品，另一种是只含有两大营养素（葡萄糖、氨基酸）和电解质的即用型预混式"双腔袋"产品。2种产品形式的基本配方都是将营养素溶液用易启式密封条分割在各腔内，使用前只需通过挤压多腔袋，开启密封条，将各腔溶液混合后即可使用。由于营养素分散在不同的腔内，因此其产品的效期比较长，都能超过12个月。有研究表明，在应用即用型多腔袋和院内自行配制 TNA 的 PN 患者中，前者的入 ICU 天数、住院时间以及血流感染率均明显低于后者，降低患者的住院费用。

（一）三腔袋肠外营养制剂的特点

三腔袋肠外营养制剂的特点见表 3-11。

表 3-11　三腔袋肠外营养制剂的特点

	脂肪乳氨基酸（17）葡萄糖（11%）注射液			脂肪乳氨基酸（17）葡萄糖（19%）注射液			
容积	2 400ml	1 920ml	1 440ml	2 566ml	2 053ml	1 540ml	1 026ml
氨基酸	500ml：85g	400ml：68g	300ml：51g	750ml：85g	600ml：68g	450ml：51g	300ml：34g
葡萄糖	1 475ml：162g	1 180ml：130g	885ml：97g	1 316ml：250g	1 053ml：200g	790ml：150g	526ml：100g
脂肪乳	425ml：85g	340ml：68g	255ml：51g	500ml：100g	400ml：80g	300ml：60g	200ml：40g
总能量/kcal	1 700	1 400	1 000	2 300	1 900	1 400	900
NPC/kcal	1 500	1 200	900	2 000	1 600	1 200	800
电解质/（mmol/L）							
钠	53	43	32	80	64	48	32

续表

	脂肪乳氨基酸(17)葡萄糖 (11%)注射液			脂肪乳氨基酸(17)葡萄糖(19%) 注射液			
钾	40	32	24	60	48	36	24
镁	6.7	5.3	4.0	10	8	6	4
钙	3.3	2.7	2.0	5	4	3	2
磷	18	14	11	25	20	15	10
硫	6.7	5.3	4.0	10	8	6	4
氯	78	62	47	116	93	70	46
乙酸	65	52	39	97	78	58	39
重量渗 透压 / （mOsm/kg）	约 830			约 1 230			
容积渗 透压 / （mOsm/L）	约 750			约 1 060			
pH	约 5.6			约 5.6			
输注途径	外周静脉或中心静脉			中心静脉			

注：NPC 为非蛋白质热卡。

（二）双腔袋肠外营养制剂的特点

氨基酸葡萄糖注射液的规格有 2 种：

1L：5.5% 氨基酸 - 电解质溶液 +15% 葡萄糖 - 氯化钙溶液 500ml × 2。

2L：5.5% 氨基酸 - 电解质溶液 +20% 葡萄糖 - 氯化钙溶液 1 000ml × 2。

与三腔袋相比，双腔袋因只含有葡萄糖和氨基酸两大营养素，脂肪乳的种类和剂量及其与葡萄糖的比例可根据临床需求而灵活调整，使配方更能接近个体化。该配制过程既能在静脉用药调配中心（PIVAS）完成，也可在病区完成，甚至在患者家中完成。在添加过程中虽然可能发生差错和污染，但其发生率比用非预混制剂配制的 TNA 低得多。

第二节 肠内营养支持疗法药物

肠内营养（enteral nutrition，EN）剂是指需少量消化过程或不需消化过程就能吸收的营养液，通过消化道置管（或造口）或少量多次口服的方法为患者提供所需的营养素。对于肠内营养制剂的分类，目前我国尚没有一个权威部门发布全国统一认可的分类方法。

2002年中华医学会提出的分类如下：

1. 成分型 氨基酸型、短肽型，其中又分为平衡型、疾病导向型。

2. 非成分型 整蛋白型，可分为平衡型（一般营养型）、疾病导向型。

3. 模块型 氨基酸/短肽/整蛋白制剂模块、糖类制剂模块、长链/中长链制剂模块、维生素制剂模块等。

2004年北京地区肠内营养专家、基本药物办公室、药典委员会和国家食品药品管理监督局药品评价中心4个方面的专家提出的分类如下：

1. 氨基酸型、短肽型（要素型） 又分为平衡型、疾病特异型。

2. 整蛋白型（非要素型） 又分为平衡型、疾病特异型、其他。

3. 组件型肠内营养制剂。

欧洲肠外肠内营养学会（ESPEN）指南中的肠内营养制剂分类如下：

1. 肠内营养配方 ①高分子配方（HMF）：又分为标准HMF、更改型HMF，后者又细分为专门为重症监护、呼吸系统疾病、肾脏疾病、肝脏疾病、糖尿病患者使用的制剂；②低分子配方（CDF）；③要素膳（制剂）；④短肽制剂。

2. 家庭制作肠内制剂。

3. 添加剂 ①膳食纤维（包括益生元），又分为不溶性纤维、可溶性纤维；②益生菌；③谷氨酰胺。

总的来说，肠内营养制剂的分类从临床使用的角度可以分为通用型（平衡型、一般营养型）和疾病特异型（又称疾病适用型）。按肠内营养制剂的组成则分为氨基酸型、短肽型（前两类也称为成分型或要素型）、整蛋白型（也称为非成分型或非要素型）及组件型（模块型）。这也是目前常用的分类方式。

肠内营养制剂除有药品制剂外，还有部分是按医学专业配方设计的营养品。有普通患者适用型，也有特殊疾病使用型，如适合牛奶蛋白过敏、胃肠道损伤、乳糖不耐受的婴幼儿用的复方氨基酸型、短肽型营养配方粉；无苯丙氨酸配方的苯丙酮尿症婴儿适用的配方营养粉；也有针对特殊疾病或特殊需求设计的高蛋白、低脂、低血糖指数、高纤维素、高能量的肠内营养配方食品。

一、要素型肠内营养制剂

　　要素制剂是单体物质(要素形式)如氨基酸(或蛋白质水解产物)、葡萄糖、脂肪(植物油)、矿物质和维生素的混合物,并经胃肠道供给。要素制剂既能为人体提供必需的热能及营养素,又无须消化即可直接或接近直接吸收和利用。

(一)要素型肠内营养制剂的成分

　　要素型肠内营养制剂的成分见表3-12。

表3-12　要素型肠内营养制剂的成分

通用名	分类	蛋白质	糖	脂肪	MCT/LCT	P：F：C	规格
肠内营养粉(AA)	AA型	游离氨基酸(含谷氨酰胺24.15g/kg)	麦芽糖糊精	红花油	无MCT	15：3：82	80.4g/袋:300kal
肠内营养粉(AA)	AA型	游离氨基酸	糊精	大豆油	无MCT	16：1.7：82.3	80g/袋:300kal
肠内营养混悬液(SP)	短肽型	85%的短肽+15%的游离氨基酸	麦芽糖糊精	植物油	1	15：15：70	500ml:500kcal
短肽型肠内营养剂	短肽型	85%的短肽+15%的游离氨基酸	麦芽糖糊精	植物油	1	15：15：70	125g:500kcal

　　注:P：F：C表示蛋白质、脂肪、碳水化合物的能量比。

(二)要素型肠内营养制剂的特点

　　1. 营养全面。提供2 000~3 000kcal/d的热量时,要素制剂中的各类营养素可满足推荐的膳食营养素推荐供给量(RDA)。

　　2. 无须消化即可直接或接近直接吸收。要素制剂均以要素或接近要素形式组成,无须胃、胰、胆等消化液的作用,可直接或稍加消化即可吸收利用。

　　3. 成分明确。明确的成分便于使用时对其进行选择,并可根据病理生理需要增减某种或某些营养素成分或改变其比例(如热氮比等),以达到治疗效果。

　　4. 不含残渣或残渣极少。一般配方中不含纤维制剂,服用后仅有少量内源性残渣进入大肠,使粪便数量显著减少。

5. 不含乳糖,适用于乳糖不耐受者。

6. 顺应性差。氨基酸和短肽造成要素制剂的气味及口感不佳;若含单糖过多,可造成甜度过高而不宜长期服用,故要素制剂以管饲效果为佳。

7. 渗透压较高(尤其 AA 型),易引起渗透性腹泻。

二、整蛋白型肠内营养制剂

整蛋白型肠内营养制剂的营养完全,大多由完整的营养素制剂组成,渗透压接近等渗(300~450mOsm/L),易于耐受;口感较好,不含乳糖,可口服,亦可管饲。适用于胃肠功能较好的住院患者和家庭患者。

(一)整蛋白型肠内营养制剂的成分

1. 糖类　主要来源于麦芽糖糊精、淀粉或低聚糖,提供的能量占总能量的 40%~60%;部分含 5~15g/L 膳食纤维。膳食纤维具有延缓葡萄糖在小肠中的吸收、降低血清胆固醇、延缓胃排空、刺激肠蠕动等作用。

2. 蛋白质　提供的能量占总能量的 15%~20%,非蛋白质热卡与氮的比值为 75∶1~22∶1。蛋白质来源于动物蛋白牛奶(酪蛋白)、鸡蛋蛋白和植物分离蛋白如大豆蛋白、小麦蛋白。动物蛋白含丰富的必需氨基酸,更易吸收。植物蛋白中的大豆蛋白营养价值高,不含胆固醇,其中的异黄酮还有降胆固醇的作用。适用于对牛奶蛋白过敏的患者。

3. 脂质　为等渗、高能量密度物质,提供的能量占总能量的 25%~50%。主要来源于玉米、大豆、菜籽、椰子等植物油。不仅提供 LCT,避免人体必需脂肪酸缺乏,部分还含 MCT。MCT 不需要胆盐或三酰甘油脂肪酶,越过淋巴系统直接被门静脉吸收,用于脂肪吸收障碍或乳糜胸或乳糜腹水的特殊患者。但 MCT 不含必需脂肪酸,可减慢胃排空,导致不耐受。

4. 电解质和微量营养素　提供足量营养的完全型肠内营养制剂通常能满足患者每日对维生素、无机盐以及微量元素的需要量。在需要量增加或特殊营养素丢失的情况下,应按需添加。

(二)平衡型肠内营养制剂的特点

平衡型肠内营养制剂的特点见表 3-13。

(三)疾病特异型肠内营养制剂的特点

疾病特异型肠内营养制剂的特点见表 3-14。

表 3-13　平衡型肠内营养制剂的特点

通用名	分类	蛋白质	P：F：C	MCT/LCT	膳食纤维	规格	制剂特点
肠内营养混悬液（TPF）	平衡型	酪蛋白	16：35：49	无 MCT	10、7.5、5.5	1 000ml、500ml、200ml	含优质蛋白，3 种能量密度可选择 0.75、1 和 1.5kcal/ml
肠内营养乳剂（TP）	平衡型	酪蛋白 + 大豆蛋白	15：30：55	0.55	无	500ml：500kcal	适用于禁用膳食纤维的患者
肠内营养乳剂（TPF）	平衡型	牛奶蛋白	15：35：50	0.49	10	500ml：750kcal	高能量密度：1.5kcal/ml，高膳食纤维
肠内营养粉剂（TP）	平衡型	酪蛋白 + 大豆蛋白	14：32：54	无 MCT	无	400g：1 800kal	粉剂，可按需冲兑；香草口味
肠内营养混悬液（TPF-FOS）	平衡型	酪蛋白 + 大豆蛋白	16：30：54	无 MCT	5.3	500ml：500kcal	
整蛋白型肠内营养剂（粉剂）	平衡型	酪蛋白	16：36：48	无 MCT	无	320g：1 500kal	粉剂，可按需冲兑

注：P：F：C 表示蛋白质，脂肪，碳水化合物的能量比。

表 3-14　疾病特异型肠内营养制剂的特点

通用名	分类	蛋白质	P：F：C	MCT/LCT	膳食纤维	规格	制剂特点
肠内营养混悬液（TP-MCT）	脂代谢异常型	酪蛋白	20：30：50	1.54	无	500ml：500kcal	高蛋白（NPC：N=100：1）、高 MCT 配方

续表

通用名	分类	蛋白质	P：F：C	MCT/LCT	膳食纤维	规格	制剂特点
肠内营养乳剂（TPF-D）	糖尿病型	大豆蛋白	15：32：53	无MCT	7.5	500ml：450kcal；1 000ml：900kcal	含大豆蛋白、70%的缓释淀粉（木薯淀粉＋玉米淀粉）、30%的果糖
肠内营养混悬液（TPF-T）	糖尿病型	大豆蛋白	20：33：47	无MCT	5.9	250ml：250kcal；500ml：500kcal	含缓释麦芽糖糊精、果糖、高蛋白含量；香草口味
整蛋白纤维型肠内营养混悬液（TPF-DM）	糖尿病型					1 000ml：750kcal；500ml：375kcal	
肠内营养乳剂（TPF-T）	肿瘤型	酪蛋白	18：50：32	0.47	6.5	200ml：260kcal；500ml：650kcal	1.3kcal/ml 的能量密度；含 MCT；高脂肪含量；每 100ml 含精氨酸 1.25g、ω-3 脂肪酸 0.3g、核苷酸 0.13g；水果口味
肠内营养乳剂（TP-HE）	烧伤型	酪蛋白	20：35：45	1.32	无	500ml：750kcal	高能量密度（1.5kcal/ml）；高蛋白含量；高 MCT 配方
肠内营养混悬液（TPSPA）	应激免疫增强型	水解小麦蛋白＋酪蛋白	24：30：45	0.7	4.5	500ml：625kcal	高蛋白（NPC：N＝79：1）；每 100ml 含精氨酸 0.89g、谷氨酰胺 1.3g、核苷酸 0.13g、膳食纤维 0.9g
肠内营养混悬液 II（TP）	肺病型	酪蛋白	16.7：55.1：28.2	无MCT、LCT	无	237ml：355kcal	高能量密度（1.5kcal/ml）；高脂肪配方；香草口味
肠内营养合剂	免疫增强型		21：27：52	无	无		每 100ml 含 ω-3 脂肪酸 8.3g、精氨酸 1.25g、核苷酸 0.12g

注：P：F：C表示蛋白质、脂肪、碳水化合物的能量比。

三、组件型肠内营养制剂

该制剂包括含有单独组分或复合成分的大分子营养素,有氨基酸组件、短肽组件、整蛋白组件、糖类组件、长链甘油三酯(LCT)组件、中/长链甘油三酯(MCT)组件、维生素组件等,可为特殊患者提供含有不同营养底物的制剂。如糖类组件用于添加能量和口感;蛋白质组件用于增加氮摄入量;脂肪组件用于增加膳食的能量和必需脂肪酸。目前国内尚无组件型药品制剂的上市产品,但有相应的食品制剂,如蛋白质粉、谷氨酰胺粉、四联益生菌制剂、纤维多糖、鱼油胶囊等。常见的产品见表3-15。

表3-15 食品肠内营养制剂

制剂名称	分类	产品特点
特殊医学用途配方食品儿童型	AA型	含100%的游离氨基酸,重度牛奶蛋白过敏合并胃肠道损伤患者的首选。适合作为6个月以下牛奶蛋白过敏婴儿以及直至5岁儿童的牛奶替代品
	短肽型	100%的深度水解乳清蛋白:低致敏性,轻至中度牛奶蛋白过敏长期喂养的首选。可作为新生儿至6月龄牛奶蛋白过敏婴儿以及5岁以下儿童的牛奶替代品
	短肽型	深度水解乳清蛋白配方:80%的小肽+20%的游离氨基酸,40%的MCT。适用于胃肠功能受损的1岁以内的食物蛋白过敏婴儿食用
	短肽型	100%的水解乳清蛋白;60%的MCT;不添加乳糖。适用于1~10岁需要加强营养补充的儿童食用
	整蛋白型	含优质乳清蛋白(50%),营养价值高;20%的中链脂肪易于消化吸收。适用于1~10岁需要加强营养补充的儿童食用
特殊医学用途配方食品成人型	整蛋白平衡型	含优质乳清蛋白(占蛋白质总量的50%),提供30种维生素和矿物质;中链脂肪酸占总脂肪含量的25%,麦芽糖糊精为碳水化合物的主要来源;香草口味,口感好,低渣配方,未添加乳糖及谷蛋白,渗透压低。适用于普通人群或需要营养补充者,也有特别添加膳食纤维配方

续表

制剂名称	分类	产品特点
专业配方系列	整蛋白型	无苯丙氨酸配方粉仅适用于 0~3 岁的苯丙酮尿症婴幼儿
		无乳糖婴儿配方粉用于乳糖不耐受婴儿,为帮助因乳糖不耐受产生消化不良的婴儿而设计
		早产儿配方包含牛奶乳清蛋白,强化铁配方,专为满足早产儿和低体重儿快速生长的特殊营养需求而设计
肠内营养配方粉		
短肽 O-01	短肽型	对胃黏膜损伤有辅助保护功能
普通 / 纤维营养流食	整蛋白型	整蛋白型配方。本品适用于有胃肠道功能或部分胃肠道功能,但存在营养素摄入障碍的患者
匀浆膳(普通 / 纤维 / 无糖型)	整蛋白型	含麦芽糖糊精、精制米粉、大豆粉、乳清蛋白。商品化匀浆制剂代替传统手工配制
低蛋白型 N-01	肾病型	低蛋白含量(NPC:N=225:1);低电解质
高能 C-01	肿瘤型	高能、高脂、高蛋白全营养品
支链氨基酸 H-01	肝病型	高支链氨基酸(占总氨基酸的 50%);高蛋白(NPC:N=79:1);低比例的芳香族氨基酸;低电解质
低 GI 全营养特殊膳食	糖尿病型	低 GI 全营养特殊膳食,高脂、低碳水化合物,含缓释碳水化合物,延缓餐后血糖
低脂肪 G-01	低脂型	低脂肪、低胆固醇、高碳水化合物,适用于有胃肠功能或部分胃肠功能,需要低脂、低胆固醇饮食的患者
纤维多糖 F-01	组件型	含聚葡萄糖、水苏糖、大豆纤维、燕麦,适合需要补充膳食纤维的人群
谷氨酰胺 I-01	组件型	含 100% 的谷氨酰胺,是运动员和健身爱好者的重要营养补剂
乳清蛋白粉	组件型	含乳清蛋白、可可粉;低热量、低脂肪、低胆固醇、低盐。可补充机体蛋白,维持正氮平衡;促进伤口愈合

第三节　其他相关药物

一、微生态制剂

微生态制剂（microecologics）又称微生态调节剂，是一类以微生物理论制成的含大量益生菌的活菌制剂，有的还含有它们的代谢产物和/或添加有益菌的生长促进因子，具有调节宿主微生态平衡和提高宿主健康水平的功能。在数量或种类上补充肠道类所缺乏的正常微生物，可以调整并维持肠道微生态平衡，增强免疫功能，促进营养物质的消化吸收。

微生态制剂在临床上主要用于治疗腹泻、肠易激综合征（IBS）、炎性肠病（IBD）、慢性肝炎和肝硬化，可杀灭幽门螺杆菌（Hp），治疗缓解各种便秘及预防结肠癌的发生。目前主要有双歧杆菌、乳酸杆菌、球菌、肠球菌、链球菌、酪酸菌等的制剂，以片剂、胶囊剂、颗粒剂等剂型供口服用。

微生态制剂大多数为活菌制剂，抗菌药物对其有抑制和杀灭作用，在使用时应尽量避免同时服用，以防抗菌药物对细菌的敏感作用影响微生态制剂的活性和功效，可错开服药时间 2 小时；或者先应用抗菌药物控制感染后，再选用微生态制剂调节菌群失调。但是，并不是所有的微生态制剂都不能与抗菌药物联用，也可选用能耐受抗菌药物的微生态制剂。不同微生态制剂的特点见表 3-16。

活菌制剂不宜与收敛吸附剂等配伍，如药用炭、鞣酸制剂、铋剂、酊剂、氢氧化铝、蒙脱石散等同时服用，以免吸附或抑制、杀灭活菌，导致疗效降低或失效。

表 3-16　不同微生态制剂的特点

通用名	成分	注意事项	贮藏	药物相互作用
地衣芽孢杆菌活菌胶囊	地衣芽孢杆菌	低于 40℃ 温水口服	常温，避光	抗菌药物与本品合用可减弱其疗效，应分开服用。不能与铋剂、鞣酸、药用炭、酊剂等合用
酪酸梭菌活菌片	酪酸梭状芽孢杆菌	温水吞服	常温，避光	与其他药物同时服用可能发生相互作用
口服乳杆菌LB 胶囊（散）	嗜酸乳杆菌		阴凉干燥处	冻干灭活菌，可与抗生素同服

续表

通用名	成分	注意事项	贮藏	药物相互作用
复合乳酸菌胶囊	乳酸乳杆菌、嗜酸乳杆菌、乳酸链球菌	温水吞服	阴凉干燥处	与青霉素类、头孢菌素类、大环内酯类、氨基糖苷类、四环素类喹诺酮类等合用不影响疗效。不能与铋剂、鞣酸、药用炭、酊剂等合用
双歧杆菌乳杆菌三联活菌片	长型双歧杆菌、保加利亚乳杆菌、嗜热链球菌	温水吞服	2~8℃冷藏	抗酸药、抗菌药物与本品合用可减弱其疗效，应分开服用。不能与铋剂、鞣酸、药用炭、酊剂等合用
双歧杆菌三联活菌胶囊	长型双歧杆菌、嗜酸乳杆菌、粪肠球菌	温水吞服	2~8℃冷藏	抗酸药、抗菌药物与本品合用可减弱其疗效，应分开服用。不能与铋剂、鞣酸、药用炭、酊剂等合用
双歧杆菌胶囊	青春型双歧杆菌	温水吞服	2~8℃冷藏	抗酸药、抗菌药物与本品合用可减弱其疗效，应分开服用。不能与铋剂、鞣酸、药用炭、酊剂等合用
枯草杆菌、肠球菌二联活菌胶囊（颗粒）	屎肠球菌、枯草杆菌	温水吞服	常温，避光	抗酸药、抗菌药物与本品合用可减弱其疗效，应分开服用。不能与铋剂、鞣酸、药用炭、酊剂等合用
双歧杆菌四联活菌片	婴儿双歧杆菌、嗜酸乳杆菌、粪肠球菌、蜡样芽孢杆菌	温水吞服	2~8℃冷藏	抗菌药物与本品合用可减弱其疗效，应分开服用。不能与铋剂、鞣酸、药用炭、酊剂等合用
酪酸梭菌二联活菌胶囊	酪酸梭状芽孢杆菌、婴儿型双歧杆菌	温水吞服	2~8℃冷藏	抗菌药物与本品合用可减弱其疗效，应分开服用。不能与铋剂、鞣酸、药用炭、酊剂等合用
乳酶生	肠链球菌、乳酸杆菌	温水吞服	常温，避光	抗菌药物与本品合用可减弱其疗效，应分开服用。不能与铋剂、鞣酸、药用炭、酊剂等合用

二、特殊氨基酸制剂

谷氨酰胺(Gln)是一种条件必需氨基酸,是机体内含量最多的游离氨基酸,占肌肉中氨基酸量的60%,是肠黏膜细胞、淋巴细胞、肾小管细胞等快速生长细胞的能量底物。它能维持体内的酸碱平衡、保持小肠黏膜的正常结构和功能、维持组织中抗氧化剂的贮备,对蛋白质合成及机体免疫功能起调节与促进作用。但由于谷氨酰胺的水溶解度低,在水溶液中不稳定,在加热灭菌的条件下会生成有毒的焦谷氨酸和氨。所以商品化复方氨基酸溶液中都不含谷氨酰胺,临床使用的多是双肽制剂。

使用前必须按1:5的比例与可配伍的氨基酸溶液或含有氨基酸的输液相混合,然后与载体溶液一起输注。混合液中本品的最大浓度不应超过3.5%。药品说明书中的推荐剂量为0.3~0.4g/(kg·d)双肽。对于危重症患者欧洲指南推荐使用剂量为0.3~0.6g/(kg·d)双肽。临床常用的制剂见表3-17。

表3-17　常用的谷氨酰胺二肽制剂及其特点

通用名	规格	制剂特点
N(2)-L-丙氨酰-L-谷氨酰胺注射液	50ml:10g 100ml:20g	注后在体内迅速分解为谷氨酰胺和丙氨酸
注射用丙氨酰谷氨酰胺(粉针)	10g	使用时每1g本品用5ml注射用水溶解后,再与5倍体积的与之可配伍的氨基酸溶液或含有氨基酸的输液相混合
复方氨基酸(15)双肽(2)注射液	500ml:67g 1 000ml:134g	含全面均衡的氨基酸:15种氨基酸+甘氨酰谷氨酰胺、甘氨酰酪氨酸

三、生长激素及生长抑素

(一)生长激素

生长激素(GH)是垂体中含量最多和分泌量最大的激素,是由191个氨基酸构成的多肽,其生物学功能是促进葡萄糖氧化和脂肪分解,在转录和翻译水平上促进蛋白质合成。

重组人生长激素最早被人们认识和运用的作用是促进人体生长,它通过促生长因子或胰岛素样生长因子(IGF)介导作用于软骨组织,增加骨骼的长度,从而促进人体的线性生长。目前认为它还有促进骨骼肌及心肌细胞生长,增强肌力;促进蛋白质合成,增加体内的氮贮量;提高营养物质转换率,增强营养治疗的效能;提高 1, 25- 二羟基维生素 $D_3[1, 25-(OH)_2D_3]$ 水平,增加肠道对钙、磷元素的吸收;调节免疫功能,增强免疫防御能力等作用。

目前,重组人生长激素被广泛运用于临床,不仅能促进先天性卵巢发育不全综合征和慢性肾脏病患儿生长,同时还能协助治疗充血性心力衰竭、慢性阻塞性肺疾病、重症急性胰腺炎、严重烧伤,纠正低蛋白血症以及促进创面愈合。

近些年的研究结果显示,生长激素能一定程度上提高肠外营养的疗效。一般低热量的肠外营养治疗不能使机体获得正氮平衡,但当同时使用生长激素后则可明显改善氮平衡,对于一些因脏器功能不良而不得不限量使用肠外营养治疗的危重症患者,或者给予营养支持而机体蛋白质合成效果不理想时,给予生长激素是可行的。但需要注意的是,给予生长激素的前提是营养底物的供给是足量的,这样生长激素才能充分发挥提高营养物质转换率、增强营养支持效能的作用。一般生长激素的用量为 4~8U/d。

由于生长激素具有升高血糖的作用,应用时需要考虑其对血糖控制不佳患者的安全性。另外,生长激素有促进肿瘤增长的可能性,若肿瘤未能切除或在已有转移灶的情况下,生长激素应慎用。但近年来也有研究表明,生长激素在人体中的应用并不能促进肿瘤生长,因此生长激素对于肿瘤患者的应用安全性及临床效果尚待权衡。

此外,在促进胃肠道组织修复与功能重建方面,生长激素能够起到促进肠黏膜修复和生长的作用,因此生长激素可以促进胃肠道术后吻合口瘘以及肠外瘘愈合,一般情况下通常与生长抑素联合应用。

(二)生长抑素

生长抑素(SS)是一种含 14 个氨基酸的多肽类激素。1968 年 Krulich 等在研究大鼠下丘脑生长激素释放因子时发现一种能够抑制生长激素释放的物质,并首次提出下丘脑存在生长激素释放抑制因子。1973 年由 Brazeau 等从羊的下丘脑中分离和提纯了生长激素释放抑制因子。这种多肽类激素在全身各器官中均有分布,但在脑组织、胃肠和胰腺中的含量较高。

实验研究证实,SS 几乎对机体所有的生理性内外分泌反应均有抑制作用,而且能广泛抑制细胞增殖活性。研究陆续发现 SS 能抑制胃和胰液分泌、刺激黏液分泌、降低门静脉压力、松弛胆道口括约肌(奥迪括约肌)、刺激单核吞噬细胞系统而减轻内毒素血症、抑制血小板活化因子释放、直接或间接调节细胞因子链产生细胞保护作用等。

临床上生长抑素广泛用于消化道出血、食管静脉曲张破裂出血、急性胰腺炎、肠瘘的治疗及内镜下逆行胰胆管造影后并发症的预防,其对多种神经内分泌瘤的生长及普通实体瘤的生长也有抑制作用。

生长抑素也用于普通外科中的肠外瘘。奥曲肽(生长抑素)具有抑制消化液分泌、减少肠瘘排出量的作用。而生长激素具有促进蛋白合成,增加小肠黏膜对谷氨酰胺的吸收、利用,以及促进小肠黏膜细胞分化、增殖的功能。因此,目前主张奥曲肽与生长激素联合应用。肠瘘早期通过充分引流,抗感染,维持水、电解质和酸碱平衡以及 TPN 等措施,一旦腹腔感染控制,瘘排出量减少,就加用奥曲肽;当瘘排出量进一步减少时则停用奥曲肽,改用生长激素。国内的一组对比研究显示,TPN+ 生长抑素 + 生长激素较单用 TPN 或 TPN+ 生长抑素者的瘘闭合率高且闭合时间短。

生长抑素在短肠综合征中的应用。生长抑素有助于抑制消化液分泌和小肠蠕动,可以使短肠综合征患者残留的小肠对水、电解质和营养物质的吸收增加,食物在肠道内存留的时间延长,每日的粪便排出量显著减少。由于生长抑素能够促进小肠对营养物质的吸收,使某些短肠综合征患者降低对营养物质的需要量。

四、肉 碱 制 剂

肉碱(β- 羟基 -γ- 三甲胺丁酸,carnitine)又称肉毒碱、卡尼汀,是一种广泛存在于机体内的强极性小分子物质,相对分子量为 162×10^3。根据其构象,肉碱可分为左旋肉碱(L- 肉碱)和右旋肉碱(D- 肉碱)2 种,它们具有不同的生物学功能。机体内具有活性的是 L- 肉碱,D- 肉碱对肉碱乙酰转移酶和肉碱软脂酰转移酶有竞争性抑制作用,阻碍 L- 肉碱的生物学功能发挥和在生物体内的正常代谢,影响脂肪酸的正常转运,表现出对生物体有较大的毒性。因此,除特别说明外,一般讨论肉碱时即指 L- 肉碱。

人体内的肉碱含量与饮食、肌肉含量、年龄和性别有关,骨骼肌、心肌和附睾中富集约 98% 的肉碱,肝和肾约占 1.5%,血浆中的肉碱含量极低。体内的肉碱来源可分为内源性和外源性 2 种,外源性肉碱约占人体需要量的 75%,主要由食物,尤其是肉类和牛奶补充。内源性肉碱的合成主要在肝、肾及大脑中进行,现在已知有 6 种物质是合成肉碱所必需的,即赖氨酸、甲硫氨酸、烟酸、维生素 B_6、维生素 C 和铁,其中赖氨酸是形成肉碱的基本骨架。肝通过血液可以将机体吸收或自身合成的肉碱以游离或酰基化的形式分布至全身。肉碱以游离形式或酰基肉碱的形式由肾脏排泄,但 85% 以上被近端肾小管重吸收,其余经尿液排出。正常人的肉碱代谢见图 3-1。

(一)肉碱的药理作用

肉碱是一种体内不可缺少的活性成分,其基本功能是辅助长链脂肪酸穿透线粒体内膜进行 β- 氧化。机体细胞液中的长链脂肪酸的活化形式长链脂酰辅酶 A(CoA)不能直接穿过线粒体内膜,需要在位于线粒体内膜外侧的肉

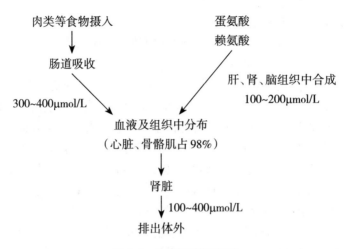

图 3-1　肉碱代谢示意图

碱脂酰转移酶Ⅰ的催化作用下，与肉碱反应转化为脂酰肉碱，再在肉碱/脂酰肉碱移位酶的作用下穿越线粒体内膜进入线粒体基质中。进入线粒体基质的脂酰肉碱又在位于线粒体内膜内侧的肉碱软脂酰转移酶Ⅱ的催化下重新转化为脂酰 CoA 和肉碱，脂酰 CoA 在线粒体内进行 β- 氧化供能，而肉碱在肉碱/脂酰肉碱移位酶的作用下又穿过线粒体内膜回到细胞液中进行下一轮循环转运。通过这一转化代谢，脂酰 CoA 完成由细胞液转移至线粒体内进行 β- 氧化，参与机体的各种代谢及供能过程。具体过程见图 3-2。

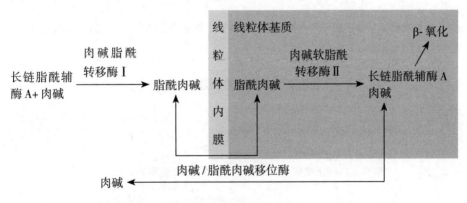

图 3-2　肉碱作用示意图

现有的研究证据表明，肉碱在糖类的代谢中也同样重要。肉碱能调节乙酰 CoA 与 CoA 的比率，从而激活丙酮酸脱氢酶复合体的活性。从这一角度看，肉碱是糖利用的一个调节因子。此外，肉碱还有促进支链氨基酸氧化代谢、清除乳酸、稳定蛋白质和细胞膜，以及防止氨毒性的作用等。

（二）肉碱缺乏与不足

肉碱缺乏是以血液和组织中的肉碱浓度低于组织器官发挥正常功能所需的浓度为特征，而不足是指因代谢需求增加而相对缺乏。缺乏或不足均可导致游离脂肪酸在细胞内沉积，产生一系列毒性反应；也可因脂酰 CoA 堆积而抑制线粒体的某些关键酶（如乙酰 CoA 羧化酶），最终引起线粒体代谢的改变。先天性肉碱缺乏症通常有系统性和肌病性 2 种。前者指肌肉和血液中的肉碱浓度均低；后者则是肌肉中的肉碱浓度低于正常，而血液中的浓度正常。继发性缺乏则涉及肉碱合成减少（如肝硬化、慢性肾脏病、早产儿等）、摄入减少（营养不良、素食者等）、需求增加（孕产期、严重创伤、感染、烧伤等）或是丢失增加（范科尼综合征、肾小管酸中毒等）。临床上表现多种多样，可以出现肌张力减退、肌溶解、肌痉挛，也可以有血脂异常、糖不耐受、胰岛素抵抗、低酮血症或是难治性贫血、低血压、心律失常等。

（三）肉碱的临床应用

肉碱是一种必需营养素，其功能与机体的器官、组织代谢密切相关。目前肉碱已广泛应用于原发性和继发性肉碱缺乏症，例如休克，急、慢性心功能不全，急性心肌梗死，缺血性心脏病，心律失常，缺血性脑血管疾病，急、慢性肝炎肝硬化，肌肉萎缩，糖尿病，终末期肾病（ESRD）尤其是长期血液净化的患者。此外，还可用于全肠外营养、减少抗肿瘤药对心脏的毒性、新生儿营养不良、产后子宫收缩不良等的辅助治疗。

血液透析患者肉碱缺乏的临床表现见图 3-3。

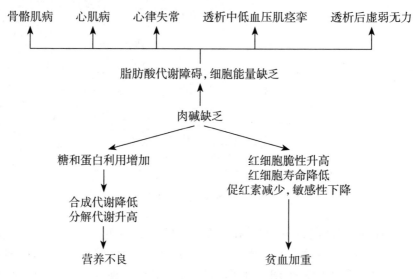

图 3-3　血液透析患者肉碱缺乏的临床表现

肉碱是一种类似于维生素类的营养物质。补充肉碱已被用来治疗许多临床疾病,包括心血管疾病、血脂异常、肾病、肝硬化和糖尿病等。另外,肉碱对接受全肠外营养支持的患者有重要作用。肉碱已成为一种有重要临床价值的药物,应用前景广阔。

五、α-酮酸制剂

对于慢性肾脏病(chronic kidney disease, CKD)患者,当饮食中的蛋白总量小于每日最小需要量 [0.6g/(kg·d)] 时,为满足 CKD 患者的营养需要就必须补充必需氨基酸或酮酸。α-酮酸本身不含有氨基,可利用体内非必需氨基酸的氮转化为氨基酸,从而为机体提供必需氨基酸。低蛋白饮食加复方酮酸制剂治疗有如下优点:①减轻氮质血症,改善代谢性酸中毒;②补充机体所缺的必需氨基酸,改善蛋白质代谢;③减轻胰岛素抵抗,改善糖代谢;④提高酯酶的活性,改善脂代谢;⑤降低高血磷,改善低血钙,减轻继发性甲状旁腺功能亢进;⑥减少蛋白尿排泄,延缓 CKD 进展。α-酮酸制剂的特点见表 3-18。

表 3-18 α-酮酸制剂的特点

通用名	规格	特点	用量		
			CKD 3 期 GFR < 60ml/min	GFR < 25ml/min	腹膜透析患者
复方 α-酮酸片	0.63g/片	含 4 种酮氨基酸钙、1 种羟氨基酸钙和 5 种氨基酸。总氮量:36mg/片 总钙量:50mg/片	0.6g/(kg·d)蛋白质 + 复方 α-酮酸制剂 0.12g/(kg·d)	0.4g/(kg·d)蛋白质 + 复方 α-酮酸制剂 0.20g/(kg·d)	1.2~1.3g/(kg·d)蛋白质 + 复方 α-酮酸制剂 0.075~0.12g/(kg·d)

(秦 侃 范鲁雁)

参 考 文 献

[1] 索博特卡. 临床营养基础. 4 版. 蔡威,译. 上海:上海交通大学出版社,2013.

[2] 陈莲珍,何铁强. 肠外营养液规范化配置和稳定性探讨. 中国药房,2012,23(33):3155-3157.

[3] 吴肇汉. 实用临床营养治疗学. 上海:上海科学技术出版社,2001.

[4] SINGER P, BERGER M M, VAN DEN BERGHE G, et al. ESPEN guidelines on parenteral

nutrition: intensive care. Clinical nutrition, 2009(28): 387-400.

[5] 李克. 肉毒碱及其对高脂血症的影响. 医学研究生学报, 2008, 21(3): 225-226, 230.

[6] KLETZMAYR J, MAYER G, LEGENSTEIN E, et al. Ancmia and carmitine supplementation in hemodialyzed patients. Kidney international, 1999, 55(69): 93-106.

[7] NEMOTO S, AOKI M, DEHUA C, et al. Effects of carnitineon cardiac function after cardioplegic ischemia in neonatal rabbit hearts. The annals of thoracic surgery, 2001, 71(1): 254-259.

[8] 林锋. 左卡尼汀在全肠外营养中的应用. 中华胃肠道杂志, 2002(03): 42.

[9] α 酮酸制剂在肾内科应用专家协作组. 慢性肾脏病蛋白营养治疗共识. 中华肾脏病杂志, 2005, 21(7): 421-424.

第四章　常用药物与营养素的相互作用

第一节　营养素与药物相互作用的定义与分类

营养素（nutrient）是从食物或营养补充剂中获得并可以为人体提供能量、机体构成成分和组织修复以及生理调节功能的化学成分。临床上通常将药物和营养素联合使用来改善人体生理功能。药物具有特殊的理化性质（黏度、溶解度等），营养素种类多样化且来源广泛，两者合用容易产生潜在的相互作用，结果可能改变营养素和药物的吸收、分布、代谢和排泄，或影响人体的生理状态，甚至造成治疗失败或药物毒性反应，最终危害人体健康，严重的可能导致死亡。因此，如何有效预防药物和营养素之间有害的相互作用是临床值得关注的问题之一。

一、营养素与药物相互作用的定义

药物与营养素相互作用被定义为药物与营养素、食物或营养状态之间相互作用而产生的一系列物理、化学、生理或病理生理反应，最终导致营养素或药物吸收、分布、代谢、排泄的改变，药物治疗失败甚至产生毒性。相互作用的机制涉及药物、营养素的转运和代谢；此外，还包括药物、营养物质在细胞或亚细胞水平的一系列生理作用。营养素与药物相互作用可能会影响健康，特别是对体弱的人群。

增加营养素与药物相互作用发生风险的因素包括患者的年龄、营养状态、疾病状态、营养素和药物的特性等。如老年人由于胃肠功能和肝肾功能衰退，药物的吸收延缓、代谢降低、清除减慢，同时血浆蛋白结合率也降低，更易产生毒副作用。一些患有慢性疾病如糖尿病、高血压、高血脂、抑郁症、充血性心力衰竭等需要多种药物联合治疗的患者，发生药物与营养素相互作用的风险明显高于健康人群，需要进行密切的监测。这些患者在接受药物治疗时给予肠外或肠内营养支持，应特别注意药物（尤其是治疗窗较窄的药物）与营养制剂的相互作用。

药物与营养素相互作用的环节主要涉及药动学、药效学、药剂学等方面。药物和营养素可以通过受体介导的基因表达影响信号转导通路,并最终影响药物代谢酶和转运。准确预测营养素与药物直接或间接的相互作用需要对药物有全面的认识和把握,如应熟悉药物是否为代谢酶和转运体的底物或诱导剂。药动学相互作用涉及药物和营养素的吸收、分布、代谢和排泄。可通过药物或营养素药动学参数(如生物利用度、分布容积、清除率)的变化进行判断。药效学相互作用涉及药物治疗效果和营养物质的生理影响。药剂学相互作用涉及药物与营养素的兼容性、药物的溶解性与稳定性问题。

二、营养素与药物相互作用的分类

基于前面定义中所讲到的,根据每种相互作用的诱因和主体,药物与营养素相互作用可分为五大类,主要包括营养状态对药物的影响、食物或食物成分对药物的影响、营养素或其他膳食补充对药物的影响、药物对营养状态的影响以及药物对营养素的影响(表4-1)。在某些情况下,药物是诱因,如引起营养状态的改变;而在有些情况下,药物是相互作用的主体,如药物的吸收、分布和清除被改变,或药物的疗效被营养素、食物、营养状态改变。我们需要在充分了解药物和营养素的内在联系的基础上去预防和避免相互作用的产生。对于物理化学或生理性相互作用的内在属性或机制进行进一步的分类,有助于预测和预防这些相互作用的产生(表4-2)。这些相互作用机制涉及药物、食物、营养物质在体内的物理化学特性,相互作用的结果与它们在体内的组织分布相关。例如在胃肠黏膜,对膜转运和代谢酶的影响能改变药物或营养物质的生物利用度。核受体、代谢酶以及相关蛋白的基因多态性也会影响药物与营养素相互作用。

表4-1　药物与营养素相互作用的分类

诱因	主体	潜在结果	举例
营养状态	药物	治疗失败或药物毒性	使用等剂量的厄他培南,肥胖患者的药物浓度低于健康人群;肥胖患者使用阿昔洛韦时毒性增加;维生素C延长戊巴比妥的作用时间
食物或食物成分	药物	治疗失败或药物毒性	食物干扰阿仑膦酸钠和左旋多巴的吸收;葡萄柚汁增加尼洛替尼的生物利用度,增加辛伐他汀的毒性

诱因	主体	潜在结果	举例
营养素或膳食补充	药物	治疗失败或药物毒性	硫酸铁会降低多西环素的浓度;维生素D降低阿托伐他汀的浓度;黄豆苷元降低茶碱的清除率,增加生物利用度
药物	营养状态	改变营养状态	低剂量的喹硫平引起体重显著增加;卡培他滨引起高甘油三酯血症
药物	营养素	改变营养素状态	卡马西平降低维生素D和生物素的含量;异烟肼影响维生素B$_6$的代谢

表4-2 不同组织分布的营养素与药物相互作用

位置	机制	结果
药物、营养素输送装置或胃肠道	理化反应或失活	生物利用度降低
胃肠黏膜	改变转运或酶功能	改变生物利用度
循环系统或组织	改变转运、酶或其他功能	改变分布或药效
排泄器官	拮抗、损害或调整清除	改变清除率

第二节 营养素对药物的影响

一、肠内营养与药物的相互作用及药学监护

肠内营养(EN)是经胃肠道提供代谢需要的营养物质及其他各种营养素的营养支持方式。随着对胃肠道结构和功能研究的深入,逐渐认识到胃肠道不仅是消化吸收器官,也是重要的免疫器官。因此,较之肠外营养(PN)支持,EN的优越性除体现在营养素直接经肠吸收利用、更符合生理特点、费用低廉、给药方便外,更有助于维持肠黏膜结构和屏障功能的完整性,防止肠道萎缩和细菌移位。所以选择营养支持方式时,首选EN已成为众多临床医师的共识。由于大多数患者在接受肠内营养喂养的同时需要进行药物治疗,而肠内营养配方与药物都具有特殊的理化性质,因此在联合使用时存在生物利用度改变、兼容性、并发症和相互作用的问题,导致饲管堵塞或改变药物的代谢和排泄,最终影响治疗的安全性与有效性。通常这些问题的产生

被认为与肠内营养的不耐受相关,事实上与联用药物的类型或配方等因素相关。

(一)肠内营养液与药物的不相容性

由各种原因导致的不能经口进食或消化吸收功能受损的患者需要通过管饲来提供营养支持。在体外,营养素与药物相互作用主要发生在两者的直接物理接触过程中,例如在营养液配制过程中、输液袋中以及液体输注系统中。这种不相容导致形成颗粒、凝胶或出现分层,以致阻塞管道,影响营养素的吸收和利用。将酸性药剂糖浆加到肠内营养配方中,原有的乳剂状态就会被破坏,这种情况一般发生在全蛋白配方中。此外,蛋白质的种类及液体剂型的药物载体也会影响药物与肠内营养配方的相容性。药物与肠内营养配方的不相容性具体见表4-3。

表4-3　药物与肠内营养配方的不相容性

原因	描述
蛋白质的种类	酪蛋白最易引起相互作用,其次是大豆蛋白;乳清蛋白最不容易产生不相容;水解蛋白和氨基酸很少导致相互作用
液体剂型的药物载体	酸性液体容易引起相互作用;糖浆剂容易引起不相容,尤其是 $pH \leqslant 4$ 时;油性基质的药物容易导致不相容

(二)相互作用的影响因素

很多原因都会引起肠内营养与药物的相互作用,包括患者的生理状态、肠内营养配方的特点、肠内营养的方式及药物的特点等。

1. 患者因素　患者的年龄、疾病状态、胃肠道生理功能、营养状态都会影响药物与营养素相互作用的发生。婴儿、儿童和老年人由于缺乏药物代谢酶或肾功能不全,是相互作用的高风险人群。肥胖和营养不良会影响药物的代谢,营养不良会降低小肠的吸收能力,使血浆蛋白下降、药物代谢酶的活性降低。此外,肝肾功能不全或患有某些慢性疾病如高血压、糖尿病,以及哺乳期妇女、孕妇都是药物与营养素相互作用的高发人群,应特别关注。

2. 给药途径　肠内营养管饲的途径多种多样,主要分为经鼻、经口和经皮置管。管尖端的位置可置于胃、十二指肠或空肠内。肠内营养路径的选择受很多因素的影响,包括患者的疾病状态、生理状态以及预期的营养支持的疗程。

3. 营养配方　肠内营养配方组成比较复杂,与药物发生相互作用会影响药物和营养素的治疗效果。肠内营养配方的脂肪含量、渗透压、黏性、维生素K含量、蛋白含量都是重要的影响因素。

4. 药物因素　药物的剂型、治疗窗、效价、辅料、渗透压、黏度、溶解性等都会影响相互作用的发生。治疗窗较窄的药物如茶碱、苯妥英钠、地高辛，某些具有强大药理作用的药物如抗凝血药在与 EN 合用时应注意监测。表 4-4列举出一些常见的药物与肠内营养配方的相互作用。

表 4-4　药物与肠内营养配方的相互作用

药物	相互作用
苯妥英	苯妥英是最早被记录的与肠内营养配方产生有临床意义的相互作用的药物之一。对于不能吞咽的患者，在服用苯妥英钠胶囊时建议采用管饲喂养，但胶囊中的药物粉末悬浮于肠内营养制剂表面，不利于药物吸收。研究显示，采用该方式服用苯妥英钠，吸收降低 70%、血浆浓度降低，因而使得苯妥英钠的生物利用降低
华法林	多个案例都报道了华法林与肠内营养制剂的相互作用。开始人们认为这一相互作用的产生与肠内营养中的维生素 K 含量较高有关，在后来的研究中人们降低维生素 K 的含量，但这种对抗凝作用的影响依然存在。通过进一步研究，人们发现华法林是一种具有高蛋白结合率的药物，它能与肠内营养配方中的蛋白质结合，从而减少生物利用度并干扰抗凝作用。为了有效避免这一相互作用，在联用华法林与肠内营养时应对凝血酶原或国际标准化比值（INR）进行监测。为减少这一相互作用的产生，在使用华法林之前和之后的 1 小时应持续喂养
氟喹诺酮类	氟喹诺酮类抗生素能与肠内营养制剂中的多价阳离子如 Ca^{2+}、Mg^{2+}、Al^{3+}、Fe^{2+} 发生螯合作用，从而削弱机体对该类药物的吸收。由于研究人群以及给药方式的多样性使得对这一相互作用的研究还没有一个统一的结论。研究显示，在与肠内营养联用的氟喹诺酮类抗生素中，对环丙沙星的生物利用度影响最大，其次是左氧氟沙星、氧氟沙星，对加替沙星无影响。氟喹诺酮类与肠内营养配方的相互作用取决于该类药物的亲水性，亲水性越小，相互作用的影响越小。在管饲喂养时，应将其粉碎并用 20~60ml 水稀释后使用。其中，环丙沙星的吸收部位在十二指肠，应避免空肠给药
卡马西平	研究显示卡马西平与肠内营养配方联用时吸收减少，但目前机制尚不清楚。卡马西平悬浮液会黏附在饲管壁上，在管饲前应用等量的灭菌注射用水进行稀释，同苯妥英钠一样，应进行血药浓度监测

续表

药物	相互作用
质子泵抑制剂	此类药物对酸不稳定，在胃酸中易失活，因此奥美拉唑、兰索拉唑、埃索美拉唑被制成肠溶胶囊，使其能到达十二指肠发挥治疗作用。因此在管饲喂养时，不应选用酸性果汁而应用水进行稀释
青霉素 V 钾	与食物同服会降低其吸收，因此建议空腹服用，饭前 1 小时或饭后 2 小时
茶碱	高蛋白含量可增加茶碱类药物的清除，高碳水化合物低蛋白饮食可减少此类药物的清除

（三）对药物的生物利用度、分布、代谢和排泄的影响

　　肠内营养配方与药物的相互作用还会改变药物的生物利用度、分布、代谢和排泄。肠内营养制剂或其某一成分可能会影响药物的吸收、分布、代谢或排泄，从而影响药物的生物利用度。如酸性环境有利于铁的吸收，加入增强酸性的化合物可增强吸收。竞争转运蛋白的结合能干扰药物或营养素的分布，脂肪含量较高的营养液能增加血浆游离脂肪酸的含量，增加药物的药理作用。蛋白质摄入不足会降低血浆蛋白浓度，影响药物的分布。营养配方组成可能对肝功能有明显的作用，尤其是脂质对于保持肝脏药物代谢的正常水平非常重要，蛋白质和脂肪的改变可以影响肝脏和小肠的药物代谢。服用高渗性药物易导致肠内营养的不耐受，高渗溶液进入小肠导致大量电解质和水进入肠腔，当超过小肠的吸收能力时就会引起腹泻。若药物中含有大量的山梨醇也会引起腹泻。为防止腹泻，药物需先用水稀释，饲管在使用前后均应进行冲洗。肠内营养与药物的不相容性改变药物的代谢和排泄，最终会可能导致药物治疗的失败。营养素能抑制或改变细胞转运系统而改变药效。如使用华法林进行抗凝治疗时，摄入维生素 K 会降低华法林的抗凝作用，为了不影响治疗效果，应注意对肠内营养配方中维生素 K 含量的限制，建议维生素 K 摄入量不超过 75~80mg/1 000kcal。

（四）给予肠内营养时进行药物治疗监护

　　为了有效避免肠内营养配方与药物的不相容性导致的腹泻、恶心、呕吐、脱水、血糖升高等一系列并发症，对管饲途径的选择要严格遵循适应证。此外，对药物剂型的选择、滴速、饲管的冲洗以及肠内营养液与特殊药物的使用时间间隔等环节都应严密控制。在管饲喂养前有效预防、在管饲喂养中密切监测，使肠内营养支持与药物治疗的安全性和有效性达到最大化。

　　在管饲喂养前给接受肠内营养支持疗法的患者的建议如下：

　　1. 尽可能使用口服给药，当患者不能吞咽时改用其他剂型，如直肠给药、舌下给药、经皮给药或使用口腔给药(口颊片)。

2. 必须使用管饲给药时,口服溶液通常是首选,特别是酊剂和混悬剂,然而这些剂型通常渗透压较高或含有大量的山梨醇,容易增加发生不良反应的风险。当药物与肠内营养配方存在高风险的物理性不相容或胃肠道不耐受时,可选用其他剂型。存在问题的口服溶液,如 pH ≤ 4 的糖浆剂、油性基质的药物、山梨醇含量高的药品(累积摄入不超过 5g/d)应避免使用。有些药物不应使用管饲,否则会增加饲管堵塞的风险,例如克拉霉素悬浮液是微晶粒状剂型、红霉素悬浮液是微囊制剂。

3. 口服溶液在管饲之前需做好准备。黏性药物在使用前用 30~50ml 水稀释(对于儿童,体积比胃为 50：50),如苯妥英钠和卡马西平悬浮液;在使用高渗性药物或刺激性较大的药物前至少用 30ml 水稀释,其中高渗性药物要用至少 100ml 水稀释才能使渗透压达到 300mOsm/kg。

4. 管饲喂养药选择合适的固体剂型,如即释片或胶囊剂,或包衣片、胶囊剂。

5. 不应使用管饲喂养的固体剂型有舌下含片、口颊片、肠溶片(胶囊)、缓释制剂、混悬液。

6. 固体剂型在管饲之前要做好准备,确定胶囊剂能否打开使用、片剂能否粉碎后使用。片剂应研成粉末并和 30~50ml 温水混合;胶囊剂应打开硬胶囊,将其中的粉末用 30~50ml 温水稀释并使用大口径管进行喂养;软胶囊内的填充物用 30~50ml 温水稀释并使用大口径管进行喂养。

7. 只用水混合和冲洗。免疫功能低下的患者应使用不含微生物或其他微粒的水(如无菌水);不将药物直接与肠内营养配方直接混合(不包括氯化钠用作电解质注射液)。

8. 不同的药物应分开进行管饲,中间至少用 5ml 水冲洗,在使用之前不将药物混合以免增加发生相互作用的风险,冲洗的量应根据饲管的长度和内径来决定,遵循生产商的建议。

9. 使用前后对饲管进行充分的冲洗。鼻饲管需要至少 15ml 水冲洗,建议量为 30ml;小肠饲管需要 20ml 水冲洗,建议量为 30~50ml。尽量使用建议量,尤其是清洗使用过其他药物的饲管。

10. 某些药物给药应与肠内营养配方有一定的时间间隔。卡马西平与肠内营养喂养间隔 2 小时;环丙沙星给药前 1 小时或给药后 2 小时给予管饲喂养;青霉素 V 钾给药前 1 小时或给药后 2 小时给予管饲喂养;苯妥英给药前后 1~2 小时给予管饲喂养;华法林给药前后 1 小时给予管饲喂养。

11. 用临床参数和治疗药物监测对药物进行评价。

12. 对肠内营养治疗进行评价。

二、肠外营养与药物的相互作用及药学监护

肠外营养(PN)支持是经静脉途径为患者提供所需要的热能及各种营养素，包括常量营养素(碳水化合物、脂肪、必需和非必需氨基酸)和微营养素(维生素、电解质及微量元素)。用于治疗营养不良或预防不能进食期间营养不良状况的发生。由于肠外营养可导致静脉给药通路相关机械性与感染性并发症，还可引起水、电解质、酸碱平衡、糖代谢、脂肪代谢等代谢性并发症，使用肠外营养前需要评价患者的风险与获益。而且肠外营养液的理化性质十分复杂，极易与静脉用药之间在相容性方面有复杂的相互作用。相互作用包括体外不相容性及对体内代谢与分布的影响。体外不相容性与不稳定性可表现为沉淀、变色、混浊或脂粒凝聚等，给静脉用药安全带来隐患。药物在体内代谢与分布的改变可影响药物的治疗效果甚至引发药物不良反应。本节将重点介绍肠外营养与药物之间的相容性与稳定性、肠外营养对药物代谢与分布的影响，以及肠外营养对药物治疗的影响。

(一)肠外营养液与药物的相容性和稳定性

静脉输注途径和技术是肠外营养的必要保证。肠外营养支持主要通过静脉系统供给患者营养，具体输注途径包括经外周静脉肠外营养与经中心静脉肠外营养。经外周静脉肠外营养适合低渗透压营养液、短期静脉营养支持，操作简便。但因肠外营养液的浓度较高和渗透压大，需每次更换静脉穿刺部位，易引起静脉炎或血栓形成。经中心静脉肠外营养是利用大血管输注营养素，适用于胃肠道功能丧失或需要长期(超过5~7天)静脉营养支持的疾病或状态。由于腔静脉管径粗、血流量大和流速快，输注的液体很快被血液稀释，对血管的刺激性较小，因此经中心静脉肠外营养对输液的浓度和速度的限制不大。但置管条件和技术要求较高，且可发生严重的并发症，如中心静脉血栓、感染和机械性损伤等。

不论是采取经外周静脉肠外营养还是经中心静脉肠外营养途径同时输注药物，肠外营养液的复杂化学成分决定了其与其他静脉用药制剂之间的高风险理化性质不相容性。这种不相容性的结果可改变输液成分的理化性质，发生沉淀现象。需要强调的是有时通过肉眼往往很难观察到这种变化。沉淀的产生轻则堵塞静脉导管，如果进入人体则可以发生肺栓塞等严重不良反应事件。

对某一肠外营养制剂而言，影响稳定性与相容性的综合因素有肠外营养的组分、药物种类、溶液的 pH 与浓度、输注环境(温度、光照等)及在体外混合接触的时间等。例如新生儿肠外全营养液与新生儿病房13种常用药物的相容性实验结果报道，在体外模拟的"Y"通道输液试验中，采用比浊法观察，

咖啡因、克林霉素、依那普利拉、肾上腺素、氟康唑、磷苯妥英钠、氢化可的松、甲氧氯普胺、咪达唑仑 9 种药物与新生儿肠外营养液混合输注 3 小时未有沉淀发生;而戊巴比妥、苯巴比妥、利福平、胺碘酮与新生儿肠外营养液不相容,不能同时混合输注。

此外,由于头孢曲松具有很强的钙亲和力,可与含钙的肠外营养制剂产生头孢曲松钙沉淀。在新生儿接受联合使用抗感染药物与静脉含钙制剂的病例中就曾发生过严重的不良反应事件。因此,在新生儿治疗中,联合使用头孢曲松和静脉含钙制剂是绝对禁止的。对于其他年龄组的患者也不推荐同时双通道输注头孢曲松和静脉含钙制剂,并且要求连续使用前进行冲管处理。值得注意的是,儿童的滴注速度较成人慢,因此药物与肠外营养的接触时间较长等因素均应考虑在内。

药物与肠外营养液之间的不相容性因素具有较高的用药风险,因此应该制定和执行相关安全规范指南。责任药师应确认联合输注肠外营养液与静脉用药的安全性,确保其是临床适合的、稳定的及非不相容的。下列原则可以作为参考:

1. 确保药物在与肠外营养混合配备后至完全输注患者体内的期间(通常为 24~36 小时)是相容与稳定的。

2. 确保肠外营养中成分的稳定性与相容性。

3. 确保药物的治疗效果与核定药物的使用剂量。

4. 确保适合的稳定滴注速度。

5. 肠外营养液与药物同时使用时,在停药或停止肠外营养的情况下需仔细核查药品标签,防止重复治疗或治疗药物间断等情况的发生。

6. 如果没有相容性数据支持,应避免联合输注使用。

7. 参考相容性数据应注意药物的溶解度与肠外营养的类型。

(二)影响药物的代谢与分布

肠外营养除与静脉用药在体外存在相容性和稳定性相互作用因素外,在体内也可以影响药物的分布与代谢,影响药物治疗或引起用药风险。药物在体内通过代谢和排泄途径消除,代谢与排泄途径涉及的酶与转运体会受到营养状态的影响。肠外营养可以通过纠正营养不良、改善代谢功能,使接受肠外营养治疗的营养不良患者的细胞色素 P450 活性得到增强。肠外营养也可引起肝脏疾病并发症,如长期超量输入脂肪乳和葡萄糖可引起肝脂肪变性,在这种情况下可影响肝代谢功能,从而影响药物的代谢。

此外,肠外营养属于高渗溶液,通过静脉输注可影响体液容量和细胞外液量,对主要分布到细胞外液中的药物(如氨基糖苷类抗生素与 β- 内酰胺类抗生素)影响尤为明显。此外,肠外营养液可以影响药物与血浆蛋白结合，改变血中的游离药物浓度。例如抗癫痫药，有研究表示全肠外营养液中的脂肪乳中的游离脂肪酸可以竞争血浆蛋白结合位点，将苯妥英等药物置换出来，导致游离丙戊酸的浓度升高。全肠外营养液与含氨基酸的部分肠外营养液中的 L-色氨酸也可通过竞争血浆蛋白结合位点，显著改变苯妥英等药物的游离分子浓度。因此苯妥英、苯巴比妥、丙戊酸在与含以上成分的肠外营养液同时使用时，其游离药物浓度有可能升高，需要进行治疗药物监测。尤其对于低蛋白血症（如烧伤、老年人、孕妇、艾滋病患者）、尿毒症、慢性肝病等特殊疾病患者，应进行药物药动学参数评估和药物剂量调整。

（三）影响药物的治疗效果

肠外营养还可以影响药物的治疗效果，例如含维生素 K_1 的肠外营养制剂（如肠外复合维生素产品与静脉用脂肪乳）。由于不是所有的肠外复合维生素产品中都含有维生素 K_1，而且不同的静脉用脂肪乳制剂中的维生素 K_1 含量不同，因此当患者更换不同的肠外复合维生素产品或静脉用脂肪乳制剂时，可通过改变患者体内的维生素 K_1 基线水平影响抗凝血药治疗方案、改变口服抗凝血药的治疗效果，甚至引起不良反应。

肠外营养可通过改变患者的糖代谢，对血糖控制药物产生影响。研究发现，葡萄糖的滴注速度超过 $4\sim5mg/(kg \cdot min)$ 可导致高血糖症状。患者自身调节血糖的能力也取决于葡萄糖的总摄入量，尤其是危重症患者，从而影响患者使用降血糖药的指征、路径及类型。胰岛素依赖型糖尿病患者的胰岛素类型与剂量需重新核定。

此外，有些药物可以影响血糖水平（表 4-5），给予肠外营养的患者在使用上述药物时应当加强监测。患者经其他给药途径也可能引入葡萄糖，如静脉血液透析、腹膜透析、抗生素滴注等，也应当根据葡萄糖的实际使用量调整静脉营养的成分。另外还需按照比例增加胰岛素用量，增加血糖监测次数（每 4~6 小时 1 次），必要时停药至血糖恢复正常水平。

表 4-5　可影响血糖水平的常用药物

升高血糖的药物	降低血糖的药物
糖皮质激素	氟喹诺酮类药物（加替沙星）
利尿药	胰岛素
肾上腺素能药物	乙醇
环孢素	磺酰脲类药物

续表

升高血糖的药物	降低血糖的药物
他克莫司	去氢甲睾酮
生长激素抑制剂	氯贝丁酯
苯妥英	环丙戊酸盐
苯巴比妥	β受体拮抗剂
碳酸锂	单胺氧化酶抑制剂
降钙素	
利福平	

第三节　药物对营养素的影响

药物在人体内可通过影响营养素的摄入、吸收、合成和利用、代谢和排泄，或消耗人体必需的维生素和矿物质来影响患者的营养状态，甚至影响疾病的康复或带来发生其他健康问题的风险。药物引起的人体营养状态的改变可能是药物不良反应的一种，特别是对于婴幼儿、危重症患者或有慢性疾病的患者，药物可能导致营养不良；而患者本身已经由于饮食习惯出现营养不良，在治疗过程中要尤其注意患者的营养状态变化，积极采取措施以减少不利影响。以下将分析几种药物对营养素的影响情况，为临床医师制定给药方案及患者关怀提供帮助。

一、药物影响营养素的摄入

（一）药物增加食欲

有些药物在治疗疾病的同时可能使患者的食欲增加，引起食物摄入的增加，从而带来体重增加。最常见的此类药物包括抗精神病药、抗糖尿病药以及类固醇等（表4-6）。有些药物引起的体重增加不容易消退，如高度肥胖患者的体重增加。一般情况下，患者体重变化的程度取决于具体的药物、剂量和治疗持续时间。临床医师必须评估每个患者的临床表现，如有需要需调整药物为低剂量或更换药物。

表 4-6　可引起体重增加的药物

药物类别	代表药物	注意事项
抗精神病药	氯丙嗪、氯氮平、奥氮平、丙戊酸盐产品、锂、阿米替林、丙米嗪、米氮平、利培酮和齐拉西酮	这类药物引起的体重增加可能导致糖尿病、冠状动脉疾病和其他健康相关的问题风险增加,也可使患者的精神疗法复杂化
抗糖尿病药	胰岛素、磺酰脲类和噻唑烷二酮类	有研究报道开始服药后体重可增加 0.8~6.6kg,体重增加呈剂量相关性;当服药 6~12 个月后,体重增加出现高原效应
类固醇	睾酮、睾酮衍生物及选择性雌激素受体调节剂	用于厌食 - 恶病质综合征,可促进体重的增加

(二)药物抑制食欲

很多药物有降低食欲的副作用,可引起食物摄入的减少,从而减少体重。其中以苯丙胺类最为明显,此类药物通过刺激中枢神经系统的饱觉中枢来抑制食欲、减少摄食,停药后摄食可增加。尽管有些兴奋剂引起的畏食反应已被用于肥胖患者的治疗,但是很多时候药物引起的体重减轻是一种不需要的不利影响,特别是接受中枢神经兴奋药的儿童可能需要特别关注,所以医师为患者选择低剂量或替代药物是必要的。另外,药物在胃内可吸水膨胀使胃产生饱胀感,同时胃排空时间延长也可使食欲减退,如容积性果胶和羧甲基纤维素。可引起体重减轻的药物见表 4-7。

表 4-7　可引起体重减轻的药物

药物类别	代表药物	注意事项
中枢神经兴奋药	咖啡因、多沙普仑、麦角胺、茶碱	患有注意缺陷多动障碍的儿童在接受中枢神经兴奋药治疗时可能有轻微的生长抑制以及体重减轻,但这并不影响成年人的身高或体重
其他	选择性 5- 羟色胺再摄取抑制剂、5- 羟色胺受体激动剂、托吡酯、拉莫三嗪	医师必须通过评估患者服药开始前的状态来选择药品

（三）药物改变味觉

药物引起的个体味道感知的变化可导致食欲减退、营养素的摄入减少，从而导致体重下降。化学感受器神经通过直接受体结合反应、开启离子通道或利用环核苷酸和磷酸肌醇的第二信使系统等化学物质刺激作出反应来调节味觉。药物对以上细胞过程的破坏可导致味觉丧失、味觉障碍、味觉减退和幻味觉。

另外，唾液分泌受到抑制会导致口干，口干也会导致味觉改变。因为唾液减少后改变唾液和离子体之间的离子浓度，从而降低味觉。许多药物都与口干有关，尤其是那些有抗胆碱性质的药物。如果不能减少剂量或者停药，可以使用一些补充疗法来弥补，如可尝试咀嚼无糖口香糖、使用含片或者薄荷糖，以帮助缓解口腔干燥或味觉改变。可改变味觉的药物见表4-8。

表4-8　可改变味觉的药物

味觉改变类型	代表药物
味觉丧失	盐酸阿米洛利、倍氯米松、博来霉素等
味觉障碍	多柔比星、胺碘酮、氨氯地平等
味觉障碍-金属感	别嘌醇、阿扑吗啡、骨化二醇等
味觉障碍-酸性	乙酰唑胺
味觉障碍-发酵酸	苯佐卡因、氯沙坦
味觉障碍-苦	丁卡因、苯丙胺、阿司匹林等
味觉障碍-甜	安非他命、戊胺卡因、可卡因等
味觉障碍-盐	盐酸阿米洛利、二硝基苯酚、氯沙坦等
味觉减退	阿普唑仑、多柔比星、两性霉素B等
味觉减退-盐	溴苄铵、氯己定
幻味觉	硫唑嘌呤、巴氯芬、溴隐亭等
幻味觉-金属感	两性霉素B、降钙素、卡托普利等
幻味觉-盐	卡托普利、双嘧达莫、依那普利等
幻味觉-甜	卡托普利、呋塞米

二、药物影响营养素的吸收

(一)药物改变胃肠功能

1. 药物引起呕吐　引起呕吐是很多药物的副作用，一般并不会引起营养状态的变化，但是长时间或剧烈的呕吐会影响营养物质的吸收，特别是具有细胞毒性的化疗药物。

2. 药物引起胃肠道运动障碍　药物增加胃肠道蠕动或导致胃肠道不耐受可能导致腹痛、腹部绞痛或腹泻，这些副作用和呕吐如果是长期或剧烈的，同样会影响营养素的吸收。胃肠道运动减弱也会导致营养素转运不足，从而使营养素和矿物质等随粪便排出而丢失。减弱胃动力的药物主要有阿片类药物和抗胆碱药，阿片类药物增加胃肠道平滑肌静息张力而延迟胃排空和降低蠕动，抗胆碱药通过阻断乙酰胆碱在副交感神经受体结合位点的作用减弱胃肠道蠕动。影响胃肠运动的药物见表4-9。

表 4-9　影响胃肠运动的药物

药物类别	代表药物	注意事项
增加胃肠动力	阿司匹林等非甾体抗炎药、铁剂、甲氧氯普胺、红霉素和西沙必利	副作用严重的情况可停药或者使用替代药物，也可用止泻药来治疗腹泻，但是要注意其潜在的禁忌证，止泻药在止泻的同时可能因减弱胃肠蠕动而引发便秘和肠梗阻
减弱胃肠动力	阿片类、抗胆碱药或有抗胆碱作用的药物	当患者出现严重的便秘或肠梗阻时，这些药物应停药并使用替代疗法

3. 药物影响胃肠道腔内环境　某些药物可改变胃肠道腔内环境，从而阻止某些营养素的吸收。例如长期服用抗酸药可以改变胃内的酸碱性，从而影响膳食中如铁剂的吸收(酸性环境中高价铁被转变为亚铁才能被吸收)。

4. 药物影响肠腔内的正常菌群　人体肠道内存在很多微生物，其中超过99%的微生物都是细菌，包括益生菌、有害菌和中性菌。益生菌包括各种双歧杆菌、乳酸杆菌等，是 B 族维生素(维生素 B_1、维生素 B_2、维生素 B_6 和维生素 B_{12})、维生素 K、烟酸等的重要来源，还能利用蛋白质残渣合成人体必需氨基酸等，同时还能促进铁、镁、锌等矿物质的吸收，而许多抗生素能杀灭这些肠道正常菌群，致使这些维生素的合成发生障碍。

5. 药物引起肠黏膜功能改变　某些药物可破坏小肠绒毛的正常结构，阻塞微绒毛，抑制小肠刷状缘酶系统及小肠转运系统，长期使用可导致腹泻，从而影响营养素的吸收。药物对小肠黏膜的影响见表4-10。

表4-10　药物对小肠黏膜的影响

药物	对小肠黏膜的影响
轻泻药	破坏小肠的绒毛结构，导致微绒毛阻塞，抑制小肠刷状缘酶系统及小肠转运系统，因而影响营养素的吸收
新霉素	肠黏膜的组织学改变，致蔗糖、木糖的吸收减少，蛋白质及钠、钾、钙的排泄增加
秋水仙碱	可影响肠黏膜细胞分裂，抑制肠上皮细胞生长，影响肠黏膜转运系统，影响维生素 B_{12} 的吸收
双胍类药物	可阻滞肠黏膜酶系统，阻止糖类从肠黏膜转运入血，导致糖类的吸收不良
柳氮磺吡啶	可抑制空肠的酶系，减少叶酸的吸收和在小肠的转运

（二）药物与营养素的直接作用

有些药物可以和特定的营养素结合形成复合物，从而干扰营养素的吸收。例如新霉素可以和胆盐结合，影响脂肪以及脂溶性维生素吸收；四环素可以和食物中的钙、镁、铁等矿物质发生络合反应，形成难以吸收的金属络合物，干扰机体对这些矿物质（药物）的吸收；考来烯胺是一种高分子量的季铵类阴离子交换树脂，可以与肠道内的胆酸结合，阻碍胆酸重吸收，相继也影响脂溶性维生素吸收。有些药物与特定的营养素结构类似，可以竞争小肠黏膜上的转运体结合位点，如左旋多巴和氨基酸可以竞争转运系统；或者有些药物可以抑制某种营养素的转运体活性，从而其影响吸收。

三、药物影响营养素的合成和利用

正常情况下人体肠道内的细菌可以制造维生素 K 和 B 族维生素，长期服用抗生素可以影响肠道内正常菌群的生长，从而影响维生素 K 和 B 族维生素的生物合成，由于食物中可以补充维生素 K 和 B 族维生素，所以对人体营养状态的影响不大；长期服用皮质激素类药物可引起体内的蛋白质合成减少，促进蛋白质转变为糖原，减少周围组织对葡萄糖的利用以及肾小管对葡萄糖的吸收；口服避孕药可影响盐酸和蛋白质的体内合成，同时不利于机体对葡萄糖的贮存等。

四、药物影响营养素的代谢

有些药物可以抑制维生素转变为相应的辅酶,或者通过抑制该维生素参与的酶系统而干扰活性维生素的生理功能。有些药物可以通过激活肝药酶而加速某些维生素的分解代谢,导致体内的该类维生素缺乏。

另外,药物可引起患者的代谢功能改变或者营养状态变化,急性代谢变化可以是短暂的改变,也可能是危及患者生命的改变。药物引起的人体主要代谢变化如表4-11所示。

表4-11 药物影响营养素的代谢

代谢变化	代表药物	作用机制
高血糖症	非典型或第二代抗精神病药、β受体拮抗剂、皮质类固醇、口服避孕药、免疫抑制剂、乙醇、咖啡因、钙通道阻滞剂、生长激素、吗啡、烟碱、苯妥英、蛋白酶抑制剂、拟交感神经药、胺类、噻嗪类利尿药、茶碱以及甲状腺类药物	β受体拮抗剂抑制胰岛素释放;皮质类固醇可减少外周对葡萄糖的利用,促进糖原异生,加速合成葡萄糖;口服避孕药可降低胰岛素与受体结合或者使受体结合后活性受损等
低血糖症	胰岛素、磺酰脲类、噻唑烷二酮类、过量饮酒、5-羟色胺再摄取抑制剂、促同化激素类、血管紧张素转换酶抑制药、钙通道阻滞剂、胰岛素样生长因子1(IGF-1)、水杨酸类药物、四环素和华法林	过量摄入乙醇可改变糖代谢,乙醇氧化增加可导致糖异生减少、低血糖和酮酸血症。另外,乙醇也能刺激体内的胰岛素分泌而加重低血糖反应等
血脂改变	蛋白同化制剂、β受体拮抗剂、利尿药、孕激素、含孕激素的复方口服避孕药、达那唑、免疫抑制剂、蛋白酶抑制剂、酶诱导的抗惊厥药	增加总胆固醇、低密度脂蛋白胆固醇和甘油三酯等
蛋白质变化	蛋白同化制剂(生长激素、合成代谢类固醇和IGF-1)、皮质类固醇(包括吸入性糖皮质激素)、乙醇	蛋白同化制剂增加蛋白质合成,而不影响蛋白质降解;皮质类固醇降低生长激素分泌以及降低组织对生长激素的敏感性,降低儿童的生长速度,特别是大剂量、长期治疗时;乙醇也可通过抑制肠道蛋白质的吸收而诱导蛋白流失,并增加尿氮排泄而使蛋白减少

五、药物影响营养素的排泄

许多药物能增加营养素的排泄，从而引起某些营养素不足或缺乏。常见的包括利尿药引起钾、镁、锌等矿物质及维生素 B_1 的排出量增加；氯霉素，环丝氨酸，乙硫异烟胺，盐酸肼屈嗪，免疫抑制剂包括肾上腺皮质激素、环磷酰胺、环孢素、异烟肼、青霉胺等药物可拮抗维生素 B_6 或增加维生素 B_6 经肾排泄，可引起贫血或周围神经炎；抗酸药中的钙可妨碍磷的吸收，而身体为了保持体内的钙、磷平衡，肾对钙的排泄也相应增加，所以一般在使用抗酸药 3 周后可引起骨软化。

六、药物引起的营养缺乏

患者的营养状态变化未必是由药物直接引起的，而是由药物引起的营养素缺乏导致的。前文我们也讲到很多药物可引起维生素、矿物质和电解质缺乏，有些作用是短暂的，停药后可恢复；而有些作用可能加重疾病，或者发展为某些后遗症而持续终身。当长期服用某种药物而身体出现营养不良时，不仅仅要从加强营养素的摄入入手，还要从药物上追溯根源，寻找解决问题的最佳答案。

药物引起的营养缺乏最常见的是维生素、矿物质和微量元素缺乏。

降胆固醇药物考来烯胺可能影响大量维生素的吸收，如脂溶性的维生素 A、维生素 D、维生素 K，还有可能影响维生素 E；还有一些泻药可使肠蠕动增强，加速食物排空而影响这些营养素的吸收；广谱抗生素可阻碍结肠中的 B 族维生素及维生素 K 的内源性细菌合成。

矿物质包括常量元素如钠、钾、钙、磷、镁，痕量和超痕量元素如铁、铜、锌、铬、硒、氟化物、碘等。许多矿物质的吸收效率是由稳态的反馈调节管理的，当身体矿物质缺乏时，肠道会上调这些营养素的吸收。年龄增长、药物的影响以及营养不良的同时小肠的完整性较差等会降低矿物质的生物利用度，因此经常服用多种药物并且饮食欠佳的老年人特别容易矿物质缺乏。有些药物可通过降低吸收、增加排泄或者改变代谢而影响矿物质的含量，如利尿药可促进钾、镁和锌的排泄而使这些元素缺乏。

第四节　常用营养药物的配伍禁忌

随着药学科学发展，新型营养药物不断涌现，在临床应用中，常会发现营养药物与其他药物混合时出现变色、结晶、混浊、絮状物等现象；轻者伤及患者健康,重者危及生命。因此在与其他药物配伍前需熟知营养药物的配伍禁忌知识。本节主要以临床常见的肠内营养口服剂、肠外营养注液剂与其他类药物间的配伍禁忌为主进行综述,为临床安全用药提供参考。

一、肠内营养药物的配伍禁忌

肠内营养(EN)指将一些只需化学消化或不需消化就能吸收的营养液注入患者的胃肠内,提供患者所需的营养素的方法。肠内营养药物主要分类为氨基酸型、整蛋白型、短肽型及其他肠内营养剂等。氨基酸型临床少用,临床常用的整蛋白型有肠内营养粉剂(TP)、肠内营养乳剂(TP)、肠内营养乳剂(TP-HE)、肠内营养混悬液(TPF)、肠内营养乳剂(TPF-D)、肠内营养乳剂(TPF-T)、肠内营养混悬液(TPF-DM);短肽型的有肠内营养混悬液(SP)和散剂;其他的有复方α-酮酸制剂。肠内营养剂一般都要求不与其他药品混合使用,以免因物理化学性质的改变而使药物的稳定性发生变化。

1. 肠内营养乳剂(TP)　与肠内营养混悬液(SP)、肠内营养混悬液(TPF)、肠内营养乳剂(TPF-D)、浓氯化钠均存在配伍禁忌。有研究表明上述溶液混合后可出现絮状沉淀,振荡后不消失。

2. 肠内营养乳剂(TP-HE)　与伊曲康唑混合后在 2 分钟内出现絮状沉淀,最终形成胶冻状物质。

3. 复方α-酮酸片

(1)与含钙的药物同时使用可使血钙水平升高,发生高钙血症,从而增加强心苷类药物的敏感性,也增加发生心律失常的风险。

(2)尿毒症患者服用复方α-酮酸片时,如同时使用氢氧化铝药物,需减少氢氧化铝的服用量,并注意血磷水平的下降。

(3)与四环素、喹诺酮类(如环丙沙星及诺氟沙星)、铁剂、氟化物和含有雌莫司汀磷酸钠的药物等同时服用会影响药物的吸收,与钙结合形成难溶性复合物,这些药物与复方α-酮酸片服用的间隔时间至少为 2 小时。

二、肠外营养药物的配伍禁忌

全肠外营养(TPN)是指由胃肠外途径(通常是静脉)供给患者机体足够的营养,使其在不进食的情况下也能获得正常生长。肠外营养药物主要有葡萄糖、脂肪乳、复方氨基酸、维生素、微量元素、电解质等。

(一)糖类药物的配伍禁忌

糖类的主要功效是提供能量。糖类制剂是最简单、有效的肠外营养制剂。

临床常用的制剂有葡萄糖(5% GS、10% GS、25% GS、50% GS)、果糖、转化糖类注射液等。

1. 葡萄糖溶液在 pH 3~4 时稳定,在碱性条件下易分解,加入氨基酸会发生聚合反应。有报道 10% GS 与灯盏花素、痰热清等中药注射液混合均可能出现混浊或沉淀。

2. 转化糖电解质注射液与多种微量元素注射液或门冬氨酸鸟氨酸注射液混合后溶液的颜色变黄,且随着时间的变化,颜色逐步加深。此外,转化糖电解质注射液与炎琥宁注射液混合出现白色絮状沉淀。

3. 果糖二磷酸钠与呋塞米、穿琥宁、多烯磷脂酰胆碱注射液混合后均出现沉淀;而果糖与头孢替安、氨基己酸、氨苄西林、呋塞米、硫酸肼屈嗪、硫喷妥、华法林等同样存在配伍禁忌。

(二)脂肪乳类药物的配伍禁忌

1. 30% 脂肪乳注射液(C14~24)与舒血宁、门冬氨酸钾镁、水解蛋白注射液混合后均可出现沉淀。

2. 20% 脂肪乳注射液(C14~24)与氨溴索注射液存在临床配伍禁忌。临床曾出现患者在结束 20% 脂肪乳注射液静脉滴注后,在同一输液管内推注 30mg 氨溴索注射液的过程中发现管内迅速出现白色混浊絮状物。

3. 长链脂肪乳注射液与注射用丹参存在配伍禁忌。将注射用丹参(冻干)800mg 溶于 5% 葡萄糖或 0.9% 氯化钠注射液 100ml 中,抽取 3ml,再抽取 3ml 长链脂肪乳注射液,混合后液体立即变混浊,并出现棕褐色颗粒状沉淀。

4. 中/长链脂肪乳注射液(C6~24)与高渗氯化钠羟乙基淀粉 40 存在配伍禁忌。用注射器抽取高渗氯化钠羟乙基淀粉 40 注射液 20ml,再抽取 2ml 中/长链脂肪乳注射液(C6~24)溶液,注射器内液体立即变混浊。

5. 中/长链脂肪乳注射液(C8~24)与肾康注射液存在配伍禁忌。用注射器将 5ml 肾康注射液用生理盐水稀释至 15ml,与 10ml 中/长链脂肪乳注射液(C8~24)混合,室温下静置 2 分钟后,可见注射器内存在黄白色沉淀物。

6. 脂肪乳氨基酸(17)葡萄糖(11%)注射液与痰热清注射液及注射用替考拉宁(他格适)接触后均可出现白色混浊。

7. 各类脂肪乳注射液都与电解质、多价阳离子、肝素钠存在配伍禁忌。改变溶液的酸碱度或加入带电荷的电解质(如氯化钾、门冬氨酸钾镁)等可使脂肪微粒裂解、融合,最终导致脂肪栓塞的严重后果。加入多价阳离子(如钙离子)可能发生不相容,当钙离子与肝素结合时更是如此。电解质对用不同厂家生产的不同品种的脂肪乳注射液配制的 TPN 的乳粒稳定性均不同程度地产生影响,脂肪颗粒表面的磷脂带负电荷,加入电解质注射液后,阳离子可与之结合并中和。由于 2 价电解质所带的电荷比 1 价多,因此与 1 价阳离子相比,2 价阳离子对乳粒破坏的程度更为严重,尤其是加入 2 价阳离子硫酸镁注射液和葡萄糖酸钙注射液。

(三)氨基酸类药物的配伍禁忌

1. 18AA-Ⅰ 与注射用泮托拉唑钠存在配伍禁忌。将泮托拉唑钠用 0.9% 氯化钠注射液 10ml 充分溶解,用注射器抽出直接注入 18AA-Ⅰ 内,立即发现乳白色混浊,30 分钟后出现黄色絮状物。

2. 18AA-Ⅱ 与注射用亚胺培南西司他丁钠及咪达唑仑、夫西地酸钠注射液混合后均可出现白色沉淀。

3. 18AA-Ⅳ 与阿昔洛韦、奥美拉唑钠注射液混合后均可出现白色沉淀。

4. 18AA 与康艾、头孢匹胺钠注射液混合后均可出现白色沉淀。

5. 6AA-Ⅳ 与多烯磷脂酰胆碱存在配伍禁忌。有研究发现,将多烯磷脂酰胆碱 456mg 配制于 5% 葡萄糖注射液 100ml 中,取 5ml 再与 6AA-Ⅳ 5ml 直接混合,混合液即刻变为混浊液,剧烈摇晃后或放置 24 小时无变化。

6. 丙氨酰谷氨酰胺与夫西地酸钠或多种微量元素注射液混合后均可出现沉淀。

(四)多种微量元素注射液的配伍禁忌

与维生素 B_6、西咪替丁、维生素 C、门冬氨酸钾镁、丙氨酰谷氨酰胺、头孢哌酮钠、呋布西林钠混合后溶液均会出现变色或沉淀。

(五)维生素类药物的配伍禁忌

1. 复方维生素与复合磷酸氢钾混合后出现沉淀。

2. 维生素 C 与注射用奥美拉唑钠、泮托拉唑钠、多烯磷脂酰胆碱、夫西地酸钠等混合后均可出现变色或沉淀。

3. 维生素 B

(1)与碱性药物存在配伍禁忌:在碱性溶液中易分解,与碱性药物如碳酸氢钠、枸橼酸钠配伍易引起变质。

(2)与双氯芬酸钠存在配伍禁忌:两药液混合出现乳白色絮状物。

4. 维生素 B_{12} 注射液与氨基水杨酸,氯霉素混合使用时会减弱药品的治疗效果。

(六)电解质类药物的配伍禁忌

1. 磷、钙制剂　为了供给机体钙和磷,常在肠外营养液中加入磷酸钾盐或钠盐及葡萄糖酸钙或氯化钙,但磷酸盐的磷酸根可与 Ca^{2+} 结合,形成不溶于水的磷酸钙而沉淀。因此,磷制剂和钙制剂需先经充分稀释后才能混合。

（1）pH：营养液的 pH 较高时，加入磷、钙制剂易产生磷酸钙沉淀。

（2）钙和磷酸盐的浓度：在葡萄糖与氨基酸的混合液中，如钙和磷酸盐的浓度乘积超过 75mmol/L，易形成磷酸钙沉淀。

（3）氨基酸的浓度：当营养液中的氨基酸浓度低于 2.5% 时，易发生磷酸钙沉淀。

（4）环境温度：磷酸钙在温度低于 24℃，pH < 6 时易溶于水。

2. Na^+、K^+、Ca^{2+} 和 Mg^{2+} 的浓度　为了保持营养液的稳定性，Na^+、K^+、Ca^{2+} 和 Mg^{2+} 的浓度应分别控制在 < 100、50、1.7 和 3.4mmol/L。

3. 电解质的浓度　若某些药品中已含有电解质，如转化糖电解质溶液、混合糖电解质注射液等，需计算电解质的浓度，以保证肠外营养液的稳定性。

在日常临床工作中，由于新的药物品种不断增加，营养药物与许多其他种类药物的配伍禁忌尚不明确，混合配制后溶液发生变化的现象在所难免。在使用营养药前要详细阅读药品说明书，在加药过程中严密观察液体的情况，在更换输液瓶时要仔细观察输液器内的情况。特别在应用 2 种及 2 种以上的新药时，应在液体间根据药物情况输入少量 5% 葡萄糖注射液或 0.9% 氯化钠注射液，冲净原输液管中的药液后再输入第二种药物，避免药物直接作用而发生反应，给患者造成危害。

（刘　东　张　渊　崔　力）

参 考 文 献

[1] BOULLATA J I, HUDSON L M. Drug-nutrient interactions：a broad view with implications for practice. Journal of the academy of nutrition and dietetics, 2012, 112（4）: 506-517.

[2] 黄琳，吴辰，李玉珍. 肠内营养制剂的新进展及其安全应用. 中国医院用药评价与分析, 2010, 10（5）: 387-389.

[3] MIRTALLO J M. Drug-Nutrient interactions in patients receiving parenteral nutrition// BOULLATA J I, ARMENTI V T. Handbook of drug-nutrient interactions. Totowa: Humana Press, 2010.

[4] FOX L M, WILDER A G, FOUSHEE J A. Physical compatibility of various drugs with neonatal total parenteral nutrient solution during simulated Y-site administration. American journal of health-system pharmacy, 2013, 70（6）: 520-524.

[5] MASON P. Important drug-nutrient interactions. Proceedings of the nutrition society, 2010, 69（4）: 551-557.

[6] 洪远,叶建林,殷建忠,等. 转化糖电解质注射液与 7 种临床常用药配伍禁忌分析. 药学与临床研究, 2013, 21(5): 570-571.

[7] 段清漪. 20% 脂肪乳注射液与氨溴索注射液的临床配伍禁忌. 中国误诊学杂志, 2012 (15): 3786.

[8] 王会,程莲. 高渗氯化钠羟乙基淀粉 40 注射液与中长链脂肪乳注射液(C6-24)存在配伍禁忌. 中国实用护理杂志, 2013, 29(17): 35.

第五章　肠外营养支持疗法规范化应用及药学监护要点

　　肠外营养(PN)是在多种疾病状态下进行医疗保健与支持治疗的必需形式，并且它促进疾病恢复的价值已毋庸置疑。PN的混合配制属于药师日常工作中最复杂的药物配方，将PN输入患者静脉内的过程需要监测最终混合物的无菌、配伍合理性与稳定性。PN液体是由氨基酸、脂肪乳、葡萄糖、电解质、维生素、微量元素等混合配制而成的。这些成分的浓度较高，如果在混合或标签标注过程中存在某些差错，将会对患者造成严重或致命性的伤害。营养支持药师(nutrition support pharmacist, NSP)在审核PN医嘱、管理PN配制、确保用药合理性及药学监护中扮演相当重要的角色。

第一节　全营养混合液

一、全营养混合液配制的基本操作要点

　　全营养混合液(TNA)又称"全合一(all in one)"营养液，经常有人将TNA的概念与TPN(全肠外营养)相混淆。TPN指的是患者每日所需的全部营养素由肠外营养提供，是营养支持的一种方式；而TNA则指所配制的液体，是一种混合后的药品。通常TNA包括氨基酸、脂肪乳、碳水化合物、水、电解质、微量元素和维生素等，并在无菌条件下混合置入特殊材料的输液袋内供患者使用。

(一)TNA配制的相关法规

　　掌握TNA配制需熟知的相关法规，包括《美国药典》797章无菌配制(USP 797: Sterile Compounding)、《静脉用药集中调配质量管理规范》《医疗机构药事管理规定》《国际医疗卫生机构认证标准第4版(Joint Commission International Accreditation Standards, JCI 4th)》和《三级综合医院评审标准实施细则》等。这些内容对静脉药物配制的环境管理、设备需求、人员管理、无菌配制技术、药品标签管理、药品管理、物流均作出相应的要求，在本章中不作为重点，可自行查阅与学习。

(二)TNA 中的常见药物

配制 TNA 的常见药物有氨基酸注射液(含丙氨酰谷氨酰胺、谷氨酸钾、谷氨酸钠、精氨酸)、脂肪乳注射液(含鱼油脂肪乳)、葡萄糖注射液、脂溶性维生素、水溶性维生素、多种微量元素、氯化钠、氯化钾、硫酸镁、葡萄糖酸钙、门冬氨酸钾镁、甘油磷酸钠和胰岛素、维生素 C 等。

美国医疗安全协会(the Institute for Safe Medication Practices, ISMP)将使用不当会对患者造成严重伤害或死亡的药物称为"高危药物"。在其目录中,TNA 本身就是一种高危药物,而配制 TNA 的药物中葡萄糖(20% 或 20% 以上)、无菌注射用水(100ml 以上)、氯化钠(0.9% 以上)、硫酸镁、氯化钾(10%或 10% 以上)、磷酸盐、胰岛素也属于高危药物,因此配制时应加倍小心。

(三)TNA 配制的基本顺序

为保证混合液中物质的稳定性和相容性,TNA 的调配顺序极为重要,必须很清晰。熟悉 TNA 的配制操作规程,按一定的顺序混合配制,才能保证混合液中物质的稳定性和相容性。

1. 先将磷酸盐加入氨基酸或高浓度的葡萄糖溶液(如 50%)中。因磷酸盐与钙容易形成磷酸钙沉淀,故磷酸盐和钙剂需稀释于不同的溶液中。目前多数医院使用甘油磷酸钠与钙制剂,因为它们之间不存在配伍禁忌。但为了确保无误及药品更换,也建议按照无机磷酸盐的混合方式操作。

2. 将多种微量元素、其他电解质加入氨基酸溶液或葡萄糖中。需注意的是多种微量元素、维生素 C、葡萄糖酸钙和门冬氨酸钾镁两两之间容易发生变色反应,故需加入不同的溶液中。当使用注射器依次抽取这 4 种药物时,残留在内壁上的液体还是会发生变色反应。因此,在两两之间可抽取最为稳定的氯化钾或浓氯化钠溶液,以起到冲洗的目的。

3. 将脂溶性维生素加入水溶性维生素中,混合后再加入脂肪乳。目前也有同时包含脂溶性和水溶性维生素的复合维生素制剂,可用注射用水或 5%葡萄糖注射液稀释后加入脂肪乳中。

4. 将氨基酸溶液和葡萄糖溶液混合于静脉营养袋内。

5. 加入葡萄糖酸钙(或含葡萄糖酸钙的溶液),并检查澄明度。为了避免磷酸钙沉淀,需遵循"先磷后钙"的原则,即在所有药品中先加入磷;除脂肪乳外,最后加入钙。因脂肪乳对溶液有遮蔽效应,故澄明度检查必须在脂肪乳加入前完成。用肉眼检查澄明度时需观察有无沉淀和变色等情况的发生。

6. 在所有需要混合的药物中,最后加入脂肪乳。等其他药物都加入静脉营养袋内后再加入脂肪乳,不能为了节省时间而同时将装有电解质的输液和脂肪乳同时加入。

7. 在所有混合过程中,均需不断振摇静脉营养袋,以促使混合均匀。

8. 排净残留在静脉营养袋内的空气,目的是减少肠外营养液成分的氧化反应。

9. 签字完毕后,将标签贴于三升袋上。不可先贴标签后签字,以免划破袋子。

10. 配制完毕后,成品静脉营养袋需悬挂 10~15 分钟,检查因输液袋材质问题而出现的开裂现象。出仓后,药师需进一步肉眼检查外观性状,包括有无发黄、变色、混浊、沉淀等现象,如有则丢弃。

二、全营养混合液的配伍和稳定性

临床药师必须掌握配伍禁忌的相关知识,在这方面药师能够发挥其他医务人员不可替代的作用。此外,如临床药师能在医师开具处方时给予建议,则能减少审核处方时发现的问题与差错,从而使防范差错的关口前移,符合流程的优化管理。

2 种物质是否存在配伍禁忌主要取决于 2 个因素,一是 2 种物质本身固有的性质,二是混合时的浓度,此外也包含温度、湿度、光照等因素,但对于 TNA 的配伍主要是前两者。因此不能简单地对于某 2 种物质给出是否存在配伍禁忌的结论,而应该有描述混合浓度与混合方法等限定条件。对于 TNA,当计算两者配伍的浓度时,不能按照 TNA 最终的体积计算各自的浓度,而应该计算两者混合时的浓度。

(一)磷酸钙沉淀反应

1994 年美国食品药品管理局(FDA)曾就肠外营养液中出现的磷酸钙沉淀致死事件发布警告。2 名患者因输入肠外营养液后死于呼吸衰竭,尸检报告显示患者的肺部弥漫性肺毛细血管血栓,栓子的成分主要为磷酸钙,系磷酸钾与葡萄糖酸钙配制不当造成的。国内有些医院使用复合磷酸氢钾注射液应特别注意,然而研究表明甘油磷酸钠不会与钙离子发生沉淀反应。但还应警惕含磷注射液,如"果糖二磷酸钠""复方氨基酸注射液"等溶液与钙离子的配伍问题,特别是有些制剂辅料中包含而又未在标签中注明的,应更加小心。

磷酸钙的形成与离子浓度、溶液的 pH、氨基酸中的磷酸盐含量、氨基酸浓度、钙和磷添加剂的形式、混合顺序、温度、配液者的操作等多种因素相关。钙和磷在浓度达到 20mEq/L 时才产生沉淀。FDA 建议 TNA 配制时先加入磷制剂,而最后才加入钙制剂,而且混合过程中的振摇操作很重要,既要维护 TNA 的稳定性,又要减少溶液中的离子集中碰撞的机会,并在加入钙制剂后加入脂肪乳注射液,有助于阻隔沉淀的生成。不同的钙制剂对磷酸钙的形成也有影响,氯化钙比葡萄糖酸钙更容易形成磷酸钙沉淀。葡萄糖可与钙、磷形成可溶性复合物,因而提高葡萄糖的浓度可提高磷酸钙的溶解度。一方面氨基酸也能与钙、磷形成可溶性复合物,减少游离的钙、磷离子;而另一方面某些氨基酸注射液含有磷酸盐成分,配制时必须考虑这部分磷酸盐。温度升高会导致钙离子解离增多,导致更多的钙离子参与磷酸钙沉淀的形成。降低溶液的 pH 有助于磷酸钙沉淀的溶解,有些氨基酸注射液含有盐酸半胱氨酸成分,能降低溶液的 pH。

(二)草酸钙沉淀反应

维生素 C 易降解为草酸并与钙离子形成草酸钙沉淀,配制时注意顺序。

(三)其他药物配伍问题

维生素 C、水溶性维生素、脂溶性维生素、多种微量元素等药物由于自身容易氧化分解,故需在加入肠外营养液后的 24 小时内使用。由于脂肪乳具有遮蔽效应,故可对维生素有一定的保护作用。

丙氨酰谷氨酰胺需与复方氨基酸溶液一起使用,鱼油脂肪乳需与脂肪乳注射液一起使用。这两者不属于化学配伍问题,而属于"合理性配伍"问题。丙氨酰谷氨酰胺与鱼油脂肪乳当作为营养支持给予时,两者的成分过于单一,无法独自承担起补充氨基酸或脂肪乳的功能,应避免单独使用,尤其丙氨酰谷氨酰胺的渗透压高,要按药品说明书的要求稀释后使用。

(四)药物吸附

胰岛素本身与肠外营养液不存在配伍禁忌,可按照 0.1U 胰岛素 /1g 葡萄糖加入肠外营养液中,但实际工作中需要考虑所选用的输液袋的材料。如聚氯乙烯(PVC)材质的输液袋会对胰岛素及维生素 A 产生吸附,因此尽量使用 EVA 材质的输液袋。此外,添加过多的胰岛素后一旦患者在输注过程中出现低血糖,只能舍弃剩余的肠外营养液,造成医疗资源浪费,而重新配制又会给患者造成一定的经济负担。因此,建议有条件的可以选择注射泵单独泵入胰岛素或临时加入所需量。此外,只有速效胰岛素才能加入肠外营养液内,而预混胰岛素与长效胰岛素禁止加入。

(五)脂肪乳的稳定性

脂肪乳属热力学不稳定的非均匀相分散体系,容易发生分层、絮凝、转相、合并与破裂等变化。USP729 章规定脂肪乳的平均粒径(mean droplet size, MDS)应小于 $0.5\mu m$;《中华人民共和国药典》(简称《中国药典》)(2020 年版)规定,静脉用乳状液型注射液中 90% 的乳滴粒径应在 $1\mu m$ 以下,除另有规定外,不得有大于 $5\mu m$ 的乳滴。$5\mu m$ 的乳滴能影响脂肪廓清,人体最细的毛细血管直径约 $5\mu m$,故可沉积于肺毛细血管内,进而导致呼吸衰竭;而 $5\mu m$ 的乳滴若大于 0.4%,则会导致脂肪乳注射液的油水两相分离或破乳。

电解质会影响脂肪乳的稳定性,阳离子可中和阴离子型乳化剂,并且改变脂肪乳滴表面的 ζ 电位(Zeta 电位),导致乳滴表面的斥力消失,乳滴聚集合并,最终破坏稳定性,严重的还会引起油脂分层(肠外营养袋内表面漂浮着一层淡黄色油脂)无法恢复。通常控制 TNA 中的 1 价阳离子总数 < 150mmol/L,2 价阳离子总数 < 5mmol/L。

脂肪乳的浓度会影响其自身稳定性,也会影响 TNA 中的其他脂溶性制剂的稳定性。因为脂肪乳的浓度过低则无法保持乳滴之间的斥力,因此脂肪乳的最终浓度应大于 20g/L。当肠外营养液中没有脂肪乳存在时,不能使用脂溶性维生素注射液,因后者也是一种乳剂。

(六)pH 对稳定性的影响

TNA 中的 pH 偏高可使微量元素产生沉淀,使葡萄糖及氨基酸产生褐变反应,也会导致水溶性维生素的结构不稳定,而 pH 偏低也会对脂肪乳的稳定性产生不利影响。

此外,人体血液的正常 pH 为 7.35~7.45,可通过缓冲系统、肺、肾脏、离子交换 4 个方面调节维持。一般血液的 pH 低于 7.0 或超过 7.8 会引起酸中毒或碱中毒,应避免将过低或过高 pH 的液体输入体内,改变血液的 pH,导致酸碱平衡失调,影响上皮细胞吸收水分,改变血管通透性,使局部红肿、血液循环障碍、组织缺血与缺氧,严重干扰血管内膜的正常代谢和功能,导致静脉炎。

(七)配伍禁忌的检索工具

对于其他药物能否加入肠外营养液内的判断较为复杂,可参照目前配伍禁忌方面的权威书籍,如 Lawrence 教授编写的 *Handbook of Injectable Drugs*。这本书基于公开发表的实验文献数据,给出几百种不同肠外营养液的配伍问题,但因国内制剂的有些辅料与国外制剂不尽相同,药师查询时应予注意。对于配伍问题文献数据的解读,如没查到某药物的配伍问题,不能视为没有问题,而应避免配伍,必要时可按临床常用的配伍要求开展相关研究。

三、相关参数计算

全营养混合液经常会将相关参数标示在静脉营养袋的标签上,以便使用者十分清晰、便捷地知晓内容物的相关成分浓度及用量。一般需要标示氨基酸、脂肪乳和葡萄糖的质量(单位为 g)及浓度、总能量与非蛋白质热卡,以及渗透压摩尔浓度。

(一)全营养混合液总体积的计算

可将各成分的体积相加得出粗略的 TNA 总体积,由于分子之间存在间隙,实际体积应略小于各成分相加的体积,但这不影响对后面参数的计算。

(二)氨基酸、脂肪乳和葡萄糖质量及浓度的计算

克数可分别将相同成分的物质按照说明书所标的量累加,如某 TNA 中含有 50% 葡萄糖 250ml 与 10% 葡萄糖 500ml,则葡萄糖总克数为 50%×250+

10%×500=175（g）。而最终的浓度通常都用 g/ml 来表示，可将各自以 g 为单位的质量除以总体积得出。

（三）总能量的计算

总能量指的是氨基酸、脂肪乳和葡萄糖这三大产能物质所提供的能量。其能量密度为氨基酸 4kcal/g，脂肪乳 9kcal/g，葡萄糖注射液 3.4kcal/g。

《中国药典》（2020 年版）对葡萄糖注射液中的"葡萄糖"标定为葡萄糖一水合物，故对于葡萄糖注射液说明书及外包装所标示的浓度如 5%、10% 指的也是葡萄糖一水合物（dextrose）的浓度。因此，葡萄糖注射液的能量计算不能按照每克"葡萄糖"提供 4kcal 能量，而应按照每克"葡萄糖"提供 3.4kcal 计算，而每克无水葡萄糖（glucose）则提供 4kcal 能量。

每克脂肪可提供 9kcal 能量，但对于脂肪乳注射液，能提供能量的物质不仅包含脂肪，还包含甘油。每克甘油可提供 1kcal 能量。为便于计算，可按照每克脂肪乳注射液提供 10kcal 能量计算。因各厂家生产的制剂的甘油含量和脂肪乳浓度不同，如需精确计算可参照脂肪乳注射液说明书上标示的能量。

将上述三者提供的能量相加即为 TNA 总能量，而非蛋白质热卡指的是脂肪乳和葡萄糖两者提供的能量。

（四）渗透压摩尔浓度的计算

临床上所指的溶液的"渗透压"是指浓度单位而不是压力单位，指的是溶液中能产生渗透作用的溶质粒子（分子或离子）总物质的量浓度，因而正确而标准的说法应为渗透压摩尔浓度。单位为 mOsm/L 或 mOsm/kg，医学中因常涉及液体制剂，故常用 mOsm/L 表示。肠外营养液渗透压的计算可按照表 5-1 将上述毫渗克分子累加，除以 TNA 总体积，即得 TNA 的渗透浓度（mOsm/L）。这种方法是一种粗略的计算，如需精确的数值可使用渗透压摩尔浓度测定仪测定。

人体的正常血浆渗透压为 280~320mOsm/L，TNA 渗透浓度的大小直接关系到患者的输注途径。当外周静脉输注的 TNA 渗透压＞ 900mOsm/L 时容易导致血栓性静脉炎，而中心静脉可输注 2 000mOsm/L 以上的 TNA，故对于高渗溶液尽量选择中心静脉输注。如 TNA 由无菌注射用水等低渗溶液配制而成，则应避免出现低渗的情况，避免将低渗溶液输入血液中引起溶血。

表 5-1　渗透压摩尔浓度的简便算法

TNA 成分	毫渗克分子 /mOsm	TNA 成分	毫渗克分子 /mOsm
葡萄糖	5/g	脂肪乳，20%	1.3~1.5/g
氨基酸	10/g	电解质	1/mEq

四、全营养混合液的优势及其特点

TNA 包括氨基酸、脂肪乳、碳水化合物、水、电解质、微量元素和维生素，是多种成分的混合物。配制 TNA 对提高患者用药安全和减少并发症均有很大的意义。

(一)提升患者用药安全

配制 TNA 较序贯输注或串输各成分更能减少风险。首先，TNA 的配制环境多为静脉用药调配中心(PIVAS)，其洁净度相比病区治疗室能极大地减少配制过程造成的污染，如不溶性微粒、细菌及热原的引入。对于需插入通气导管的玻璃瓶装输液容易引入杂质，而 TNA 为塑料软袋，无须排气。其次，TNA 多为专人配制，与病区护士配制相比更为规范。再次，序贯输注或串输增加护理人员的操作次数与复杂度，导致的用药差错风险比 TNA 要高。最后，序贯输注或串输由于单位体积过小而更容易导致配伍问题。

(二)营养支持更为合理

配制 TNA 后，更能模拟机体吸收营养素的自然生理过程，即肠道同时吸收各种营养物质。体内代谢也是各种营养物质同时进行的。但序贯输注或串输则无法达到混合均匀的效果，此外由于单瓶体积过小而无法长时间输注。而 TNA 通常需要输注 12 小时以上而模拟正常的食物吸收过程，由于营养物质是混合均匀一并进入体内的，配制时可依据患者的个体情况调整每一组分的剂量，体内代谢也更为合理。

(三)减少并发症

由于各成分混合均匀，导致高渗溶液的渗透压摩尔浓度被稀释，不容易引起静脉炎。此外，50% 葡萄糖注射液、10% 的氨基酸注射液、30% 脂肪乳注射液均不能用于直接输注，必须配制 TNA。因此，TNA 能给予机体更多的能量，也由于滴注速度缓慢，更不容易引起代谢性并发症。

(四)节省护理人员的时间

如选择序贯输注或串输，需要护士自行加入多种药品组分。患者输注时，护士还需经常更换输液，无疑导致护理看护时间的增加。

第二节　肠外营养的个体化组方及优化

一、肠外营养支持的适应证

当临床医师决定为患者实施肠外营养支持时，临床药师首先不应是忙于计算组方成分，而是先要对肠外营养支持的适应证进行判断与评价。应先判断营养支持的适应证,再判断肠外营养的适应证。对于营养风险筛查(NRS 2002)评分 ≥ 3 分及因各种原因导致 5~7 天进食不足的患者则应实行营养支持。如患者的胃肠道存在功能且可用,则应选择肠内营养,而不应使用肠外营养支持疗法。

美国肠外肠内营养学会(ASPEN)根据疗效显著程度将 TPN 支持疗法分为有显著疗效的强适应证、对治疗有益的中适应证、疗效不确定的弱适应证和禁忌证。然而,实际的临床情况往往十分复杂,对某一疾病或情况很难简单地确定其疗效是否一定显著,以下情况可考虑应用肠外营养:

总适应证:①长时间(＞7 天)不能进食或经肠内途径摄入每日所需的热量、蛋白质或其他营养素者;②由于严重的胃肠道功能障碍或不能耐受肠内营养而需营养支持者;③通过肠内营养无法达到机体需要的目标量时应该补充肠外营养。

具体适应证:①由于以下情况无法进食或通过消化道吸收营养物质,包括广泛小肠切除、小肠疾病、放射性肠炎、严重腹泻、顽固性呕吐等;②接受大剂量放化疗的营养不良患者;③进行骨髓移植的患者;④无法进行或不能耐受肠内营养的重症胰腺炎患者;⑤消化道功能障碍的严重营养不良患者;⑥营养不良的继发性免疫缺陷病患者或存在并发症(如顽固性腹泻、并发其他感染、接受化疗等)的继发性免疫缺陷病患者;⑦严重分解代谢状态下的患者(如颅脑外伤、严重创伤、严重烧伤等),在 5~7 天内无法利用其胃肠道的。

虽然肠外营养在某种程度上具有不可替代的意义,但其在某些情况下并不适宜或应慎用:①肠道功能正常,能获得足量营养;②需要进行肠外营养支持少于 5 天;③心血管功能紊乱或严重代谢紊乱尚未控制或纠正期;④预计发生肠外营养并发症的风险大于其可能带来的益处;⑤需急诊手术者,术前不宜强求肠外营养;⑥临终或不可逆的昏迷患者。其禁忌证包含严重的水、电解质紊乱和酸碱平衡失调,休克,多器官功能衰竭终末期。

二、能量与蛋白质需要量

(一)总能量消耗

确定适当的能量摄入,避免摄入过度或不足是十分必要的。间接测热法可提供机体能量消耗的最准确的数据,但不易获得,临床常采用一些公式估算患者的总能量消耗(TEE),以指导制定热量目标。

1. 总能量消耗的计算公式　由于直接或间接测定能量消耗非常复杂,因此多采用公式计算。健康成人的 BEE 的计算公式有很多,可参照第二章中的机体能量消耗公式 Harris-Benedict 公式(H-B 公式),根据年龄、身高和体重直接计算出基础能量消耗。

当得到 BEE 后还应根据患者的不同情况乘以活动系数与应激系数,以确定患者的 TEE,即 TEE=BEE × 活动指数 × 应激指数,常见的活动指数与应激指数见表 5-2。经这种方法计算较为准确,但过程复杂。此外,Harris-Benedict 公式是通过健康成人推导出的,临床患者因营养不足导致体重较轻者则不适用。

表 5-2　常见的活动指数与应激指数

	影响因子	指数
活动:	1. 卧床不起	1.20
	2. 已离开床	1.30
应激:	1. 术后(没有并发症)	1.00
	2. 长骨骨折	1.15~1.30
	3. 恶性肿瘤 /COPD	1.10~1.30
	4. 腹膜炎 / 脓毒症	1.10~1.30
	5. 严重的感染 / 多处创伤	1.20~1.40
	6. 多脏器功能障碍综合征	1.20~2.00
	7. 烧伤	1.20~2.00

注:COPD 指慢性阻塞性肺疾病。

2. 总能量消耗的计算　在临床实际工作中,大部分患者可按照拇指法则,即成人的热量目标为 25~30kcal/(kg·d)计算能量需要量。近年也有提倡对围手术期患者给予"允许性低摄入(permissive underfeeding)",即给予较低的热量 [15~20kcal/(kg·d)] 可减少感染性并发症及住院费用。应注意特殊疾病、生理状态的具体能量需要量是不同的,可参照国内外的相关营养支持疗法指南确定。

3. 体重的确定　这里特别对体重的选择进行说明,临床药师要注意患者体重的选择。我国成人的 BMI 为 18.5~24kg/m²,可借此判断患者处于何种营养状态(低体重、超重、肥胖)。如按照患者的真实体重(ABW)计算能量及蛋白质需要量,则很容易造成过量。这是因为脂肪组织不具备代谢活性,然而脂肪组织中约有 1/4 的支持组织具备代谢活性。

对于低体重及正常体重患者,可采用 ABW 计算能量及蛋白质消耗。而对于肥胖患者则应使用校正体重,公式如下。肥胖患者采用校正体重,透析患者采用干体重。

校正体重 =IBW+0.4 ×(ABW−IBW)

理想体重(IBW)有多种计算方式,国外推荐男性使用 Devine 公式,女性使用 Robinson 公式。

男性：IBW=50+2.3×[身高（cm）/2.54−60]

女性：IBW=48.67+1.65×[身高（cm）/2.54−60]

也可使用简易公式：

男性：IBW= 身高（cm）−105

女性：IBW= 身高（cm）−100

此外，住院患者的体重还与疾病因素有关，当患者伴有严重腹水、水肿、脱水时，当前体重不能反映患者的真实体重。临床药师可根据具体情况适当调整。

（二）蛋白质需要量

氨基酸供给量应根据患者的体重和临床情况而定，健康成人的氨基酸需要量为 1.2~1.5g/（kg·d）。与能量需要量类似，根据不同的疾病及应激情况选择氨基酸需要量，如肾功能不全者为 0.6~0.8g/（kg·d）、无应激者为 0.8g/（kg·d）、轻度应激者为 1~1.2g/（kg·d）、中度应激者为 1.2~1.5g/（kg·d）、重度应激者为 1.5~2g/（kg·d）、烧伤者为 2g/（kg·d）以上等，也可参考国内外的指南给予推荐剂量。具体疾病、生理状态按相应的指南确定。总能量消耗及蛋白质需要量通常可按表5-3估算。

表5-3　不同应激状态时的能量和蛋白质需要量

应激情况	总能量消耗 /[kcal/（kg·d）]	蛋白质需要量 /[g/（kg·d）]
无应激	25	0.8
轻度应激	28	1~1.2
中度应激	30	1.2~1.5
重度应激	35	1.5~2

三、液体需要量

肠外营养除提供患者每日所需的能量、氨基酸、电解质等外，还有一个重要作用是调节患者的水平衡。计算肠外营养液体量首先要知道患者每日需要多少液体量。对于普通成年患者的维持性液体量可按照下列公式计算：

液体量（ml/d）=1 500ml+[（20ml/kg）（体重 /kg−20kg）]

在此基础上减去其他输液治疗液体量，在减去一定的液体量（通常为500ml 左右）作为治疗药物液体量预留，剩余的液体量即可作为肠外营养液体量。此外，还应综合评估患者的心脏、肾脏功能及使用利尿药，以及造口的渗出液、引流液、夏季高温出汗等情况。密切关注体重变化、出入量平衡(包括经口或经静脉补充的液体和尿量、经其他途径的液体丢失等情况),监护患者是否存在脱水、水肿或腔内液体积聚。正常情况下人体的水需要量可用多种方法计算,见表5-4。

表5-4　每日水需要量的计算方法

方法	水需要量 /(ml/kg)	方法	水需要量 /(ml/kg)
按年龄计算		按体重计算	
强体力活动年轻人	40	第 1 个 10kg	100
大多数成年人	35	第 2 个 10kg	50
老年人	30	额外的体重	20(≤ 50a)
按摄入热量计算	1ml/kcal		15(> 50a)

在高热量摄入、妊娠、发热、大量出汗、腹泻、烧伤、外科引流等情况下机体对水的需要量增加,心、肾功能不全时常需限制液体供给。

四、能量的分配

(一)非蛋白质热卡及分配比例

首先,计算非蛋白质热卡(non-protein calorie,NPC;即 TNA 中的葡萄糖与脂肪所提供的热量,1g 葡萄糖可提供约 3.4kcal 热量、1g 脂肪可提供约 9kcal 热量)对蛋白质的有效利用十分重要。大多数稳定的患者需 150kcal NPC:1g 氮,其中含氮量可由公式"氮量(g)= 氨基酸量(g) × 16%"计算获得。1g 氨基酸可提供约 4kcal 热量。NPC 由葡萄糖和脂肪乳构成,双能源是十分必要的,因为如果全部给予葡萄糖,则会导致高血糖、肝功能损伤等并发症,也无法补充必需脂肪酸;而如果全部给予脂肪乳,则会引起高脂血症、脂肪栓塞等并发症。此外,三大能量物质(氨基酸、葡萄糖和脂肪乳)的体内代谢都是息息相关的,因此 NPC 必须由两者共同提供。通常脂肪乳供能应占 NPC 的 30%~40%,葡萄糖供能占 NPC 的 60%~70%。

某些疾病,如呼吸衰竭患者可增加脂肪供给量以维持正常的呼吸熵、非手术肿瘤患者可增加脂肪供给以适应机体代谢的改变。在严重疾病时,需考虑胰岛素抵抗或脂肪利用障碍来灵活调整糖脂比。伴有明显的高甘油三酯血症的患者应限制脂肪供给量,用胰岛素来保证血糖浓度正常。

(二)调整液体量

确定分配比例后,再根据制剂的浓度即可以反推出所需的脂肪乳注射液及葡萄糖注射液体积。由于脂肪乳及氨基酸注射液的制剂浓度跨度较小,而葡萄糖注射液在 5%~50% 均有,甚至国外有 70% 的葡萄糖制剂。我们可以通过选择不同浓度的葡萄糖注射液调整肠外营养液体量,或者可以选用无菌注射用水调整液体量。但需注意无菌注射用水加入后导致的渗透压变化问题,肠外营养液配制多采用 500ml 或 1 000ml 规格的无菌注射用水,而 100ml 以上的无菌注射用水即属于高危药物,使用时应当格外注意。

(三)局限性

目前,国内的医院因为物价与规格问题,无法按照体积对制剂收费,这就导致我们如果过度精确地计算,会在收费方面(只能整瓶收费)面临一定的浪费现象,此外过度精确会增加手工配制的难度。美国市场有大容量制剂供应,且多采用自动化机器配制,可以精确到毫升;我国有些医院引进自动化配液设备,但受限于国内的药品厂家没有大包装市售制剂以及物价与规格等问题,并不能发挥自动化机器的效率,有时对于特定的处方比手工配制还要费时。此外,大部分指南对于营养素需要量都有一个范围,在这个范围内选择都是适宜的,因此也有人将"肠外营养支持疗法"视为一门"艺术",当然这与临床经验也是息息相关的。

五、其 他 组 分

其他组分包括痕量电解质(钾离子、钠离子、钙离子、镁离子和磷酸根等)、微量元素、水溶性维生素和脂溶性维生素等。通常每日需要钠80~100mmol、钾 20~50mmol、钙 2.5~5mmol、镁 8~12mmol、磷 15~30mmol。电解质平衡的管理需动态监测患者的症状与体征、液体出入量及血电解质指标(即血钠、血钾、血钙、血镁、血磷等)。在低蛋白血症时,若血钙低于正常值,则血中的蛋白结合钙降低,而离子钙不低,不发生临床症状,此时血钙指标需要校正,校正钙浓度(mmol/L)= 血钙浓度(mmol/L)+[40– 血白蛋白浓度(g/L)] × 0.02(mmol/L)。此外,血清镁浓度与机体镁缺乏不一定平行,TPN 中应常规补充。成人 TPN 中的每日电解质需要量可根据实际临床情况进行调整,如胃肠道丢失时应增加,而肾衰竭或血电解质水平偏高时应减少。

微量元素、水溶性维生素和脂溶性维生素通常单包装市售制剂即可满足患者的每日需要量。但在某些特殊患者(如重症患者、烧伤患者或伴有肠瘘等情况时),某些微量营养素的组分可能不足,需要额外剂量或单一制剂的添加。然而,给予的剂量必须适应患者的排泄能力。需注意的是肠外营养不作为电解质严重缺乏的补充途径,因肠外营养输注时间较长,无法在短时间内纠正电解质紊乱,此外肠外营养液中的脂肪乳稳定性受阳离子的影响较大。

六、制剂的选择

随着制剂工艺的发展及疾病研究的深入,越来越多的营养制剂问世(详见第三章),为临床提供更多的选择。临床药师应熟练掌握每种制剂的命名、特点及临床应用范畴,以便为临床医师提供专业的药学知识,同时也能对不合理处方进行干预,促使患者营养支持用药合理。

临床药师应熟知本医院内有哪些营养制剂、药剂学上各有什么区别、临床使用有何区别、指南中对不同疾病的特殊制剂有何建议等。

例如《临床诊疗指南:肠外肠内营养学分册(2008 版)》中对于没有肝性脑病的肝功能不全患者可以使用平衡型复方氨基酸而无须使用肝病用复方氨基酸,而对于肝性脑病患者才有使用肝病用复方氨基酸的证据支持。

总之,制剂的选择需考虑患者的疾病、肝肾功能、经济状况及指南建议、不同的输注途径等因素进行综合判断。

第三节　肠外营养的常见并发症

肠外营养支持疗法的并发症包括置管并发症、输注并发症和代谢性并发症。其中与临床药师相关的常见的代谢性并发症如下:

1. 低钾血症　钾离子随着葡萄糖从细胞外移至细胞内,而且组织合成时每消耗 1g 氮,则需 3mmol 钾。大量的葡萄糖促进糖原合成时也需要钾。

2. 低镁血症　组织合成时每消耗 1g 氮,则需 0.5mmol 镁。在肠外营养液配方中镁离子容易被忽略。

3. 低磷血症　血清磷低于 0.32mmol/L 时,患者可能出现的症状包括感觉异常、肌肉无力、惊厥、昏迷,严重者呼吸衰竭,可能致死。低磷血症通常发生于短时内大量摄入碳水化合物,由细胞内磷的量增加导致。

4. 血糖代谢异常

(1)高血糖:引起高血糖的主要原因有输注的葡萄糖总量过高、滴注速度过快和胰岛素不足或胰岛素抵抗。研究表明,当葡萄糖的滴注速度 > 4~5mg/(kg·min)时易引起高血糖。

(2)低血糖:引发低血糖的原因有胰岛素用量过大、突然停止肠外营养输注以及 PVC 材质输液袋对胰岛素的吸附。通常建议胰岛素单独输注,或按 1g葡萄糖给予 0.1U 胰岛素的比例加入并混合均匀,且肠外营养的滴注速度不宜过快。

5. 韦尼克脑病　长期输注肠外营养液而给予维生素不足,则易引起维生素 B_1 缺乏导致的韦尼克脑病,以精神障碍、眼肌麻痹和共济失调为主要症状。

6. 再喂养综合征(refeeding syndrome)　指在长期饥饿后过快的再喂养(尤其是碳水化合物,包括经口摄食、肠内或肠外营养)所引起的一系列代谢和病理生理学改变,影响心脏、肺、血液系统、肝脏和神经肌肉系统等,造成临床并发症,严重时可致死。通常在再喂养1周内发生,主要表现为心律失常、急性心力衰竭、心脏停搏、低血压、休克、呼吸肌无力、呼吸困难、呼吸衰竭、麻痹、瘫痪、谵妄、幻觉、腹泻、便秘等。患者的血液生化主要表现为严重的低磷血症(< 0.3mmol/L)、低镁血症(< 0.5mmol/L)和低钾血症(< 3mmol/L)。预防再喂养综合征可逐步(1~10天)增加能量至全量,并给予适当的磷、钾、镁及维生素。

7. 肝胆功能异常　长期肠外营养支持疗法易导致肝功能异常,通常在1~2周内出现血清肝脏酶系升高和胆汁淤积,常为短期的轻度升高,停止治疗后多可恢复。主要原因为肠外营养液中的葡萄糖和脂肪乳过多,以及细菌在小肠内过度增殖和胃肠道缺乏刺激。最有效的解决途径是尽早开展肠内营养。

8. 肠黏膜萎缩　长期肠外营养由于肠道空闲导致肠黏膜萎缩甚至肠道屏障受损,进而引起细菌移位、全身炎症反应等症状。临床上可使用谷氨酰胺制剂或尽可能地给予少量肠内营养预防。

第四节　肠外营养支持疗法的药学监护

临床药师每日监测患者的疾病状态、生理状态变化;核实营养制剂的具体使用情况,如输注途径和时间、患者耐受情况、不良反应的发生情况、营养支持并发症的发生情况等;并做患者用药教育,使患者知晓目前的营养支持状况。

一、营养支持有效性监测

(一)患者的生化指标

生化指标是临床最为常用的营养监测指标,主要围绕体内蛋白及脂肪的代谢。通常对于监测而言有2个方面的含义,一是治疗的有效性,二是不良反应或并发症的监测。

1. 体内蛋白的合成代谢功能监测　体内蛋白的代谢主要通过血浆蛋白水平来评判,以反映肝脏的合成代谢能力。最常用的指标有白蛋白、前白蛋白、运铁蛋白和视黄醇结合蛋白。当肝脏功能受损或摄入不足时,这些指标往往存在不同程度的下降,而营养支持疗法时这些指标亦会有不同程度的改善。此外,急性应激状态、感染和长期饥饿状态也会改变血浆蛋白浓度。由于不同的血浆蛋白指标其半衰期特点不同（表 5-5），因此可以通过不同的变化判断营养支持疗法的趋势。

表 5-5　不同血浆蛋白的半衰期

血浆蛋白	半衰期 /d	血浆蛋白	半衰期 /d
白蛋白	18~21	运铁蛋白	8~10
前白蛋白	2~3	视黄醇结合蛋白	0.5

白蛋白因其特异性高，是最常用于评估营养状态的血浆蛋白，并具有诊断意义。白蛋白由肝实质细胞合成，是血浆中含量最多的蛋白，占血浆总蛋白的 40%~60%，在维持血浆胶体渗透压方面有至关重要的作用，半衰期为 18~21 天。短期的营养状态变化不会改变白蛋白数值，因此不是反映短期内营养状态变化的有效指标。白蛋白是动态监测重症患儿营养状态变化的重要指标，也是监测肾衰竭患儿营养状态变化的唯一可靠指标。

前白蛋白由肝脏合成，是一种载体蛋白，可结合 T_3 和 T_4，与视黄醇结合蛋白形成复合物，具有运载维生素 A 的作用，半衰期为 2~3 天。前白蛋白的浓度也可以反映肝脏合成蛋白的功能，因其半衰期短，比白蛋白和运铁蛋白更为敏感，用于评价短期内（1 周）的营养状态变化时其特异性和灵敏度高。

运铁蛋白的半衰期介于白蛋白和前白蛋白之间，也是表征蛋白质营养缺乏的指标之一，但运铁蛋白的含量易受缺铁性贫血、肾病综合征、输入血液制品和抗感染药物等多种因素的影响，因此可靠性不高。同样，视黄醇结合蛋白也因其特异性不高而不作为主要判断指标。

例如当患者近日遭遇营养风险时，白蛋白因半衰期较长而没有显著变化，但前白蛋白因半衰期短而会出现较明显的变化。而当给予患者恰当的营养支持疗法后，前白蛋白较白蛋白先恢复。如前白蛋白数值并未明显改善，可以侧面证明营养支持疗法不甚恰当。

当前临床往往存在人血白蛋白滥用的情况，人血白蛋白补充入体内后，虽然能快速改变血浆白蛋白数值，但无法改善肝脏对蛋白的合成能力，也无法改善患者的营养状态。这是因为人血白蛋白进入体内后，首先水解为氨基酸，然后再被机体组织细胞所利用，合成所需的各种蛋白质。由于各种组织细胞内的蛋白质有其特殊性，是由组织细胞自身来合成的，因此外源无法提供。白蛋白的分解产物内缺乏合成其他蛋白质的色氨酸，故营养价值低。

血浆白蛋白水平降低只是一个现象，从营养角度看，这个现象的根本原因是能量和氮的摄入不足。因此，要改善外科患者术后的高分解代谢、负氮平衡和低蛋白血症,应从根本上解决营养不良的问题,提供合适的能量和营养底物。在营养底物中,氮的供给应选择平衡型复方氨基酸制剂,而非白蛋白。

2. 其他生化指标　临床药师应了解肝功能、肾功能、血脂、血常规等生化指标,并会解读多项营养指标及其相关含义。在平日的查房中要对这些数值进行记录,并随之调整营养支持疗法方案。

在电解质中,需注意血钙的数值解读。人体中98%的钙位于骨骼,2%的钙位于血液。而在这2%的钙中,大部分与白蛋白结合,剩下的少数钙以游离形式存在。通常检验科测得的血钙为血浆总钙浓度,而营养不良患者通常白蛋白水平低下,导致血钙数值偏低,但实际起作用的游离钙并不一定减少。这就需要对血钙进行校正,以免补充过多的钙,给患者身体造成负担,还有可能对肠外营养液中的脂肪乳稳定性造成严重影响。

血钙校正公式如下:

$$Ca^{2+}校正(mmol/L)=Ca^{2+}实测(mmol/L)+0.2\times[4-0.1\times Alb(g/L)]$$

(二)其他检测指标

肠外营养监护还包括患者的体重变化、每日液体出入量、肠外营养的耐受情况、营养状态指标的变化、患者的水化情况、营养缺乏或过量的表现。

二、肠外营养的并发症及用药情况

(一)肠外营养的并发症

肠外营养的并发症包括气胸、空气栓塞、导管堵塞;高血糖症、低血糖症、高甘油三酯血症、电解质紊乱、必需脂肪酸缺乏、肾前性氮质血症;胆汁淤积、胃肠萎缩;导管相关性感染。在本章第三节中已有详细介绍,这里不再赘述。

(二)药物具体使用情况

核实患者具体的实际用药情况是否与医嘱相符,以及执行情况。如具体滴注速度、保存条件、是否再行添加药物、其他治疗药物等给药情况。具体用药是临床药师的重点工作内容之一,也是走进患者的切入点。便于对患者药物治疗的了解,发现临床用药问题,及时调整治疗方案。

(三)药物相互作用

除TNA药物外,药师应多关注TNA药物与其他治疗药物的相互作用、配伍禁忌等方面。临床具体用药情况不一定在医嘱中所有体现,如通过三通的形式输注2种药物、加药和入壶等情况需临床药师逐一核对。

三、患者用药教育

药师熟知药物使用注意事项与不良反应,如剂量、溶媒的选择、配制方法、输注途径、滴注速度、常见不良反应等问题。能在患者用药前告知患者如何正确使用和贮存药物，并告知患者用药后可能出现的情况，协助医师解决患者治疗中出现的用药问题。

（一）询问患者过敏史

询问患者的药物食物过敏史，对任一 TNA 成分过敏则应禁用。例如对鸡蛋或大豆过敏，则禁用脂肪乳注射液。

（二）正确的滴注速度

通常 TNA 需滴注 16 小时以上，最少也要保证 12 小时，最为合理的情况是 24 小时持续输注。但因患者在输注 TNA 时，由于时间过长而感觉行动受限，临床药师应告知患者及家属不要自行调快，并核实患者的滴注速度。

（三）常见不良反应

告知患者常见不良反应的症状，这样一旦患者出现这些症状也不会过分焦躁与担心。最为常见的 TNA 的不良反应为发热、寒战、躁动和心慌。通常这与 TNA 的滴注速度有关，开始输注时应缓慢，待患者耐受后可升高滴注速度至目标值。如 TNA 的渗透压摩尔浓度超过 900mOsm/L，外周静脉输注容易导致静脉炎，应告知患者可出现沿血管走行的疼痛。如超过 900mOsm/L 且预期 TNA 的使用时间超过 5~7 天，可建议医师选择建立中心静脉途径，能耐受 2 000mOsm/L 以上的输液。

（四）建立良好的沟通方式

药师要告知患者能帮助患者做哪些事情，以及药物服务范畴。此外，可将联系方式告知患者，或打印用药教育单交给患者。一旦患者发生用药相关情况，能在第一时间找到药师，提升临床药学服务。

（五）鼓励患者建立信心

药师在查房及用药教育时，除关注疾病外，要多关注患者的心理情况。鼓励患者建立康复的信心，可帮助提升患者的用药依从性。

临床为保证用药安全，降低微粒入血的风险，输液时多采用终端滤器，但要注意对于含脂肪乳的注射液需使用 1.2μm 的滤器，而不含脂肪乳的注射液可使用 0.2μm 的滤器。

（梅　丹　赵　彬）

参 考 文 献

[1] 赵彬,老东辉,商永光. 规范肠外营养液配制. 协和医学杂志,2018(04):39-50.

[2] 蒋朱明,于康,蔡威. 临床肠外与肠内营养. 2 版. 北京:科学技术文献出版社,2010:333-347.

[3] American Society of Health System P. ASHP guidelines on compounding sterile preparations. American journal of health-system pharmacy, 2014, 71(2): 145-166.

[4] VANEK V W, AYERS P, CHARNEY P, et al. Follow-up survey on functionality of nutrition documentation and ordering nutrition therapy in currently available electronic health record systems. Nutrition in clinical practice, 2016, 31(3): 401-415.

[5] 许静涌, 杨剑, 康维明, 等. 营养风险及营养风险筛查工具营养风险筛查2002临床应用专家共识(2018版). 中华临床营养杂志, 2018, 26(3): 131-135.

[6] 梅丹, 于健春. 临床药物治疗学: 营养支持治疗. 北京: 人民卫生出版社, 2017: 86-104.

第六章 肠内营养支持疗法规范化
应用及药学监护要点

第一节 肠内营养制剂的合理选择

如果患者的胃肠功能存在或部分存在,但不能或不愿进食以满足其营养需求,就应考虑通过各种途径给予肠内营养,以充分利用功能尚存的胃肠道。肠内营养支持疗法这一观念已取代单纯的营养支持被广大学者所认可。肠内营养具有诸多优点,如营养素的吸收利用更符合生理需求、有利于肠黏膜屏障功能和全身免疫功能的维护、减少肠道细菌和内毒素移位、有利于肝脏功能的保护、实施方便、费用低廉等。目前肠内营养,尤其是早期肠内营养已广泛应用于危重、创伤、腹部大手术及重症胰腺炎患者。然而,肠内营养在具体应用过程中还存在不少值得探讨的问题,如开始的时机、输注途径、输注方式、肠内营养制剂的选择等。临床上,肠内营养的不合理使用及其引发的依从性问题大大限制了其广泛应用。因此,在使用肠内营养时应充分考虑患者的能量需要量、胃肠道功能、疾病状况、预计应用管饲的持续时间和患者的偏好等,以选择合适的肠内营养制剂,帮助患者顺利实施肠内营养支持疗法。

第二节 肠内营养支持

一、肠内营养途径

(一)肠内营养输注方式

肠内营养的输注途径有口服、鼻胃(十二指肠)管、鼻空肠管、胃造口术、空肠造口术等多种,具体输注途径的选择取决于疾病情况、喂养时间长短、患者的精神状态及胃肠道功能等。

1. 口服营养补充 口服是营养支持的首选手段。当经口进食不足造成宏量营养素或微量营养素缺乏时应考虑口服营养补充(oral nutritional supplement, ONS),尤其是对于那些体重丢失或营养素摄入不足达 5~7 天的患者。经口服的肠内营养制剂能刺激具有抗菌作用的唾液分泌,故效果优于管饲营养。是否选择口服肠内营养制剂主要取决于患者的吞咽能力及有无食管狭窄或梗阻。

2. 鼻饲 鼻饲适用于短期肠内营养支持(少于4周)。应用鼻胃管和鼻肠管的适应证包括因神经或精神障碍所致的进食不足或吞咽困难,以及因口咽、食管疾病引起的难以进食者。烧伤患者,某些胃肠道疾病、短肠及接受放化疗的患者也可以考虑使用。此种方法亦可用于由全肠外营养过渡至肠内营养,以及由肠内营养过渡至自主口服进食时。

(1)鼻胃管:操作简单易行,导管尖端在胃内。胃内置管行肠内营养的优点是胃容量大,对营养液的渗透压不敏感,适合各种肠内营养制剂如要素饮食、匀浆饮食、混合奶等的应用,另外更符合生理,可采用间歇输注的方法,缺点是鼻咽部刺激、溃疡形成、出血、易脱出、易发生吸入性肺炎等并发症。放置鼻胃管时应选用口径较细且柔软的硅胶管、聚乙烯管和聚氨酯管,长80~100cm即可。目前国内外已有多种商品化饲管问世,可选择应用。

(2)鼻十二指肠或空肠置管:是将营养管经鼻腔、食管、胃放入十二指肠或空肠内的方法,其适应证与鼻胃置管相似,但更适合有胃排空障碍或不适合胃内喂养者。此法明显减少误吸等并发症。

3. 内镜技术

(1)经皮内镜下胃造口术(PEG):欧洲肠外肠内营养学会(ESPEN)推荐当肠内喂养时间 > 3~4周时就应考虑采用经皮内镜技术。相比鼻胃管而言,PEG具有依从性更好、创伤小、食管反流及误吸风险低、喂养效果更好等优点,适用于因各种原因不能正常进食、需长期行肠内营养的患者,成人及儿童均可应用,但有明显的食管及咽部狭窄、内镜不能插入者及腹水、胃切除史和严重的胃部疾病者不宜施行。

(2)经皮内镜下空肠造口术(PEJ):是近年来兴起的一种新的肠内营养置管技术。在胃输出瓣有狭窄的患者或危重症患者,由于存在发生吸入性肺炎的风险,可将PEG扩展为PEJ。该法允许在胃肠减压的同时进行幽门后的肠道喂养。目前还有待进一步研究证实幽门后营养是否消除产生吸入性肺炎的风险。但是,饲管位置放置不对及口咽分泌物的持续吸入已被认为可能是导致PEJ患者反复发生误吸的原因。空肠饲管由于管径小,具有较高的堵塞率,并且容易折断和渗漏。

(二)肠内营养导管的选择

在确定给药途径的基础上,还需根据患者的病情治疗需要和经济状况挑选适合的导管。①聚氨酯导管:质地柔软,多带导丝,便于置入体内,患者的耐受性好,不易受胃肠消化液酸碱性的影响。目前临床选用此材料较多。②聚氯乙烯导管:含增塑剂,质地较硬,易受胃肠消化液酸碱性的影响,易变形,容易出现咽炎,患者的耐受性不好,使用时间短。但价格便宜,可用于短期使用管饲的患者。③硅胶管:质地柔软,操作时不易置入,因饲管内壁粗糙,容易堵塞。

(三)肠内营养途径的选择

由于患者的基础疾病不同,胃肠道功能的完整性也不尽相同,因此在选择肠内营养支持途径时需考虑下述因素。

1. 对患者的损伤程度　损伤小、简单安全是置管的最重要的原则。对于有肠内营养指征、上消化道无梗阻、营养支持后仍可恢复自然经口进食者,应尽可能采用经鼻置管。只有口、咽、鼻、食管梗阻或因疾病原因不能恢复经口进食,或虽然能恢复经口进食但需时较长、发生吸入性肺炎的风险大的患者才考虑造口置管。

2. 营养支持所需的时间　需长期管饲者宜用胃造口或空肠造口置管,估计时间较短者宜采用经鼻置管。时间长短受患者的疾病、营养状态、医疗监护条件和所用鼻饲管的质地等影响。

3. 胃肠道功能　胃肠道功能受损程度影响肠内营养方式的选择,严重受损者不能应用肠内营养。胃肠功能差、需持续滴入营养液以及有较大的误吸风险者宜用胃或空肠造口置管。经腹手术的患者,如营养状态差、手术创伤重,或估计术后发生胰瘘、胆瘘、胃肠吻合口瘘等可能性大者应在术中做空肠造口置管,用于患者较长时间的营养支持。

(四)肠内营养方法

1. 间歇性重力输注　将配制好的营养液至于肠内营养袋中,经输液管与肠道饲管连接,借重力将营养液缓慢滴入胃肠道内,250~400ml/次,4~6次/d,速度为20~30ml/min。该操作常见于临床,其优点是患者有较多自由活动的时间,类似于正常饮食。但由于肠道蠕动或逆蠕动的影响,常会引起滴注速度不均和胃肠道不适等症状。如出现腹胀、恶心等胃排空延迟的症状,可减缓滴注速度。

2. 经泵持续输注　通过输液泵的应用保证肠内营养液12~24小时均匀持续输注,适用于十二指肠或空肠近端喂养的患者。目前临床多主张通过此方式进行肠内喂养。临床实践表明,经泵持续输注时,营养素的吸收效果较间歇输注好,大便次数及大便量明显减少,患者的胃肠道耐受性也得到提高,营养支持疗法的效果显著。

二、肠内营养制剂的选择

(一)肠内营养制剂的特点和适应证

肠内营养制剂按氮源可分为三大类:整蛋白型、短肽型、氨基酸型。不同类型的肠内营养制剂有各自不同的特点和适应证。

1. **整蛋白型**　以源自牛奶、肉类、鸡蛋、大豆的完整蛋白提供氮,与碳水化合物如淀粉水解产物配方。该型制剂进入胃肠道后可刺激消化腺体分泌消化液,帮助消化、吸收,在体内的消化吸收过程同正常食物,可提供人体必需的营养物质和能量的需要;且渗透浓度接近于等渗,减小对肠道的刺激性,更增加患者的用药依从性。适用于面或颈部创伤,或颅颈部手术后;咀嚼和吞咽功能性或神经性损害患者;以及高分解代谢状态,如癌症、烧伤和颅脑创伤患者;慢性阻塞性肺疾病患者;轻、中度慢性肾衰竭患者;对重度慢性肾衰竭患者,亦可改善营养不良。

在整蛋白型肠内营养制剂的基础上,根据部分疾病的代谢特点又开发出许多疾病适用型肠内营养制剂。普通平衡型肠内营养制剂适用于胃肠功能未见明显异常但吞咽功能障碍的患者,如面颈部创伤、颅颈部手术后、神经性厌食、意识丧失和接受机械通气的患者以及肠道检查准备期间和围手术期的营养支持。

2. **短肽型**　所含的蛋白质为乳清蛋白水解产物,由蛋白质水解而成的4或5个氨基酸肽链组成,由于肽链短,所以不会引起抗原识别和提呈。小肠中既有运输氨基酸的体系也有运输低聚肽的体系,低聚肽经小肠黏膜刷状缘的肽酶水解后进入血液,容易被机体利用,不需要很强的消化功能且几乎不在结肠内产生残渣。适用于有胃肠道功能或部分胃肠道功能的患者,如胰腺炎、炎性肠病、放射性肠炎和化疗、肠瘘、短肠综合征、人类免疫缺陷病毒感染等;也可作为营养不足患者的手术前后喂养及肠道准备。

3. **氨基酸型**　其特点是以简单的形式(如氨基酸、简单的碳水化合物、脂肪、维生素和矿物质)存在,几乎不需要消化吸收,是低脂的肠内营养制剂,故可减少对胰腺外分泌系统和肠管分泌的刺激性,几乎完全吸收,无渣,不需消化液或只需极少的消化液便可吸收。适用于消化道通畅的患者,不能正常进食,合并中至重度营养不良;消化道术前准备;消化道手术后吻合口瘘,如咽部瘘、食管瘘、胃瘘、结肠瘘等疾病;急性坏死性胰腺炎的恢复期、低蛋白血症(白蛋白< 3.0mg/d)、低位肠瘘时的早期肠内营养、短肠综合征患者(小肠的长度< 60cm)、炎性肠病如克罗恩病和溃疡性结肠炎。

(二)肠内营养制剂的选择

目前,肠内营养的商品化制剂及自制制剂越来越多,这一方面为临床医师提供更多的选择余地,但另一方面也不可避免地带来一些问题。突出表现在对肠内营养制剂的重要特性未加注意或不甚了解,所用的制剂与患者的实际需要不符。因此,临床上应根据患者的能量需要量、胃肠道功能、肠内营养制剂的配方特点、疾病类型、使用途径、价格等选择适合患者实际情况的肠内营养制剂,以达到最佳的营养支持效果。

1. 能量密度　能量密度与营养素含量相关,其决定热量摄入。标准能量密度为 1~1.2kcal/ml,中等能量密度配方含约 1.5kcal/ml,高能量密度配方含 2kcal/ml。增加配方的能量密度可减少胃排空且提高配方的渗透压,两者均可导致患者难以耐受。如果由于输入某些高能量的配方使肠道酶的活性受到抑制,也可引发恶心、腹胀、腹泻等胃肠道反应。随着能量密度的增加,水解的风险也会增加。但对于诸如充血性心力衰竭、肾衰竭或其他需要严格限制液体输入的患者而言,标准能量密度配方的肠内营养制剂可能导致液体过量,此时需选择高能量密度的肠内营养制剂。

2. 胃肠道功能　对于胃肠道功能正常的患者来说,应采用以整蛋白为氮源的制剂,其价格相对较低且渗透浓度较低,患者的用药依从性较好。对于胃肠道功能受损的患者可酌情选择短肽型或氨基酸型肠内营养制剂,这 2 种类型的肠内营养制剂均无须消化即可吸收,适用于消化和吸收功能受限的患者。但氨基酸型肠内营养制剂的口感差且渗透压高,可能引发高渗性腹泻,致使患者难以耐受。

3. 肠内营养制剂的配方特点

(1)碳水化合物种类:碳水化合物是人体最重要的供能物质,是非蛋白质热卡的主要部分,特别是糖类提供生命所需的大部分热量。临床常用的是葡萄糖。葡萄糖能够在所有组织中代谢,提供所需的能量,是蛋白质合成代谢所必需的物质。肠内营养制剂的碳水化合物来源多种多样,对乳糖不耐受者应采用无乳糖或以玉米淀粉水解产物为糖类的制剂;对蔗糖不耐受者应采用以葡萄糖或低聚糖为糖类的制剂;对单糖不耐受者应采用以低聚糖为糖类的制剂;对双糖或其他糖类不耐受者应以无糖制剂为基础,再增加不同的糖类组件;对血糖控制困难的患者可选用含部分果糖及缓释淀粉的制剂。

(2)蛋白质种类:对牛奶蛋白过敏者可选用分类的大豆蛋白作为氮源。对膳食蛋白过敏或胰腺外分泌不足时,可选用以蛋白水解产物或氨基酸混合物为氮源的要素制剂。

(3)脂肪种类:脂肪含量高低对伴有显著吸收不良、严重胰腺外分泌不足或高脂血症的患者影响明显。肠内营养制剂中的脂肪来源包括中链甘油三酯(MCT)和长链甘油三酯(LCT)。LCT 可提供必需脂肪酸,但供能缓慢;MCT 较 LCT 供能迅速,且不需要胆盐和胰脂酶消化,不依赖肉碱进入线粒体氧化,可有效减轻肝脏负担。MCT 在肠道内的脂解速度也较快,当小肠吸收面积缩小时亦能吸收,并可直接经过小肠上皮细胞进入门静脉系统而无须通过淋巴循环。因此,对有脂肪泻或脂肪吸收不良的患者可采用 MCT 制剂代替部分 LCT,但不宜以 MCT 完全取代 LCT 以防发生渗透性腹泻及必需脂肪酸缺乏。

MCT不宜用于糖尿病酮症酸中毒患者。

（4）膳食纤维的选用：膳食纤维分为可溶性及不可溶性纤维，可有效调节肠道功能，有助于降低血胆固醇并能改善糖尿病患者的血糖控制。肠内营养配方添加的不可溶性纤维可帮助粪便形成及增加肠蠕动频率，从而使肠功能维持正常；而可溶性纤维则对胆固醇和葡萄糖有控制作用，且能提供短链脂肪酸用于维持肠道功能的完整。最常用于肠内营养配方的纤维来源是大豆纤维，其兼有可溶性与不可溶性纤维的优点。但增加纤维的肠内营养配方也存在一定的问题。纤维可增加配方的黏度，且含纤维配方可能需要用泵通过饲管注入，容易造成管路堵塞。另外，纤维还可能引起产气增多和腹部不适的胃肠道症状，但随着使用时间延长，该症状将会有所减轻。有报道称在接受含纤维配方管饲并服用抑制胃肠道动力制剂的患者中有胃肠结石的形成，因此建议对胃肠道动力差或有潜在胃肠功能紊乱的患者应慎用含纤维的配方。

（5）渗透浓度：渗透浓度与胃肠道耐受性密切相关。高渗制剂如氨基酸型肠内营养制剂易引起腹泻及其他胃肠道反应，而低渗制剂如整蛋白型肠内营养制剂的胃肠道耐受性较好。

（6）剂型：包括液体制剂和粉剂2种。液体制剂使用方便，但储存、运输不便；粉剂使用时需预先冲调，但宜于保存及运输。

（7）价格：不同商品化制剂的价格相差很大，应根据患者的实际需要选用。

4. 疾病类型　不同疾病类型的患者其营养需求也存在差异。糖尿病患者可选用有糖尿病适用型肠内营养制剂［如肠内营养乳剂（TPF-D）］，其碳水化合物主要来源于木薯淀粉和谷物淀粉，因此能减少糖尿病患者与糖耐受不良患者的葡萄糖负荷。肿瘤患者可选用肿瘤适用型肠内营养乳剂［如肠内营养乳剂（TPF-T）］，其添加的ω-3脂肪酸可有效改善免疫功能，发挥抗炎、抗肿瘤作用。高分解代谢状态如癌症、烧伤和颅脑创伤患者、神经性厌食以及心功能不全等患者对液体量或能量有特殊需求，可选用为了节约入液量而制成高能量密度的肠内营养混悬液［如肠内营养乳剂（TP-HE）］。肺部疾病患者可选用高脂、低碳水化合物的配方（如肠内营养混悬液），减少二氧化碳的产生，从而减少慢性阻塞性肺疾病或急性呼吸衰竭引起的二氧化碳潴留。

随着工业化生产的进步，商品化肠内营养制剂的选择范围越来越广，作为一名临床药师，需要根据患者的疾病情况和不同营养制剂的特点协助患者选择正确和合适的肠内营养制剂。如果患者的胃肠道功能正常，应选用整蛋白型配方；消化或吸收功能障碍患者则选用短肽型或氨基酸型配方。如果患者的入液量要限制和/或需要高能量密度的配方，应选用高能量密度的产品并要考虑是否需要疾病特异型配方，否则就选用标准配方。如果患者有便秘的情况，应选用含不溶性纤维的配方；若无便秘的症状，就可选用标准配方或含可溶性纤维的配方。高脂血症或血脂增高的患者选用优化脂肪配方。低蛋白血症患者选用高蛋白配方。如果患者有某些特殊的饮食限制或有其他营养需求，则可给予疾病特异型配方或小儿配方。总的来说，通过适当的肠内营养途径的建立，配合商品化肠内营养制剂，可以为患者提供有效的肠内营养支持疗法。

第三节　肠内营养的常见并发症

肠内营养治疗的有效实施依赖临床医务工作者充分了解各类肠内营养制剂的组成、特性、制备及评价等。如果使用不当，也会出现各种并发症，增加患者的痛苦并影响治疗效果。临床常见的肠内营养并发症主要包括以下4个方面：

1. 机械性并发症　肠内营养的机械性并发症主要与穿刺管的质地、粗细、置管操作方法和放置部位有关，可表现为鼻、咽部糜烂、溃疡，饲管阻塞、损坏、移位等。机械性并发症常能通过良好的护理技术和仔细观察喂养的耐受情况加以避免。机械性并发症的发生原因及其防治见表6-1。

表6-1　机械性并发症的发生原因及其防治

并发症	原因	预防/处理
鼻、咽部及食管损伤	饲管粗而质硬，长期放置，很少移动变位，长期压迫太紧	改用较细、质软的饲管；适当调整放置位置；经常检查局部，做好口腔、鼻腔护理
饲管阻塞	冲洗不充分	每次输注后或每输注2~8小时使用20~50ml清水冲管
	经常给予不恰当的药物	彻底研碎药物并溶于水中，尽可能使用液体制剂，用药前后均要使用30ml水冲洗，注意药物与管路和肠内营养配方的相容性
	饲管口径过小，肠内营养液的浓度过高	选择合适口径的饲管，使用喂养泵持续匀速输注
饲管拔除困难	长期使用	改用胃造口或空肠造口
	造口管的固定方法不恰当	剪断造口管，使其远端由肠道排出
	饲管扭结	移动饲管到咽喉部，在扭结处切断，管道扭结处由口腔取出或使其远端由肠道排出

续表

并发症	原因	预防 / 处理
造口并发症	造口管与胃 / 肠壁固定不紧,造口出血或胃肠液外溢	需再次手术妥善固定
	造口后肠壁和管道未与腹壁固定,造成饲管脱出	造口后饲管需妥善固定
	造口旁腹壁皮肤消毒、护理不当	注意造口旁腹壁皮肤消毒、护理

2. 胃肠道并发症　胃肠道并发症是肠内营养支持过程中最常见的并发症,也是影响临床肠内营养持续实施普及的主要障碍,其诱发原因复杂多样,临床常见腹胀、腹泻、恶心、呕吐、肠痉挛等消化道症状。正确使用肠内营养制剂、合理操作、妥善护理可以显著预防和纠正、处理这类并发症。腹泻及其他胃肠道并发症的发生原因及其防治见表 6-2 和表 6-3。

表 6-2　腹泻的发生原因及其防治

原因分类	可能的具体原因	预防 / 治疗
使用方法不当	营养输入过量,超过机体接受度	喂食速度从 25ml/h 开始,视机体耐受情况逐渐增加,每日递增 25ml/h
	输入速度过快	降低 / 控制速度
	大剂量推注或口服方式	建议使用专业喂养泵,并采用持续方式输入,控制管饲速度
	膳食纤维不足	选用含膳食纤维的配方
	管饲的温度太低	室温下使用或使用加温器
	营养配方受污染	建议每日更换导管,瓶子开启后 8 小时内使用,冰箱内保存不得超过 24 小时
	钠缺乏	根据患者的临床和代谢状况补充钠,限制液体摄入
	渗透压过高	选用低 / 生理渗透压配方(300~350mOsm/L)
疾病	低蛋白血症($< 30g/L$)	积极进行包括营养支持在内的综合治疗纠正低蛋白血症,选用高蛋白配方

原因分类	可能的具体原因	预防 / 治疗
药物	糖尿病控制不良	检查代谢状况,以持续输注方式给予营养,可用糖尿病专用配方
	消化 / 吸收不良(肠切除、炎性肠病、胰腺功能不全、胆汁缺乏)	根据病因选用要素型或含 MCT 整蛋白型营养配方
	胃肠道感染	大便培养确定病因,积极抗感染治疗并恢复肠内的正常菌群
	甲状腺和甲状旁腺疾病	检查代谢状况
	不能耐受乳糖	给予不含乳糖的配方
	抗生素	如有必要给予肠外营养,恢复肠道菌群
	含山梨醇的药物	改用其他药物
	含镁的药物	改用其他药物并检查适应证
	含乳果糖的药物	改用其他药物
	高渗透压药物	稀释药物 / 分散服用(在医师指导下)
	放化疗	短期以要素型配方为主,视耐受程度逐步向整蛋白型配方过渡

表 6-3　其他胃肠道并发症的发生原因及其防治

并发症	原因	预防 / 处理
腹胀	肠内营养制剂的组成不合理	使用不含乳糖或低脂配方,缓慢增加膳食纤维
	药物影响	消除含山梨醇成分的液体制剂
	疾病因素	针对原发病进行治疗
恶心、呕吐	胃排空延迟	床头抬高 30°~45°,减慢滴注速度,必要时加用促胃肠动力药,改变喂养途径(小肠营养),右侧体位有利于胃内容物通过幽门
	容量超载	降低滴注速度,减少总液体量及一次性入量,改成缓慢滴注

并发症	原因	预防／处理
便秘	膳食纤维摄入不足	采用富含膳食纤维的肠内营养制剂
	液体供给量不足	增加液体供给量［正常的液体需要量约为30ml/（kg·d）］,注意维持出入量平衡
	胃排空延迟与胃动力障碍	停止喂养2小时,检查胃潴留物;改用不含膳食纤维或低脂配方的肠内营养制剂;加用促胃肠动力药;采用喂养泵
	其他治疗药物所致（如阿片类药物）	如果无法更换药物,采用泻药与促胃肠动力药

3. 代谢性并发症　代谢性并发症的发生常与肠内营养液的质量管理、监测系统是否完善有关。常见的代谢性并发症包括电解质紊乱、糖代谢异常、液体失衡等。

（1）糖代谢异常：肠内营养支持过程中可并发糖代谢异常。肠内营养液中的糖含量过高或应激状态下糖耐量减低均可导致高血糖的发生。轻度的血糖升高可通过降低肠内营养的滴注速度或加用适量胰岛素得到有效控制;严重的血糖升高需立即停用肠内营养而改用肠外营养,加用适量胰岛素,待血糖控制稳定后再重新启动肠内营养支持疗法。目前,临床上还有糖尿病专用特殊肠内营养配方可供临床选择。低血糖多见于长期应用要素膳而突然停止的患者,缓慢停止肠内营养或停用后补充适量的碳水化合物即可避免低血糖的发生。

（2）电解质和微量元素异常：常见的电解质紊乱为血钾过高,这主要是某些营养液中的钾含量过高、代谢性酸中毒;或患者肾功能不全而未引起临床医师的重视,导致高血钾的发生。低血钾常见于分解代谢状态、机体瘦组织群消耗、再喂养综合征、代谢性碱中毒、应用大剂量利尿药、外源性钾补充不足,或因病情需要应用胰岛素时而未考虑钾的额外补充所致。低血钠常发生于应用大剂量利尿药、抗利尿激素（又称血管升压素,anti diuretic hormone,ADH）水平增高、外源性钠补充不足,有时亦为肝、肾或心脏功能不全者用低钠营养液时而未进行监测所致。微量元素缺乏在临床上较少见,目前肠内营养制剂中均含有一定量的微量元素,可满足患者的需求。

（3）液体失衡：肠内营养支持时最常见的液体失衡是高渗性脱水,这种并发症主要发生在气管切开或昏迷的患者,虚弱的老年患者和年幼的患儿也易发生,因为这些患者常有肾功能不全。在这些患者中,当使用高渗和高蛋白质配方作为肠内营养时，如自感口渴，需在肠内营养支持时适当增加水分。一般情况下，液体供给量至少需要 30~40ml/（kg·d），发热、环境温度高、神经系统功能紊乱等时需增加液体量。但心脏与肾脏功能不全时需严格限制液体摄入，可考虑选择高浓度的肠内营养配方并配合利尿药的使用。临床应注意监测出入量。

（4）再喂养综合征：是严重营养不良患者过快、过量地摄入食物而导致的一种危险结果，尤其是体重丢失 > 原体重的 10% 超过 2 个月，重新给予肠外或肠内营养时常会发生这种情况，其他如神经性厌食、慢性营养不良（如癌症、炎性肠病、短肠综合征、肠瘘和老年患者）、长期禁食（绝食）、营养不良的儿童也容易发生再喂养综合征。再喂养综合征可导致低磷、低镁、低钾、维生素缺乏、体液潴留等多种代谢紊乱的情况。预防再喂养综合征的关键是预计它的发生，对这些患者在重新摄食时注意监测生命体征、液体平衡、电解质（钠、钾、钙、磷、镁）、心率、呼吸功能、血气。能量摄入应从计划的最高摄入量的 30% 开始，预计在 1 周的时间内增加至全量。应额外补充钾和磷，以防其缺乏。

4. 感染性并发症　造成感染的原因主要有营养液误吸和营养液污染。感染性并发症的发生原因及其防治见表 6-4。

表 6-4　感染性并发症的发生原因及其防治

并发症	原因	预防/处理
吸入性肺炎	饲管位置不当	输入前和输入中注意确定饲管的位置是否适当
	高危患者的反流	改变输注角度，床头抬高 30°~45°；改用胃造口或空肠造口置管
	饲管太粗，导致胃/食管括约肌反射	改用细软材质的饲管
	胃排空延迟或胃潴留	减慢滴注速度或暂时停止输注
营养液污染	营养液配制过程中污染	配制前注意充分洗手、规范操作、保持配制场所清洁
	营养液使用过程中污染	配制好的营养液悬挂时间不超过 8 小时；肠内营养袋的使用不得超过 24 小时；使用时避免阳光直射
	营养液储存过程中污染	打开的营养液 24 小时内必须用完，否则需丢弃

第四节 肠内营养支持疗法的药学监护

临床药师在肠内营养的使用过程中对其进行药学监护可以尽可能地减少并发症的发生并及时评价治疗效果,已达到根据病情变化适时调整治疗方案、使患者获益的目的。肠内营养使用时需要监测的临床指标包括生命体征、体重变化、饲管的放置位置、胃潴留量、胃肠道反应、呼吸情况等。

一、胃肠道耐受性的监护

胃肠道反应对于评价肠内营养的耐受性至关重要。胃肠道不适常表现为腹胀、恶心、呕吐、腹泻等。腹胀主要是肠内营养在消化道内蓄积的表现,其产生的原因多种多样,如由于乳糖不耐受或膳食纤维快速大量摄入而导致的产气增多;又或者是由于高脂配方、药物、近期手术、危重症或原有糖尿病等基础疾病导致的胃排空障碍。一旦出现较明显的腹胀,应暂停配方的输注并对患者的生理状况进行综合评价。如果由于器质性病变的影响,如胃出口阻塞、完全或部分小肠梗阻等,都会限制肠内营养的继续使用。此时,必须考虑除非原发病得到缓解,否则不宜持续进行营养液输入。如果没有发现给予肠内营养可能出现的禁忌证,则可通过调整喂养方式以提高患者的用药依从性。恶心、呕吐也是判断肠内营养耐受程度的重要指标,它们通常发生于胃潴留量过多、严重胃胀、胃排空不良、胃肠道阻塞和/或胃动力不足时,严重时甚至可以出现胃管移位和误吸的可能性。肠内营养配方本身也可能会引起腹胀、腹泻、恶心、呕吐等胃肠道反应,通常见于使用高渗配方的肠内营养制剂如氨基酸型肠内营养制剂。因此,在使用这类药物时需格外警惕,必要时调整肠内营养制剂。便秘的问题最长出现在长期应用管饲的卧床患者身上,同时液体输入不足及纤维素缺乏也会导致便秘的产生。

胃内喂养时,最重要、最客观的观察为耐受性的方法,即测定胃潴留量。持续胃潴留量增多有可能增加食管反流和误吸风险。对于接受鼻胃管的患者,如果胃潴留量达到200ml,则应限制肠内喂养。以200ml作为评价标准是因为如果将胃潴留量标准定得过低,则可能因为频繁停止喂养而导致无法给患者提供足够的营养。一般情况下,如果胃潴留量不超过限制喂养的量,则需每4~8小时检查1次潴留量;如果胃潴留量过多而限制了喂养,则建议加强监测,每小时测定1次胃潴留量,直至其小于200ml后再重新恢复喂养。

如果患者出现上述胃肠道反应,具体的做法可遵循五度原则,即温度、速度、浓度、角度、洁净度。将床头持续抬高 ≥ 30°,容量从少到多,速度从慢到快进行输注。在有条件的情况下,可用营养输注泵控制滴注速度。保持管路通畅及营养液的洁净度，每 4 小时用 20~30ml 温水冲洗管道 1 次，每次中断输注或给药前后用 20~30ml 温水冲洗管道。

二、生化指标的监护

对住院患者应每日监测体重和液体出入量，体重的变化可以反映液体的情况。连续 3~4 天体重增加可能是反映液体入量需要减少的征象，而连续体重下降则可能是提示需要增加液体入量。控制饲管冲洗的次数和每次的冲洗量可以有助于患者出入量的调整。当改变冲洗次数和每次的冲洗量不足以控制液体入量时，还可以通过改变配方的能量密度来实现。维持出入量平衡有助于维持患者的内环境稳定。

定期监测生化指标对于及时发现可能发展为严重问题的代谢异常非常重要。启动肠内营养的初始 4~5 天内需连续监测血糖、钠、钾、氯及碳酸氢根离子浓度，如果没有发现管饲不耐受或代谢异常的现象，可减为每 3~4 天复查 1 次肝肾功能和血常规变化，防止肠内营养相关代谢性并发症的发生。在肠内营养的第 1 周应至少单纯监测肌酐清除率、血尿素氮水平及钙、磷、镁浓度。对于长期处于慢性营养不良的患者，可能出现细胞内钾、磷、镁缺乏，而血清水平依然正常的现象。此时，实施营养支持疗法需注意防止再喂养综合征的发生，以避免出现严重的电解质紊乱。如果开始营养支持 4~5 天后肌酐、尿素氮、各类电解质水平都趋于稳定，则可适当降低监测频率为每周 1~2 次。

对住院患者每隔 8 小时监测呼吸状况，通过对患者呼吸方式的简单观察，及早发现肺水肿和误吸的可能性。如果发生咳嗽和 / 或呼吸困难，则可能预示着误吸或其他呼吸系统问题。一旦观察到呼吸异常，则每周至少 2 次使用听诊器听诊以帮助监测肠内营养的顺利使用。

三、营养支持疗法效果的监护

进行肠内营养支持前，应对患者的营养状态进行全面评估，根据患者的营养状态确定营养素的补充。体重、三头肌皮褶厚度、上臂中点肌肉周径、淋巴细胞总数等指标应每周测定 1 次，对长期应用肠内营养则可每 2~3 周测定 1 次。生化指标的监测除可以用于发现某些潜在的代谢紊乱现象外，同时也可以用于评价营养支持疗法的效果。监测指标通常包括白蛋白、前白蛋白、运铁蛋白等。白蛋白的半衰期较长，可作为远期指标，用于反映营养支持的疗效。前白蛋白的半衰期较短，可作为反映营养支持疗效的近期指标。另外，在准确搜集 24 小时尿液及粪便的基础上，还可以通过计算氮平衡来衡量营养支持的效果。

（秦　侃　范鲁雁）

参 考 文 献

[1] KREYMANN K G, BERGER M M, DEUTZ N E P, et al. ESPEN guidelines on enteral nutrition: intensive care. Clinical nutrition, 2006, 25(2): 210-223.

[2] MEIER R. Basics in clinical nutrition: endoscopic access(PEG and PEJ)E Spen Eur E J Clin Nutr Metab, 2009, 4(5): e216-e218.

[3] CAMPOLI P, CARDOSO D, TURCHI M, et al. Clinical trial: a randomized study comparing the durability of silicone and latex percutaneous endoscopic gastrostomy tubes. Digestive endoscopy, 2011, 23(2): 135-139.

[4] XU J, YUNSHI Z, LI R. Immunonutrition in surgical patient. Current drug targets, 2009(10): 771-777.

[5] RYAN A, POWER D G, REYNOLDS J V. Immunonutrition in upper gastrointestinal surgery. Annals of surgery, 2009(249): 1062-1063.

[6] ANKER S D, JOHN M, PEDERSEN P U, et al. ESPEN guidelines on enteral nutrition: cardiology and pulmonology. Clinical nutrition, 2006, 25(2): 311-318.

[7] CANO N, FIACCADORI E, TESINSKY P, et al. ESPEN guidelines on enteral nutrition: adult renal failure. Clinical nutrition, 2006, 25(2): 295-310.

[8] METHENY N A. Preventing respiratory complications of tube feedings: evidence-based practice. American journal of critical care, 2006(15): 360-369.

第七章 特殊人群营养支持疗法与药学监护

第一节 儿科患者的营养支持与药学监护

一、儿童的营养需求特点及营养评定

儿童处于生长发育阶段,新陈代谢旺盛,对营养素的需要量相对高于成人。全世界有近 2 亿儿童存在长期的营养不良现象,是第三大儿童死亡原因。在住院患儿中,更有 50% 左右的患儿存在营养不良现象。

儿童的营养不良分为能量缺乏型和蛋白质缺乏型,而临床上常见的儿童营养不良多为两者的混合。营养问题可诱发疾病、降低患儿的免疫力、增加感染风险、加重疾病进程、降低治疗效果,最终延长住院时间、提高住院费用和死亡率;而疾病反过来可以改变患儿的营养需求、营养运输及营养代谢,进而加重营养问题。因此,儿童的营养问题应得到更高的重视。

(一)儿童对能量的需求

正常儿童所需的能量包括基础代谢、生长所需、食物热效应、体力活动和排泄消耗 5 个方面的需求。

1. 基础代谢 由于儿童的体表面积 / 体积的比值高于成人,故热量散失相对较多,加之儿童的生理代谢活跃,因此年龄越小的儿童每千克体重所需的基础能量越高,婴儿期该项能量需要量可占总能量的 60%[55kcal/(kg·d)]。

2. 生长所需 是儿童时期的特殊需求,与儿童的生长速度成正比。婴儿期生长最快,该项能量需要量也最高,约占总能量的 25%,1 岁后减至 10%~15%。

3. 食物热效应 婴儿食物中的蛋白质含量较高,该项需求占总能量的 7%~8%,而年长儿仅为 5% 左右。

4. 体力活动 儿童活动所需的能量波动较大,与儿童的性格特点、身体状况、年龄等相关,且所需的能量随着年龄增长而增加。

5. 排泄消耗 是指食物未能完全消化吸收而被排出体外的那部分损耗

能量,占总能量的5%~10%,腹泻时可成倍增加。

上述5项能量之和即构成儿童的总能量需要量。一般而言,年龄越小,每千克体重的能量需要量越大。表7-1是美国肠外肠内营养学会推荐的不同年龄段儿童的能量需要量范围。中国营养学会2006年首次颁发以及2013年修订的《中国新生儿营养支持临床应用指南》也给出类似的要求。在危重症的发病、治疗与恢复过程中,儿童对能量的需求会发生较大的变化。一般而言,住院患儿的能量消耗较正常患儿低,但个别疾病呈现出高于基础值的代谢率。例如烧伤、高热、患有严重心脏病和呼吸系统疾病的患儿及早产儿对能量的需求可高达130~150kcal/kg,而长期卧床不动的患儿仅为正常需求的60%左右。为临床使用方便,世界卫生组织(WHO)对某些常见疾病给出能量调整建议,在正常能量需要量的基础上乘以一个相关应激系数(表7-2),即为患儿所需的能量。

表7-1 儿童的每日能量需要量

年龄	每日能量需要量 /[kcal/(kg · d)]
早产儿	90~120
< 6个月	85~105
6~ < 12个月	80~100
1~ < 7岁	75~90
7~12岁	50~75
> 12~18岁	30~50

表7-2 儿童患病期能量需要量的应激系数

疾病种类	应激系数	疾病种类	应激系数
重症监护或使用呼吸机	1.0~1.15	肺炎	1.3~1.4
重大手术	1.2~1.3	颅脑损伤	1.3~1.4
多发性骨折	1.2~1.3	肝衰竭	1.4~1.5
腹膜炎	1.2~1.5	脓毒症	1.4~1.5
心力衰竭	1.25~1.5	烧伤	1.5~2.0

（二）儿童对营养素的需求

1. 蛋白质　蛋白质是人体生长发育和能量消耗的重要来源。儿童生长发育旺盛，所需的蛋白质相对成人较多，蛋白质供给的热量占总能量的8%~15%。表7-3给出儿童在不同年龄段的蛋白质需要量。除需要量大外，儿童对氨基酸组分的需要量也与成人有所不同。成人仅需8种必需氨基酸（essential amino acid，EAA），而儿童则还需要组氨酸。另外，早产儿的肝药酶活性低，胱氨酸、酪氨酸、精氨酸、牛磺酸也不能自我合成，也属于必需氨基酸。对可以正常饮食的儿童推荐选用优质蛋白，而对于需要使用肠内、肠外营养的3岁以下的患儿推荐选用小儿专用氨基酸，3岁以上的儿童和青少年可选用成人配方。

蛋白质供给量不足会导致营养不良、免疫功能低下、发育迟缓，但长期高蛋白、高热量饮食也会导致疾病的发生。婴幼儿期肾脏及消化器官尚未发育成熟，特别是尿毒症、肝性脑病和急性肾炎少尿期患儿，更应严格控制蛋白质摄入量。对于苯丙酮尿症（phenylketonuria，PKU）患儿，应终身使用低苯丙氨酸饮食辅以药物治疗，在满足机体代谢正常生长发育的最低要求的同时，避免苯丙氨酸及其代谢产物引起的脑损伤。

表7-3　儿童的每日蛋白质需要量

年龄	每日蛋白质需要量 /[g/(kg・d)]
早产儿	3~4
婴儿（1~ < 12个月）	2~3
儿童（10kg以上，或 > 1~10岁）	1~2
青少年（11~17岁）	0.8~1.5

2. 脂肪　脂肪占婴幼儿体重的比例高于成人，是提供能量和脑发育所必需的磷脂的重要来源，因此儿童所需的能量更多来源于脂肪。婴儿需脂肪约5g/(kg・d)，6岁以上的儿童约为3g/(kg・d)。中国营养学会2000年发布并于2013年修订的《中国居民膳食营养素参考摄入量》中对婴幼儿的脂肪摄入量占总能量的比例给出建议，见表7-4。

儿童对必需脂肪酸（EFA）种类的需求与成人相同，需要特别注意的是，婴幼儿尤其是早产儿体内的脂肪储备低，较成人更容易发生必需脂肪酸缺乏综合征（essential fatty acid deficiency syndrome，EFAD）。能正常进食的儿童通常可从食物中获取足够的EFA，但不能耐受食物或肠内营养的患儿如需肠外营养支持，必须尽早考虑脂肪乳的补充。

表7-4　儿童来源于脂肪的能量占总能量的比值

年龄	脂肪占能量比 /%	年龄	脂肪占能量比 /%
0~ < 0.5 岁	40~45	2~ < 6 岁	30~35
0.5~ < 2 岁	35~40	≥ 6 岁	25~30

3. 糖类　糖类是人体重要的能量来源,主要以糖原形式贮存于肝脏和肌肉内。婴儿的肝脏和肌肉分别为成人的 1/10 和 1/50,其贮存的糖原约为成人的 1/26。正常儿童可从食物中获得足量的糖类以供生长代谢需要,但婴幼儿一旦不能进食,由于体内糖原储备少而发生低血糖的风险高于成人,且与成人相比,婴幼儿持续低血糖更易造成脑组织损伤。因此,在住院患儿,特别是肠外营养支持的患儿中,补充足量的糖类并密切监测血糖的变化是非常必要的。糖类虽没有给出推荐摄入量,但一般而言,其提供的能量应占儿童总能量的 50%~60%。在保证总能量充足的前提下,糖类、脂肪、蛋白质 3 种营养需合理搭配,其最佳功能比为 5:3.5:1.5。

4. 维生素　维生素是维持儿童的正常生理功能、调节新陈代谢所必需的一类非产能营养素。各种脂溶性维生素和水溶性维生素对儿童生理功能的影响与成人相同,但特别需要指出的是,儿童的某些疾病常与维生素缺乏有关。例如佝偻病的发生多由维生素 D 缺乏所致,而不应该盲目补钙。新生儿的肠道内无细菌,无法合成维生素 K,故易发生出血。母乳中的维生素 K 含量较牛乳低,因此纯母乳喂养儿容易在出生后的 1~3 个月出现晚发型维生素 K 缺乏症。这也是众多新生儿出生后立即注射维生素 K 的原因。再如营养性巨幼细胞贫血患儿多为叶酸或维生素 B_{12} 缺乏。单纯母乳喂养者,若母体长期素食或有维生素吸收障碍,婴儿又未及时添加辅食,则极易发生维生素 B_{12} 缺乏。如果患儿贫血的同时有震颤等精神症状,则应先补充维生素 B_{12},待精神症状消失后再补充叶酸。

反过来说,维生素(尤其是脂溶性维生素)摄入过多也会带来疾患。例如一次性给予婴儿 100 倍正常剂量的维生素 A 即可促发急性中毒,每日给予正常剂量的 30 倍的维生素 A 即可产生慢性中毒。同样,大量摄入维生素 C 可使尿液酸化,产生大量尿酸盐、草酸盐或脱氢抗坏血酸,增加发生泌尿系统结石的风险。儿童的各种维生素每日推荐摄入量见表7-5。

表 7-5 儿童的各种维生素每日推荐摄入量

维生素类别	婴儿/[剂量*/(kg·d)]	儿童/[剂量*/(kg·d)]
维生素 A	150~300(500~1 000IU)	150(500IU)
维生素 D	0.8(32IU)	10(400IU)
维生素 E	2.8~3.5	7
维生素 K	10	200
维生素 C	15~25	80
维生素 B_1	0.35~0.5	1.2
维生素 B_2	0.15~0.2	1.4
维生素 B_6	0.15~0.2	1
烟酸	4.0~6.8	17
维生素 B_{12}	0.3	1
维生素 B_5	1.0~2.0	5
生物素	5.0~8.0	20
叶酸	56	140

注:*维生素 A、维生素 D、维生素 K 的剂量单位为 μg,其他种类的维生素的剂量单位为 mg。

5. 电解质及微量元素 儿童对这些物质的需要量参见表 7-6。正常儿童可由食物中获取足量的电解质及微量元素,并根据生理需要自身调节体内平衡。但对有充血性心力衰竭、肾炎伴水肿和高血压的患儿,应注意限制钠盐的摄入(< 0.5g/d)。肝豆状核变性疾病(Wilson 病)患儿有铜代谢缺陷,应选用低铜饮食,不宜进食含铜较高的动物内脏、鱼虾海鲜、坚果、巧克力和蘑菇等食品。长期卧床不能进食的患儿需要在肠外营养中补充各种电解质和微量元素。另外,婴幼儿对铁的需要量远远低于成人,为了避免过量补铁造成的致命性毒性反应,依靠短期(3 周以内)肠外营养支持的患儿一般不推荐补铁。接受长期肠外营养的患儿如需静脉补铁,应定期监测血浆铁蛋白和血清铁水平,避免过量。某些常见疾病(如胆汁淤积、肾功能损伤)对个别微量元素无法正常排泄,易造成微量元素中毒,如需肠外补充,应在使用中定期监测。

表 7-6 儿童的电解质及微量元素每日需要量

营养物质	早产儿(< 3kg)	新生儿及儿童(3~40kg)	青少年(> 40kg)
电解质			
钠	2~5[a]	2~5[a]	1~2[a]

续表

营养物质	早产儿(＜3kg)	新生儿及儿童(3~40kg)	青少年(＞40kg)
钾	2~4[a]	2~4[a]	1~2[a]
钙	1~2[a]	0.2~2[a]	5~10[b]
镁	0.2~0.4[a]	0.2~0.4[a]	5~15[b]
磷	1~2[a]	0.5~2[a]	10~40[b]
氯	2~4[a]	2~4[a]	按需
乙酸	1~2[a]	1~2[a]	按需
微量元素			
锌	400[c]	50~250[c]	2~5[d]
铜	20[c]	5~20[c]	200~500[e]
锰	1[c]	1[c]	40~100[e]
铬	0.05~0.2[c]	0.14~0.2[c]	5~15[e]
硒	1.5~2[c]	1~2[c]	40~60[e]

注:[a] 单位为 mmol/L;[b] 单位为 mmol;[c] 单位为 μg/kg;[d] 单位为 mg;[e] 单位为 μg。

6. 膳食纤维 食物中的膳食纤维可以降低血浆胆固醇水平,软化大便,促进肠蠕动,减轻便秘。年长儿的膳食纤维适宜摄入量为 20~35g/d,婴幼儿适当添加谷类、豆类、新鲜蔬菜和水果即可获得一定量的膳食纤维。

7. 液体 儿童的全身含水量相对多于成人,新生儿体内的水分约占体重的 80%,而成人仅占 60%。婴幼儿的新陈代谢旺盛,液体需要量也较高,并随着年龄增长而逐渐减少(表 7-7)。正常儿童的液体摄入量可根据生理需要自行调节,维持体内平衡,但儿童的细胞外液储存量低,出现呕吐、腹泻等疾患时更容易发生脱水。

表7-7 儿童的每日液体需要量

体重/kg	每日液体需要量
＜1.5	130~150ml/kg
1.5~＜2	110~130ml/kg
2~10	100ml/kg
＞10~20	1 000ml+50ml/kg× 每超出 10kg 的体重/kg
＞20	1 500ml+20ml/kg× 每超出 20kg 的体重/kg

(三)儿童的营养筛查和营养评定

儿童的营养状态与其正常的生长发育、疾病进展和预后有极其密切的关系。常规开展营养筛查，能够及时发现营养不良和存在营养不良风险的儿童，及早进行干预。因此，营养筛查应具有快速、简单、廉价的特点，适应医护人员繁忙工作的需要。常用的营养筛查指标还是围绕儿童的饮食、身高、体重及其变化而展开的。

表 7-8 是国内外儿科专家普遍使用的儿童营养筛查方法之一。其中，年龄别体重(weight-for-age)指的是该患儿的体重占同龄儿童中体重中位数的百分比，是反映近、远期营养状态的敏感指标，年龄别体重低于正常值的 2 个标准差以上时意味着能量和营养素供给量不足。年龄别身高(height-for-age)是该患儿的身高占同龄儿童身高中位数的百分比，身高增长缓慢或停滞反映有较长时间的营养亏空。身高别体重(weight-for-height)即该患儿的体重占相同身高标准体重的百分比，其优点是不依赖年龄，身高别体重低于正常值的 2 个标准差以上时可能是急性饥饿或长期摄入不足造成的。对于我国儿童生长曲线，可参考《中国 0~18 岁儿童、青少年身高、体重的标准化生长曲线》，也可采用 WHO 最新公布的各国家地区儿童生长标准。

表 7-8　评价儿童营养不良的筛查方法

	年龄别体重 /%	年龄别身高 /%	身高别体重 /%
正常	90~110	> 95	> 90
轻度营养不良	75~89	90~94	80~90
中度营养不良	60~74	85~89	70~79
重度营养不良	< 60	< 85	< 70

通过观察儿童的体型特征也可初步判断儿童的营养状态。例如以蛋白质缺乏为主的营养不良患儿多表现为食欲不佳、腹水肿、表情冷漠等；而以能量缺乏为主的营养不良患儿多表现为消瘦、憔悴、无力、皮肤干裂，常伴发免疫力低下和心动过缓。另外，短期内的营养不良主要表现为体重降低，而长期的营养不良则对身高和体重均有影响。

在住院患儿中，对营养的初步筛查也至关重要，可以快速评价患儿的营养不良风险和是否需要进一步评估。美国肠外肠内营养学会建议，对所有新入院的患儿在 24 小时内完成初步营养筛查。存在营养不良风险的患儿必须得到进一步的、更加详细的营养评定，而后根据评估结果制定营养支持计划，并随时根据监测和再评价结果调整营养支持方案(图 7-1)。

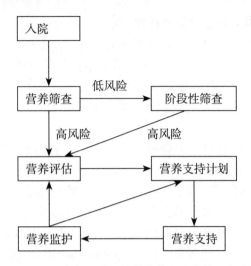

图7-1　儿童患者入院后的营养筛查及营养评定流程

　　营养评定的内容除患儿的身高、体重等物理测量值外,还应包括相关实验室检查。最常用的生化指标是血清蛋白,包括白蛋白、前白蛋白、运铁蛋白和视黄醇结合蛋白。因前白蛋白的半衰期较短,是动态监测重症患儿营养状态变化的重要指标,也是监测肾衰竭患儿营养状态变化的唯一可靠指标。

　　患儿在住院过程中常表现出电解质紊乱,血脂、血糖升高或降低,而将这些作为营养不良的判断依据时必须谨慎。例如入院后的禁食、感染、抗生素和肠外营养的使用及多器官功能衰竭等多种因素均可导致血液中的胆固醇和脂蛋白(LDL、HDL)偏低。在重症患儿中,可常见由于应激反应产生暂时性胰岛素抵抗而导致的一过性血糖升高。因此,入院时的血脂和血糖值常不能准确反映患儿的营养状态。又如重症患儿出现的低钙血症可由心脏手术、脓毒症、输血、重度胰腺炎、急性肾衰竭、创伤、多器官功能衰竭等原因导致;低镁血症多由腹泻、手术和使用药物所致;而低磷血症可由长期饥饿后的合成代谢增加或腹泻所致。手术和感染均可使锌、铁等微量元素低于正常值。在这些情况下,是否进行相应的营养支持和补充应视患儿的具体情况而定。

　　营养评定的另一方面的内容即营养支持的输入途径。一般而言,对口服耐受的患儿应尽量通过合理饮食来调节。特别是对2岁以下的婴幼儿,正常饮食可训练患儿的吞咽及语言功能。如果口服不耐受,应首选肠内营养。肠外营养仅应用于胃肠道功能缺陷或患儿通过胃肠道途径不能获得足量营养支持的情况。营养支持输入途径的选择见图7-2。

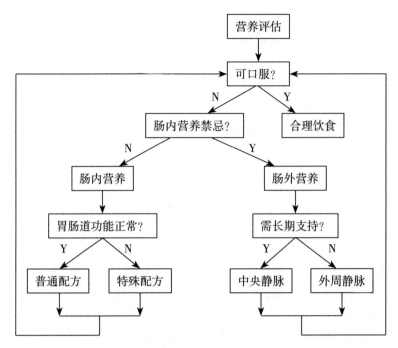

N:否；Y:是。

图7-2　儿童营养支持输入途径的选择

二、儿童肠内营养

（一）儿童患者使用肠内营养的指征与禁忌

肠内营养是临床营养支持的首选方式。如果患儿的胃肠道功能存在，但不能或不愿进食以满足其营养需求，就应考虑肠内营养支持。

1. **肠内营养的适应证**　通常经口摄入不足持续3~7天可作为肠内营养支持指征，但对于能量储备明显不足的患儿（如体重显著下降者）或者分解代谢旺盛者，可尽早进行营养干预。

（1）经口摄食能力降低

1）神经系统疾病，如昏迷、严重的智力迟缓、脑瘫并影响口腔和面部运动。

2）解剖异常，如头面部肿瘤、严重畸形如气管食管瘘。

（2）经口摄入不足

1）能量需要增加，如严重烧伤、多发性创伤和败血症等。

2）食欲减退，如肿瘤、内分泌疾病、胃食管反流和神经性厌食等。

（3）吸收障碍或代谢异常

1）吸收障碍，如慢性腹泻、短肠综合征、炎性肠病等。

2）代谢性疾病，如苯丙酮尿症和糖原贮积症等。

3）其他疾病，如食物过敏、胰腺炎和乳糜症等。

2. 肠内营养的禁忌

（1）完全性肠梗阻，如先天性肠闭锁等先天性消化道畸形。

（2）坏死性小肠结肠炎。

（3）由于衰竭、严重感染、创伤及手术后消化道麻痹所致的肠功能障碍。

（4）高流量小肠瘘。

此外，如上颚 - 面部手术等有可能增加机会性感染的情况则为管饲的相对禁忌。

（二）儿童肠内营养的常见输入途径与方式

选择肠内营养途径时，应综合考虑患儿的年龄、疾病、胃肠道功能、预计肠内营养的时间和发生吸入的可能性（表 7-9）。

如果只需短期肠内营养支持（＜ 6 周），可选择鼻饲喂养，操作简便且费用较低，也是临床最常用的方式。需要指出的是，早产儿的鼻腔黏膜发育不全且易破损，因此多采用口饲代替鼻饲的方式。相对于经皮或手术造口而言，鼻饲管的优势显而易见，但也有其缺陷。例如儿童多动、易哭闹，容易将鼻饲管抽出；置管或取管时可造成食管和胃黏膜损伤；儿童的口腔与食管狭窄，管道口径受限且易堵塞；且饲管裸露在外影响美观等。因此，如果预计患儿无法经口喂养超过 2 个月，则应考虑胃造口（PEG）或空肠造口（PEJ）置管。特别需要指出的是，长期的直接胃肠喂养可影响早产儿未来的吞咽和语言功能及肠道正常菌群的形成，因此给早产儿使用长期造口置管时需慎重考虑。胃或空肠造口置管的优势是可用的管径较大，不易发生堵塞；但缺点是儿童必须经麻醉后置管、置管后 6 小时以上方可喂养，以及手术带来的不可预测的风险。

表 7-9　儿童肠内营养的常见输入途径

途径	适应证	优点	缺点
口胃管（OG）	早产儿、鼻后孔闭锁儿	简便快捷；无须手术	患儿自行取出造成黏膜破损；口径小，易堵塞；影响美观
鼻胃管（NG）	短期应用、无吸入风险的患儿	简便快捷；无须手术	患儿自行取出造成黏膜破损；口径小，易堵塞；影响美观
鼻空肠管（NJ）	短期应用合并下列之一：易发生吸入者、胃排空延迟、重症胰腺炎、严重的胃食管反流	无须手术；降低吸入风险	患儿自行取出造成黏膜破损；口径小，易堵塞；影响美观；插管难度大；不能推注式喂养（腹泻、腹胀）

续表

途径	适应证	优点	缺点
胃造口（G）	需长期应用者	不易被患儿取出；口径大，不易堵塞；服装掩盖，保护隐私	需要麻醉；创口感染
空肠造口（J）	需长期应用合并下列之一：严重的胃动力不足、严重的胃食管反流	不易被患儿取出；口径大，不易堵塞；服装掩盖，保护隐私	需要麻醉；手术并发症多；不能推注式喂养（腹泻、腹胀）
胃空肠管（GJ）	胃内减压＋空肠内持续输注	不易被患儿取出；服装掩盖，保护隐私	需要麻醉；创口感染；不能推注式喂养（腹泻、腹胀）

管饲喂养的输入方式除与成人相似的间歇推注、间歇输注和持续输注3种外，还包括适用于早产儿的微量喂养。其中持续输注的适应证包括胃食管反流、胃排空延迟、胃肠动力不足、吸收障碍或间歇喂养不耐受。如果患儿出现呕吐、腹胀、腹泻等症状，或胃潴留量＞每小时滴注量的2倍时，应当减缓喂养速度或喂养增加的速度。另外，鼻空肠管或空肠造口不宜采用间歇推注的方法，因推注式喂养易发生腹胀和腹泻。合并严重肺部疾病的患者应避免间歇推注造成的胃过度膨胀致膈肌上抬引起呼吸困难。

管饲喂养的浓度和速度与成人有较大不同，需根据患儿的胃肠道耐受度来决定。一般而言，开始时速度要慢，后逐渐加快；开始时先增加配方的浓度，后再增加液体量。但空肠喂养则应先增加液体量，再增加配方浓度。如出现呕吐、腹胀、明显的胃潴留、吸入、腹泻等情况，应考虑减少喂养量和喂养速度。表7-10可为患儿肠内营养的滴注速度提供参考。

表7-10 儿童肠内营养的推荐滴注速度

年龄	开始速度	增加速度	最大速度
	持续输注		
早产儿	0.5~2ml/（kg·h）	0.2~1ml/（kg·h）	4~8ml/（kg·h）
0~1岁	1~2ml/（kg·h）	1~2ml/（kg·h）	5~6ml/（kg·h）
2~6岁	2~3ml/（kg·h）	1ml/（kg·h）	4~5ml/（kg·h）

续表

年龄	开始速度	增加速度	最大速度
7~14 岁	1ml/（kg・h）	0.5ml/（kg・h）	3~4ml/（kg・h）
> 14 岁	30~60ml/h	25~30ml/h	125~150ml/h
间歇推注 / 输注			
早产儿	1~5ml/（kg・2h）	0.5~2ml/（kg・次）	120~175ml/（kg・d）
0~1 岁	10~15ml/（kg・次） （60~80ml/4h）	10~30ml/ 次 （20~40ml/4h）	20~30ml/（kg・次） （80~240ml/4h）
2~6 岁	5~10ml/（kg・次） （80~120ml/4h）	30~45ml/ 次 （40~60ml/4h）	10~20ml/（kg・次） （280~375ml/4h）
7~14 岁	3~5ml/（kg・次） （120~160ml/4h）	60~90ml/ 次 （60~80ml/4h）	10~20ml/（kg・次） （430~520ml/4h）
> 14 岁	3ml/（kg・次） （200ml/4h）	100ml/ 次	500ml/4~5h

即便是患儿已耐受肠内营养，并且通过管饲可获得足够的营养支持，在没有禁忌的情况下，也应尽早给患儿经口喂养哪怕微量的食物，以预防患儿产生拒食现象。

（三）儿童肠内营养的制剂选择

肠内营养制剂应根据患儿的年龄、营养素需要量、肠道功能、目前的进食情况以及是否有食物过敏史来综合选择。一般应遵循以下原则：

1. 母乳是婴儿（包括早产儿）的最佳食品。母乳可提供约 0.7kcal/ml 的能量来源，如母乳不足，可同时添加配方乳；早产儿可同时添加母乳强化剂以满足更高的能量、蛋白和钙、磷需要量。

2. 有母乳喂养的禁忌时，应选择强化铁的配方奶喂养。

3. 液体受限的儿童可选择高能量、高浓度的肠内营养制剂或配方乳。

4. 婴儿管饲期间应鼓励非营养性吸吮。

5. 富含可溶性纤维的肠内营养有助于改善肠道运动。

中华医学会肠外肠内营养学分会儿科协作组提出，对于 1 岁以下的婴儿，可根据病情选用市场上的多种婴儿配方奶粉（表 7-11）。普通的牛乳配方含有与人乳相近的能量（0.7kcal/ml）和营养素配比（40%~45% 来源于碳水化合物，8%~12% 来源于蛋白质，45%~50% 来源于脂肪）。除此之外，牛乳配方中还加入铁、二十二碳六烯酸（DHA，俗称脑黄金）、花生四烯酸（ARA）等成分，使其更接近母乳。

有特殊疾病或过敏史的儿童应选用特殊配方。基于牛乳的无乳糖配方奶用玉米糖浆（葡萄糖）代替乳糖作为主要的碳水化合物来源，适用于乳糖不耐受的患儿。然而，由于该配方来源于牛乳，仍不可避免地含有少量乳糖，因此不适用于半乳糖血症患儿。普通的牛乳配方中的脂肪乳以中、长链混合为主，但有些配方改变中、长链的配比，增加中链脂肪乳的含量，其吸收对淋巴系统、胰酶、胆酸的依赖性降低，适用于肝病、囊性纤维病、淋巴管扩张和乳糜胸患儿。酪蛋白水解配方将大部分整蛋白水解成短肽和氨基酸的混合物，绝大部分（90%以上）对整蛋白过敏或疝气患儿可选用。这种配方的价格较高，且味道与普通牛乳配方相比较差，患儿接受起来可能需要时间。价格最昂贵的是氨基酸配方奶，将蛋白质和肽链100%水解为氨基酸，适用于吸收障碍（短肠综合征）和严重的整蛋白过敏患儿。

牛乳配方的另一替代品是大豆蛋白配方。由于不含乳糖，大豆蛋白奶粉非常适用于半乳糖血症患儿。然而，对牛乳蛋白过敏的患儿，大豆蛋白奶粉不一定适用。有研究表明，30%~64%的对牛乳蛋白过敏的患儿对大豆蛋白也过敏。因此，这些患儿的最好的替代品是牛乳水解配方或氨基酸配方。另外，使用大豆配方奶的早产儿表现出体重、身高和骨代谢生长迟缓，该配方不建议用于1 800g以下的早产儿。

表7-11　婴儿期（＜1岁）肠内营养的制剂选择

制剂	适应证/用途	禁忌证/注意事项
母乳	健康或患病的婴儿	某些先天性代谢性疾病；可通过母乳传播的疾病或药物
基于牛乳的强化铁配方	健康或患病的婴儿	牛乳蛋白不耐受；乳糖不耐受
基于牛乳的无乳糖配方奶	乳糖酶缺乏或乳糖不耐受	牛乳蛋白不耐受；半乳糖血症
基于牛乳的低电解质配方奶	低钙血症、高磷血症、肾病	牛乳蛋白不耐受；该配方为低铁配方，需从其他来源补铁
基于牛乳的高MCT配方奶	严重的脂肪吸收障碍乳糜胸、乳糜泻和乳糜腹，淋巴管扩张，囊性纤维化，肝功能不全	长期使用应检测有无必需脂肪酸（EFA）缺乏
基于牛乳的2段配方奶	婴儿添加辅食后	与母乳和1岁以内的配方奶相比并无优越性（美国儿科学会）

续表

制剂	适应证/用途	禁忌证/注意事项
大豆蛋白奶粉	半乳糖血症、乳糖酶缺乏、素食者	出生体重低于1 800g；牛乳蛋白过敏者可能有交叉过敏反应
酪蛋白水解配方奶	整蛋白过敏	严重的牛乳蛋白过敏者可能对乳清蛋白水解配方也有反应
氨基酸配方奶	吸收障碍（胃肠道或肝脏疾病）	
特殊氨基酸配方奶	先天性代谢性疾病（PKU）	营养不均衡，须在医师指导下使用

　　对于较大的患儿（1岁以上），可以选择匀浆膳或者商品化肠内营养制剂（表7-12）。多聚配方适用于胃肠道消化功能正常的患儿，这些配方一般提供1kal/ml能量（12%~15%来源于蛋白质，44%~53%来源于碳水化合物，35%~45%来源于脂肪）。与婴儿配方的另一个显著不同点是，年长儿的多聚配方都不含乳糖。其中，高蛋白型适用于高分解状态的患儿，高能量密度型提供1.5~2kcal/ml能量，适用于液体受限的10岁以下的患儿，而高纤维型适用于肠道功能紊乱的腹泻或便秘患儿。低聚配方中的蛋白质被部分水解成多肽和氨基酸，适用于胃肠道吸收功能受损的患儿。要素配方中的蛋白质被完全水解成游离氨基酸，适用于严重吸收功能障碍（例如短肠综合征）或食物过敏的患儿。

表7-12　幼儿和年长儿（1岁以上）肠内营养的制剂选择

制剂类型	亚型	成分特性	适应证
多聚配方	标准型	营养素的分布与正常饮食相同	胃肠道功能正常
	高蛋白型	蛋白质>总能量的15%	高分解代谢状态、创伤愈合期
	高能量密度型	1.5~2kcal/ml	液体受限、电解质不平衡
	富含纤维型	5~15g/L	肠道功能紊乱
低聚配方	部分水解型肽类	成分丰富	消化和吸收功能受损
要素配方	游离氨基酸	1种或多种营养素被水解	过敏

制剂类型	亚型	成分特性	适应证
专病配方	肾病专用	低蛋白、低电解质	肾衰竭
	肝病专用	高 BCAA、低 AA、低电解质	肝性脑病
	肺病专用	高脂肪含量	ARDS
	糖尿病专用	低碳水化合物	糖尿病
	促进免疫型	精氨酸、谷氨酰胺、n-3 不饱和脂肪酸、核苷酸、抗氧化剂	代谢应激、免疫受损
组件配方	蛋白质	酪蛋白、游离氨基酸	增加氮摄入
	脂肪	鱼油、橄榄油、MCT 等	提高能量和 / 或 EFF
	碳水化合物	麦芽糖糊精、水解玉米淀粉	提高能量、增加口感

注：BCAA=branched chain amino acid，支链氨基酸；AA=amino acid，氨基酸；ARDS=acute respiratory distress syndrome，急性呼吸窘迫综合征；MCT=medium-chain triglyceride，中链甘油三酯；EFF=essential fatty acid，必需脂肪酸。

近年来，为某些特殊疾病研制的专病配方越来越多。例如早产儿配方通常含有更高的蛋白质、钙、磷、维生素和中链脂肪乳，由于早产儿肠道内乳糖酶缺乏，早产儿配方奶的碳水化合物来源于乳糖和葡萄糖聚合体。还有专门针对先天性代谢性疾病、肾功能不全、糖尿病及钙、磷代谢紊乱等疾病的配方，其长期使用可导致营养失衡或电解质紊乱，必须在医师指导和严格监护下进行。另外，加入益生菌也是近年来肠内营养配方开发的趋势之一。研究表明，短期使用含益生菌的配方乳可降低早产儿发生坏死性小肠结肠炎的风险，但其对人体免疫功能的长期影响尚需更多的研究论证。

除特殊情况外，营养制剂应严格按照配方说明配制。稀释肠内营养不但不能增加肠胃耐受性，反而会增加腹泻、细菌污染的风险。所有肠内营养制剂的配制和储存须遵循无菌原则，未用完的配方在冰箱内放置 24 小时以上或室温下放置 4 小时以上后应予以丢弃。

（四）儿童肠内营养的药学监护

营养支持计划一经制定并执行，必须根据其长、短期目标持续监测其疗效和安全性。与成人相比，一方面儿童在治愈疾病的同时还必须保证生长发育的需要，另一方面儿童在使用营养支持的过程中较成人更易产生并发症和营养不耐受现象。因此，在使用营养支持的同时应严密监护患儿的生长情况和并发症，以监护结果来循环评价进而调整初始支持方案。

一般而言,在营养支持的起始、结束和方案变更时监护频率应更高,当患儿的营养状态稳定后可适当降低监护频率。对于儿童住院期间和出院后的肠内营养监护内容及监护频率,美国肠外肠内营养学会专家组给出的方案较具体,见表7-13。

表7-13 儿童肠内营养的监护要点及监护频率

		第1周	住院期间	出院后
生长发育				
体重	NICU/新生儿	每日	每日	每周~每月
	儿童	每日	每日~每周	每周~每月
身高	NICU/新生儿	营养支持开始时	每周	每月
	儿童	营养支持开始时	每月	每月
头围(<36个月)		营养支持开始时	每周~每月	每月
体重增长		每日~每周	每日~每周	每周~每月
身高增长		每月	每月	每月
营养素供给				
液体、能量、蛋白质、脂肪、维生素、微量元素等		每日	每周	每月
胃肠道耐受				
腹围		按需	按需	按需
胃潴留		按需	按需	按需
呕吐		即时监护并记录	即时监护并记录	即时监护并记录
大便(次数、量、颜色、黏稠度等)		每日	每日	出现改变时需报告
物理参数				
体温		按需	按需	高于38.5℃需报告
管饲留置位置		每次营养给药前	每次营养给药前	每次营养给药前
管饲护理		每日	每日	每日

患儿的正常生长速度和生长需要随年龄和疾病而变化,不能一概而论,应根据患儿的具体情况制定生长发育目标。定期监护生长发育指标能很好地反映患儿在一个时期内营养支持的效果。营养不足会导致患儿生长停滞或体重下降,而营养过量可产生胆汁淤积等并发症。体液平衡可间接通过每日液体总摄入量和输出量(尿、粪、造口排出物、呕吐物、管饲吸出物等)来判断。

此外,胃肠道耐受情况也是营养支持药学监护的重点,能较好地反映肠胃营养支持下的胃肠道功能。粪便或造口排出物的体积如果超过 30% 的营养输注量或 40ml/(kg·d),则可能需要适当减缓营养滴注速度。如果存在小肠细菌过量繁殖,则应更换为低碳水化合物的制剂,或者通过使用抗生素、益生元、停止抑制胃酸类药物等方式来控制肠道菌群过度繁殖。如果粪便带血,则患儿可能对营养物过敏,应考虑更换为酪蛋白水解配方或氨基酸配方。

虽然患儿在住院期间常规接受实验室检查,但如果患儿的营养状态稳定,则无须专门为肠内营养支持监测血液、生化指标。但对于长期极度营养不良的儿童(或成人),其经常存在低磷血症,在营养支持前必须查电解质并纠正电解质紊乱,以避免产生再喂养综合征(refeeding syndrome)。对这些患儿,建议在营养支持开始后的 6 和 12 小时,继而每日监测电解质直至稳定。如果口服电解质溶液导致患儿腹泻,或者生化检查揭示血清电解质水平远远低于正常值,应通过静脉注射的方法补充。

饲管留置位置和冲洗是护理人员和药学人员共同关注的问题。儿童的饲管内径狭窄,使用不当更易发生堵塞,而用于冲洗饲管的液体量更加受限。药学人员应特别注意,如果营养液和药物经由同一饲管,在每次给药前和给药后、营养前和营养后须用少量温水冲洗饲管,以避免堵塞和营养素与药物相互作用。如果出现堵塞而用清水冲洗无效,可尝试换管。除此之外,药师应了解肠内营养常见并发症的发生原因、识别和相应的处理方法。

三、儿童肠外营养

(一)儿童患者使用肠外营养的指征与禁忌

儿童维持生命代谢需要 60~80kcal/(kg·d)的能量,而静脉输液中所含的葡萄糖只能供给一半的热量,并且不含人体必需的氨基酸、蛋白质、维生素和微量元素。因此,儿童患病时如果消化道摄入的营养物质不能满足基础代谢、生长发育和疾病消耗的需要,就要从静脉补充额外的营养。近年来由于静脉营养液配制技术不断改进、治疗效果不断提高、并发症日益减少,肠外营养(PN)的应用也日益广泛。然而,PN 也有对患儿不利的一面,如胃肠道功能恢复减慢、费用增加、并发症较多等。因此,在患儿身体条件允许的情况下应尽早恢复肠内营养(EN)。

1. 肠外营养的适应证　一般认为,经口摄入不足而不宜采用鼻饲进食超过5天的患儿应考虑PN。在儿科,PN的使用多基于以下适应证:

(1)未成熟儿和极低体重儿:这类患儿的吮吸能力极弱,所能吸吮的奶量远不能满足其能量需要量,有时还易呛入气管引起吸入性肺炎甚至窒息。因此,在出生后的最初几周可以使用PN,使其获得正常的生长发育、吸吮能力恢复后再经口喂养。

(2)各种消化道疾病:新生儿和小儿的多种先天性消化道疾病及其围手术期需使用PN。主要包括:

1)胃肠道梗阻,如贲门疝、幽门梗阻、高位肠梗阻。

2)各种消化道畸形,如食管闭锁、肠闭锁、环状胰腺、幽门肥大性狭窄、膈疝。

3)肠道手术前和术后早期的短肠综合征。

4)消化道手术造口,如高位肠瘘、胆瘘、胰瘘、吻合口瘘等。

5)慢性腹泻,特别是溃疡性结肠炎、局限性肠炎等。

(3)吞咽困难:各种原因所致的昏迷、感染性多发性神经炎、脊髓灰质炎的脑干型、严重腭裂、破伤风等在不能鼻饲供营养时可使用PN。

(4)预计经口摄入不足超过3~5天的:如新生儿坏死性小肠结肠炎、大面积烧伤、多发性创伤、严重感染、重大手术、肿瘤患儿手术前后进行放射治疗或化疗期间胃肠道反应严重时。

(5)其他危重症:严重的新生儿窒息、严重的呼吸窘迫综合征、急性肝硬化和严重肝病所致的蛋白质合成障碍、急性肾衰竭等。

2. 肠外营养的禁忌　休克及严重的水、电解质紊乱和酸碱平衡失调时,纠治之前禁止以营养支持为目的的补液。另外,有以下情况的患儿应慎用脂肪乳:

(1)有严重出血倾向(严重感染、血小板减少、凝血功能障碍、使用抗凝血药)的患儿。

(2)正在进行血液透析的患儿。

(3)有脂肪代谢障碍(肝功能损害、血清胆红素升高、高甘油三酯血症)的患儿。

(4)严重肝肾功能不全的患儿。

(二)儿童肠外营养的常见输入途径与方式

与成人类似,儿科PN输入途径分为中心静脉插管和外周静脉插管。危重患儿需长期(2周以上)PN支持的、对摄入液体量受限的、患者的能量和蛋白质需要量大于经外周静脉肠外营养支持的安全极限者必须选用中心静脉插管,在小儿中以锁骨下静脉和颈外静脉最为常用。经皮穿刺锁骨下静脉和颈内静脉插管在婴幼儿中有一定的危险性,容易造成出血、气胸、血胸、胸腔积液及空气栓塞等并发症,应在无菌条件下由经验丰富的医师谨慎操作,并行影像学检查确定导管尖端的部位。婴儿经颈内或锁骨下静脉穿刺的导管应至少在心脏轮廓外 0.5cm,幼儿与儿童至少在轮廓外 1cm。如果估计静脉营养时间在 2 周以内且患儿的外周静脉可应用,则可选用外周静脉穿刺缓慢输注,但由于渗透压和流速的限制,单纯使用经外周静脉肠外营养很难提供小儿所需的全部能量和营养素。如果采用外周静脉输入,应注意每 1~2 天更换注射部位,营养液的浓度不宜超过 900mOsm/L,以减少对血管内膜的刺激性。

儿童患者实施 PN 时应注意:

1. 对有明显脱水和电解质紊乱的患儿,应先纠正水、电解质紊乱,迅速恢复正常的血液循环,保证重要器官的功能后,方可开始 PN。

2. 输入全糖静脉营养时应从较低浓度、较小剂量开始,逐渐增加,使患儿逐步耐受高渗葡萄糖,且不产生渗透性利尿。

3. 各种氨基酸必须同时输入,否则肝脏的脱氨基作用增加,降低氨基酸作为氮源的作用;在配制二合一(2-in-1)营养液时,建议按照每克氨基酸加入 30~40mg 半胱氨酸,以降低溶液的 pH,有助于钙、磷的溶解。

4. 婴儿输入脂肪乳时,开始应以 0.1~0.2ml/min 的速度缓慢输入,再逐步根据耐受情况增加至 0.5~2g/(kg·h),但 24 小时内的总量不得超过 4g/kg。早产儿和极低体重儿的输入速度应更慢。

5. 保持导管插入部位的清洁,至少每 7 天应更换 1 次透明辅料,每 2~3 天更换 1 次纱布辅料并做细菌/真菌培养,但不建议使用抗生素药膏涂抹于穿刺部位,以避免耐药菌的产生和真菌感染。

6. 留置于静脉内的导管只供输入 PN,不可做抽取血标本、输血或输入其他药物使用。

(三)儿童肠外营养的成分及配比计算

与 EN 相同,儿童 PN 应包括适量的液体、能量、氨基酸、糖、脂肪、维生素、矿物质和微量元素,以满足儿童的基本代谢、疾病消耗和生长发育的需要。近年来,大量研究证明肉碱、ω-6 不饱和脂肪酸、生长激素、谷氨酸等物质的添加能显著提高 PN 的疗效、减少并发症。有效的营养治疗不仅能达到营养维持作用,还能起到疾病治疗作用。然而,营养素供给量不足、过量或不当的使用方法可导致各种并发症、降低治疗效果、增加不必要的费用。因此,PN 支持计划应更加精确化、个体化,针对患儿的年龄、疾病、现有的营养状态、预期治疗时间和治疗目的(正常生长发育或是生长追赶)来制定,并随时进行评估和调整。

1. 液体　儿童相对于成人而言,更易发生水、电解质紊乱。首先,儿童的新陈代谢快、体表面积大、体液储备绝对量少,因此出入量稍有变化即可产生水、电解质失衡；其次，婴幼儿调节水和电解质平衡的神经系统、内分泌机制、肺和肾功能尚不完全，也容易产生水、电解质紊乱；再次，儿童的很多疾病均伴有呕吐、腹泻、进食与进水少、呼吸快、出汗多，也容易发生脱水。

在制定 PN 支持计划时，应首先估算患儿的液体需要量。表 7-7 已给出不同体重患儿的每日液体需要量范围，在使用时需注意以下几点：

（1）总液体需要量可全部或部分由 PN 提供。

（2）新生儿出生后 5 天内的需液量很少，第 1~5 天分别为 20、30、60、80 和 100ml/kg，1 周后上升为 120ml/kg 左右。

（3）液体需要量与病情有关

1）需要量增加的情况：①不显性失水增多，如光疗增加 10%~20%、保温箱增加 20%、体温每升高 1℃水分增加 13%；②第三间隙液增多，如胸腔积液、腹水等；③有明显的失水，如腹泻、呕吐等。

2）需要量减少的情况：①摄入液体受限，如脑水肿、先天性心脏病、术后等；②不显性失水减少，如气管内插管接呼吸机减少 20%、面罩吸氧、双闭式保温箱等。

（4）液体量应根据患儿病情的动态进展、每日出入量随时调整。

2. 能量　患儿摄入过多的能量可能导致高血糖、脂肪储积、脂肪肝及其他并发症；相反，能量摄入不足可导致营养不良、免疫力低下及生长受限。因此，恰当的能量估算在制定营养支持方案中至关重要。在行全 PN 支持时，没有食物特殊动力作用的消耗，因此全 PN 的能量需要量较 EN 低 10%~15%。能量由蛋白质、脂肪、糖类按一定的比例提供，对儿童而言，一般糖类提供热量的 50%~60%、脂肪提供 35%~50%、蛋白质提供 12%~15%。

不同年龄段、不同疾病的患儿对能量需要量和三大营养的配比又有不同的要求。另外，世界各国的营养指南中对能量的估算方法也略有不同，依据我国《危重症儿童营养评估及支持治疗指南（2018，中国）》，对于一般住院患儿，建议采用较简单的直接估算方法（表 7-14）。对于重症患儿，建议采用国际上最常用的 Schofield 方法，按照患儿的体重估算其基础代谢需要量（表 7-14），但实际临床过程中，有时候难以获得准确的体重，这时候可以采用急性期预估能量消耗参考目标值，即 1~8 岁儿童 50kcal/（kg·d），5~12 岁儿童 880kcal/d。

表 7-14　重症和非重症患儿的肠外营养维持基础能量需要量

年龄	性别	重症 /(kcal/d)	非重症 /[kcal/(kg·d)]
＜3 岁	男	59.5 × 体重 –30.33	60~70
	女	58.3 × 体重 –31.05	50~70

年龄	性别	重症 /（kcal/d）	非重症 /[kcal/（kg·d）]
3~10 岁	男	22.7×体重 +505	40~60
	女	20.3×体重 +486	
10~18 岁	男	17.7×体重 +659	30~50
	女	13.4×体重 +696	

注：体重的单位为 kg。

针对患儿的不同疾病和治疗需求以及医疗机构的条件，还有一些变异算法。例如烧伤、脓毒症、肺炎等疾病的能量需要量大大增加，表 7-2 给出某些疾病的应激系数，计算 PN 能量时可将表 7-15 得出的基础代谢值乘以应激系数。另外，非重症患儿可有不同程度的体力活动，计算时可在静息能量的基础上增加 10%~30%。对于营养不良患儿，可在静息能量之外增加30%~50%。有条件的医疗机构可使用间接测热法（indirect calorimetry，IC），通过测量呼出 CO_2 和吸入 O_2 的比值（respiratory quotient，RO）来间接测量患儿的营养收支情况。如果 RO > 1.0，说明患儿营养过量；而 RO < 0.85 说明营养不足。

3. 氨基酸（4kcal/g） 小儿对氨基酸的需要量、需要种类、代谢特点与成人都有所不同。首先，儿童除保持机体氮代谢平衡外，还需满足生长发育的需要，因此每千克体重对氨基酸的消耗量大于成人；其次，婴幼儿尤其是早产儿的肝药酶发育不成熟，还需要组氨酸、半胱氨酸、酪氨酸、精氨酸、牛磺酸等多种必需氨基酸；再次，儿童对氨基酸的代谢与成人不同，对支链氨基酸（branched chain amino acid，BCAA）的需要量比成人多，因其是唯一能在肝外的肌肉中代谢供能的氨基酸，不增加肝脏负担，对幼儿有保肝作用，对精氨酸的需要量大，因其有刺激生长激素分泌、增强免疫功能、防止高氨血症的作用。

氨基酸除提供 4kcal/g 的能量外，还起到维持氮平衡的作用。为了保证氨基酸的充分利用，应确保营养中有足够的糖和脂肪提供足够的热量，以减少蛋白质作为热量的消耗。相反，如果氨基酸不足而糖、脂肪相对过量，则可造成脂肪淤积。对不同年龄段的氨基酸推荐量见表 7-3。需要注意的是，严重的肾功能不全和肝性脑病患儿需减少氨基酸的用量。

静脉营养液中维持各种氨基酸的平衡至关重要。如果缺少几种氨基酸，对其他氨基酸的利用有很大的影响，可造成肌肉消耗。由此可见，成人氨基酸配方并不适用于婴幼儿。近年来，根据小儿的氨基酸代谢特点制造儿童专用的氨基酸溶液成为 PN 的研究热点。对年龄偏小的婴幼儿（＜3 岁）应选用加入牛磺酸、半胱氨酸和组氨酸的小儿专用配方，可优化氨基酸利用，减少 PN 相关性胆汁淤积和肝损害。另外，谷氨酸的作用也受到关注。作为非必需氨基酸，谷氨酸影响氨基酸溶液的稳定性，因此常规氨基酸制剂中不含谷氨酸。近年来的一些临床研究表明，谷氨酸有改善肠道通透性、降低肠道细菌移位、缩短 PN 时间、提早恢复 EN、降低死亡率的作用。然而，这些作用并未在儿童患者中得到证实，因此尚不建议为 PN 支持的患儿补充任何形式的谷氨酸。

4. 脂肪乳（10kcal/g）　儿童来源于脂肪的相对能量较成人高，且年龄越小此趋势越明显，新生儿来自脂肪的能量可高达 45%。婴幼儿，尤其是早产儿体内的脂肪储备低，较成人更容易发生必需脂肪酸缺乏综合征（essential fatty acid deficiency syndrome，EFAD），更应注意脂肪乳的及时补充。此外，如果长期大剂量使用脂肪乳或短期内滴速过快，可导致患儿脂肪清除不良，引起脂肪超载综合征（fat overload syndrome），主要表现为凝血机制改变、血小板下降、凝血酶原时间延迟，严重时可引起弥散性血管内凝血（DIC）。儿童，特别是早产儿是这一并发症的高危人群。

儿童 PN 中的脂肪乳用量应根据患儿的年龄推算（表 7-4），新生儿一般不超过 3g/（kg·d），儿童不超过 4g/（kg·d）。脂肪乳输入后，血浆甘油三酯水平暂时升高，输完 4~6 小时后可恢复正常。新生儿、早产儿和极低体重儿由于对脂肪的耐受性差，风险更高。因此，在使用脂肪乳注射时，一方面应控制滴速，不超过 2kcal/（kg·min），在 20~24 小时内均匀缓慢滴完。新生儿、早产儿、极低体重儿、重症患儿可先由 1/3 剂量开始，在 3 天内逐渐增加到正常剂量。另一方面应严密监测血浆甘油三酯及血小板计数，使甘油三酯水平维持在 2.8mmol/L 以下（年长儿可适当放宽到 3~4mmol/L），血小板不低于 80×10^9/L。

由于液体量受限，儿童 PN 的配制多选用 20% 脂肪乳，可提供 10kcal/g（2kcal/ml）的能量。研究表明，新生儿、早产儿长期应用全 PN 可发生低肉碱血症，主要表现为高甘油三酯、低血糖、高血氨等。因为其肝脏肉碱合成不足，而脂肪乳中的长链脂肪酸（LCT）在体内氧化消耗肉碱。中链脂肪乳（MCT）的氧化不依赖肉碱，对肝脏组织无浸润，但不能直接提供生物膜和生物活性物质代谢所需的多不饱和脂肪酸。因此，目前更提倡为婴幼儿使用中/长链脂肪乳或结构脂肪乳（在一个甘油三酯分子上既有 MCT 又有 LCT）。结构脂肪乳被认为比物理混合的中/长链脂肪乳具有更小的毒性、更有效的省氮效应，以及不影响机体的单核吞噬细胞系统等优点。美国肠外肠内营养学会于 2012 年发表声明，提出给每个使用 PN 支持的新生儿或早产儿补充肉碱。

1 岁以下的患儿可给肉碱 10mg/(kg·d);1 岁以上如果全 PN 超过 1 个月以上的,也可以补充 2~5mg/(kg·d)。

有报道称,由于儿童的肝胆代谢功能发育尚不完善,儿童患者使用 PN 导致胆汁淤积或肝损伤如肠外营养相关性肝脏疾病(parenteral nutrition-associated liver disease, PNALD)的比例高达 50%~66%,而这一比例在早产儿中更高。如果处理不当,可发展成肝硬化、肝衰竭甚至死亡。目前预防或处理这一问题的常规方法是改为间歇 PN 或完全 EN 支持,辅以抗生素、熊去氧胆酸等药物。目前常规使用的脂肪乳制剂多以大豆为基质,提供 ω-6 PUFA。ω-6 PUFA 可产生炎症反应,而 ω-3 PUFA 有抗炎作用。近年来,众多研究结果突显了 ω-3 PUFA 在预防和治疗儿童 PNALD 中的作用。肠内或肠内使用以鱼油为基质的含 ω-3 和 ω-6 的混合脂肪乳制剂可有效降低 PNALD 的发生率,对 PNALD 的治疗也有显著效果。

5. 葡萄糖(3.4kcal/g) 葡萄糖能提供较高的热量,平衡脂肪代谢,充分利用氨基酸,很少与其他药物配伍禁忌,是各类糖中最符合机体生理需要的碳水化合物。然而,在严重创伤、大手术后、糖尿病、肝病、尿毒症、脓毒症和严重应激反应等情况下可发生葡萄糖不耐受。果糖、山梨醇和木糖醇也能提供能量,但在体内需要先转化成葡萄糖,而转化过程需要消耗热量。另外,静脉输入大剂量果糖可引起乳酸酸中毒和高尿酸血症及 ATP 缺乏。因此,在长期 PN 支持中不宜单独以果糖作为代替葡萄糖的唯一能源。最新研究表明,葡萄糖、果糖和木糖醇以 8：4：2 的比例供给有较好的代谢效应。

葡萄糖可提供 3.4kcal/g 的能量,其用量应根据总能量、氨基酸和脂肪需要量综合计算,并在输注过程中严密监测。新生儿的肝糖原贮备不足,对低血糖非常敏感,如不及时补充可造成低血糖性脑损伤,如果延误治疗还可造成智力低下、脑瘫等中枢神经系统的永久性损害。相反,长期的高血糖会增加感染风险、增加 CO_2 的产生和对机械通气的依赖。

葡萄糖是提供营养液渗透压的主要物质,在外周静脉输入时浓度不能超过 12.5%,由中心静脉输入时不能超过 25%。在开始和停止输注时,葡萄糖的滴注速度必须逐步增加和降低,以避免高血糖和低血糖的发生。尤其对可能发生应激性高血糖的患儿(例如新生儿、早产儿、使用大剂量糖皮质激素、重症),葡萄糖的初始滴注速度应限制在 5mg/(kg·min)[7.2g/(kg·d)] 以下,每日可酌情递加 2~3mg/(kg·min)[3.6g/(kg·d)],最大滴注速度不应超过 12.5mg/(kg·min)[18g/(kg·d)],间歇输注时不能超过 20mg/(kg·min)[(1.2g/(kg·h)]。我国 2010 年发表的《中国儿科肠内肠外营养支持临床应用指南》对静脉输注葡萄糖的起始量和递进量给出建议(表 7-15)。

表 7-15 静脉输注葡萄糖推荐量

年龄 / 岁	推荐量 /[g/(kg · d)]			
	第 1 天	第 2 天	第 3 天	第 4 天
1~3	6	8	10	12~14
3~6	4	6	8	10~12
> 6	3	5	8	< 10

2020 年,中国医师协会儿科学分会《儿童及青少年特殊情况下住院高血糖管理指导建议》接受肠外、肠内营养患者高血糖管理策略:如果发现高血糖,血糖在 7.8~10.0mmol/L,可以采取调整胃肠 / 胃肠外营养配比;如果血糖持续超过 10.0mmol/L,无论既往有无糖尿病病史,均应启动胰岛素治疗计划。对皮下注射耐受的患儿优选皮下注射方式,胰岛素剂量一般开始按 0.5~1U(kg · d)给予,将全天总量分 4 次。对皮下注射反应不佳或不耐受的患儿可从另一条静脉通路滴注,根据《儿童糖尿病酮症酸中毒诊疗指南》,儿童、青少年初始剂量为 0.1U/(kg · h)持续输注,婴幼儿可减为 0.05U/(kg · h)持续输注,监测血糖调整剂量直至血糖稳定。注意如果对营养支持方案作出调整,胰岛素剂量也应作出相应调整。

6. 电解质、维生素和微量元素 与液体量一样,电解质的补充也应根据每日的电解质和酸碱平衡检查结果进行动态调整。由表 7-16 可见,儿童正常生长代谢所需的电解质,特别是钙和磷的相对需要量远远高于成人,而儿童患者的液体量往往受限,如果在 PN 中加入足量的电解质,各种离子浓度过高可对溶液的稳定性造成影响。所以,PN 不能作为儿童补充电解质的唯一途径和主要途径。我国 2010 年发表的《中国儿科肠内肠外营养支持临床应用指南》对 PN 中加入的电解质给出建议(表 7-16),出于稳定性考虑,PN 中所含的电解质往往不能满足儿童生长代谢的需要,应密切监测血中的电解质水平,缺乏时应通过口服或其他静脉通路补充。

儿童患者是否需要在 PN 支持的同时补充维生素和微量元素、具体补充多少,各国家、地区之间没有统一的定论,也缺乏相应的指南推荐。一般认为,PN 配制时常规加入定量的维生素和微量元素混合制剂,可满足患儿正常生理活动的需要,无须个体化计算。各种产品的使用剂量、年龄限制和使用方法应严格参照产品说明书。对某些特殊患儿,常规的补充量可能无法满足特殊疾病的需要,例如血液透析患儿可需要额外补充叶酸、活化维生素 D 和维生素 B_6,重度腹泻、烧伤患儿可需要额外补锌,再喂养综合征患儿需额外补

充维生素 B_1。儿童用微量元素制剂中多不含铁,长期行全肠外营养支持(3 周以上)可造成铁缺乏,必要时补充铁剂,同时应监测血红蛋白、血清铁水平、血浆铁蛋白,避免过量。肝肾功能不全患儿对某些微量元素的排泄功能下降,可造成铜、锰、铬、硒、铝等重金属元素累积,长期使用最好每半年监测 1 次。

表 7-16　我国儿科患者的肠外营养电解质推荐量

年龄	推荐量 /[mmol/(kg·d)]				
	钠	钾	钙	磷	镁
0~6 个月	2~4	2~4	0.8	0.5	0.2
7~12 个月	2~4	2~4	0.5	0.5	0.2
1~13 岁	2~4	2~4	0.2	0.2	0.1
14~18 岁	2~4	2~4	0.2	0.2	0.1

(四)儿童肠外营养的药学监护

PN 较 EN 有更高的感染、栓塞、代谢异常等并发症发生风险,需要实施包括实验室检查在内的更加全面、密切的监护,以确保营养支持的安全性和有效性。儿童 PN 的监护内容与成人有诸多相似之处,这里着重介绍与儿童常见并发症相关的监护方法。

1. 营养液的稳定性和完整性　儿童用 TNA(三合一 3-in-1)较成人用营养液更易发生沉淀,产生稳定性问题。一方面,儿童对能量、电解质的营养素需要量大,但液体量受限,儿童用营养液中的电解质及脂肪乳含量较高;另一方面,患高胆红素血症的新生儿在紫外线照射下,营养液也容易发生变质。在 TNA 中,增加氨基酸和葡萄糖的含量可增加钙、磷的溶解度并稳定脂肪乳的微粒结构,而脂肪乳反过来可改变氨基酸 - 葡萄糖溶液的 pH,使磷酸钙析出且不易辨识。另外,钙、铁、镁、锌等阳离子的加入可破坏脂肪乳的微粒结构,而维生素的加入可改善脂肪乳的稳定性。特别值得注意的是在新生儿、早产儿和极低体重儿用 TNA 中,起始剂量常含很少量的葡萄糖,这样大大增加钙、磷析出的可能性。为安全起见,建议对年龄较小的患儿使用 2-in-1 的输入方式。

2. 并发症(感染、栓塞、对液体量和营养素的耐受情况)

(1)感染是 PN 最常见的并发症,主要发生在连续应用 2 周以上的患儿,常见的致病菌有金黄色葡萄球菌、铜绿假单胞菌、白念珠菌、表皮葡萄球菌等。感染入侵的主要途径是导管、输入的营养液污染、肠道菌群过量繁殖与移位等。在 PN 过程中出现不明原因发热、白细胞增多时,应首先考虑 PN 所致的局部感染或败血症的可能性,应及时做血培养和细菌药敏试验,同时加用广谱抗生素治疗,如有效,抗生素应维持2周以上;如无效应拔管,从其他部位插入新管。预防导管相关性感染的方式主要为定期清洁静脉穿刺处的皮肤、更换辅料,或用乙醇水溶液冲管,但不推荐使用抗菌药物溶液冲管,以避免耐药菌的滋生。

（2）导管相关性栓塞是PN常见的另一可预防的并发症。经中心静脉导管输液时应常规用生理盐水或肝素冲管,至少每周1次,但不建议在营养液中常规加入肝素。使用PN的过程中应严密监测凝血指标,如怀疑有血栓形成,可采用链激酶或尿激酶溶栓。

（3）儿童较成人更易发生体液失衡。使用PN的过程中应每日关注患儿的液体出入量和各种检查(表7-17),以评价其液体平衡并及时调整液体输入量。

表7-17　评价液体平衡的各项参数

参数	脱水	液体过量
体重	明显降低	明显增加
出入量	入＜出	入＞出
排泄物	尿量减少、颜色变深	尿量增加(肝肾功能正常)
实验室检查	血尿素氮、钠、尿比重、白蛋白、血红蛋白等增加	血尿素氮、钠、尿比重、白蛋白、血红蛋白等减少
生命体征	心跳加快	呼吸加快、水肿
临床表现	口干、口渴、皮肤干燥、头痛	腹围增加、呼吸困难

（4）儿童在PN支持过程中随时可发生电解质紊乱,长期使用也可造成微量元素紊乱。按照常规TNA的配制方法,出于对稳定性的考虑,加入的电解质往往不能满足儿童正常生理代谢的需要,住院患儿每周至少监测2次电解质,需额外补充时应选用肠道或另一静脉通路。在长期PN时,如不补充各种微量元素,可引起微量元素缺乏,出现相应的临床症状。例如耗尽体内铜储备的患儿可表现为贫血、低蛋白血症、中性粒细胞减少、皮肤和毛发色素沉着、骨质疏松症、肌张力降低及精神运动迟缓等。大多微量元素制剂中不含有碘,长期使用PN也可造成碘缺乏。另外,铝是肠外营养制剂中常见的杂质,长期使用可造成在体内蓄积,产生毒性。因此,长期使用PN支持的患儿应该每3~6个月监测体内的锌、铜、硒、锰、铬、铁等微量元素含量,每年监测脂溶性维生素、叶酸、甲状腺功能和铝水平。

（5）PN相关性胆汁淤积和肝损伤（PNALD）是儿童患者中的重要并发症，发病率为50%~66%，年龄越小发病率越高，与PN的种类、时间长短和患儿的胆酸代谢水平等因素密切相关。如果干预不及时，可发展为肝损伤、肝硬化、肝衰竭甚至死亡。因此，胆汁淤积的早期识别和处理至关重要，应每周监测肝功能。临床可早期表现为黄疸、GPT、GOT、γ-GT、总胆红素和结合胆红素升高，γ-GT和结合胆红素可灵敏地反映胆管阻塞、胆囊炎和胆道炎，而白蛋白、PT/INT是反映肝损伤的慢性指标。无其他明显原因的结合胆红素高于20mg/L应高度怀疑PNALD，并及时予以处理。处理方法是改为间歇PN或完全EN支持，辅以抗生素、熊去氧胆酸等药物。如果不能停止PN，可用含ω-3、ω-6、ω-9不饱和脂肪酸混合物的脂肪乳制剂替代以大豆为基质的普通脂肪乳制剂。

（6）肉碱缺乏是儿童长期使用PN时特有的并发症。早产儿和新生儿的肝脏合成能力差，体内的肉碱贮存量低，长期使用脂肪乳制剂可耗尽体内的肉碱，临床表现为高甘油三酯血症、高胆红素血症和体重降低。为避免这一现象的发生，可给所有使用PN超过7天的早产儿和新生儿补充2~5mg/（kg·d）肉碱，使用中/长链脂肪乳或结构脂肪乳制剂，并且每3~6个月监测肉碱水平。

（7）必需脂肪酸缺乏（essential fatty acid deficiency，EFAD）是单用葡萄糖-氨基酸溶液而不用脂肪乳时的常见并发症。儿童患者是这一并发症的高危人群，年龄越小风险越高。成人可持续4周单用葡萄糖-氨基酸溶液而不发生必需脂肪酸缺乏，但早产儿和新生儿体内的脂肪乳储备量低，使用不含脂肪乳的PN后2~14天内即可出现EFAD，临床可表现为体重降低、脱发及全身鳞屑性皮炎。

（8）高甘油三酯血症可由长期大剂量使用脂肪乳或短期内脂肪乳滴速过快导致，儿童和早产儿是高发人群。PN输入后血浆甘油三酯水平的暂时升高不属于高甘油三酯血症。如果停止脂肪乳输入后4~6小时血浆甘油三酯仍维持在2.8mmol/L以上（年长儿可适当放宽到4mmol/L）时，应暂停使用脂肪乳。有严重感染、严重出血倾向的患儿应慎用脂肪乳。儿童患者使用脂肪乳时应严格控制滴速，可先由1/3剂量开始，在3天内逐渐增加到正常剂量，最大不超过0.2g/（kg·min），在20~24小时内均匀缓慢滴完。同时严密监测血浆甘油三酯及血小板计数，使甘油三酯水平不高于2.8mmol/L（年长儿可适当放宽到3~4mmol/L）、血小板计数不低于$80×10^9$/L。

（9）高血糖和低血糖也是儿童患者输入PN的常见并发症。高血糖主要见于早产儿、低体重儿、严重肾脏及中枢神经系统异常的患儿，表现为渗透性利尿、脱水和电解质紊乱，轻者可在1~2天内自行缓解，重者可致酮症酸中毒和糖尿病非酮症高渗性昏迷。当患儿的血糖水平明显高于正常水平时（22mmol/L），应立即予以纠正，输入等张或1/2张盐水和胰岛素，否则可引起永久性中枢神经系统损害。为预防高血糖的发生，滴注速度必须逐步增加，初始滴注速度不超过 5mg/（kg·min），每日可酌情递加 2~3mg/（kg·min），最大滴注速度不超过 12.5mg/（kg·min），使血糖维持在 6~10mmol/L。如果通过控制输糖速度效果仍不佳，可加用胰岛素皮下注射或静脉滴注。此外，高糖营养时人体的胰岛素分泌增加，若突然停止 PN 可致低血糖，临床表现为惊厥、昏迷，如不及时干预可造成永久性脑损伤。为预防低血糖的发生，停止 PN 时应逐步减停，过渡到口服或 EN，并严密监测血糖。

（10）高氨基酸血症和高氨血症是儿童 PN 中长期使用非平衡型复方氨基酸导致的并发症，应用适合各年龄段和病种的不同氨基酸配方来有效避免这种并发症的发生。

表 7-18 列出儿童 PN 支持时的药学监护项目和频率。

表 7-18　儿童肠外营养的监护项目

项目		监护频率	
		第 1 周	稳定后
摄入量	能量 /[kcal/（kg·d）]	每日	每日
	蛋白质 /[g/（kg·d）]	每日	每日
	脂肪 /[g/（kg·d）]	每日	每日
	葡萄糖 /[g/（kg·d）]	每日	每日
临床体征	皮肤弹性、囟门	每日	每日
	黄疸、水肿	每日	每日
生长参数	体重	每日或隔日	每周 2~3 次
	身高（长）	每周	每周
体液平衡	出入量	每日	每日
实验室检查	血常规（血小板、血红蛋白）	每周 2~3 次	每周 1~2 次
	血 Na^+、K^+、Cl^-、Ca^{2+}	每周 2 次或调整后 1 天	每周或调整后 1 天
	血 P、Mg^{2+}	每周	按需
	肝功能（前白蛋白、总胆红素 Tbili/ 直接胆红素 Dbili、PT/INR、GPT、GOT、γ-GT）	每周	每周或隔周

项目	监护频率	
	第 1 周	稳定后
肾功能（BUN、SCr）	每周	每周或隔周
血脂（停止输入 4~6 小时后测定）	每周	按需
血糖	1~2 次 /d	按需
铁（血清铁、铁蛋白、TIBC）	—	每 3~6 个月
微量元素（锌、硒、锰、铜、铬）	—	每 3~6 个月
肉碱	—	每 3~6 个月
维生素（维生素 A、维生素 D、维生素 E、维生素 B_{12}、叶酸）	—	每年
甲状腺功能（TSH、T_4）	—	每年
铝	—	每年

四、特殊儿童患者的营养支持与药学监护

（一）早产低体重儿的营养支持

胎龄 < 37 周、出生体重低于 2 500g 的新生儿称为早产低体重儿。近年来由于生育技术及产科监护治疗手段的发展，早产低体重儿的出生率逐年增加。

早期充足均衡的营养支持是保证早产低体重儿健康生长的物质基础。早产儿宫内和出生后营养状态欠佳可导致宫外生长发育迟缓（extrauterine growth restriction，EUGR），并可导致神经和感觉器官损害、认知发育延迟。我国的早产儿 EUGR 发生率明显高于国外的报道，说明目前我国对早产儿的营养管理并不规范，造成许多早产儿不能达到最佳的营养需求。因此，熟悉早产低体重儿的营养特点并实施早期营养支持，对早产低体重儿疾病的临床疗效及安全性评估十分必要。

1. 营养目标与三阶段营养方案　早产低体重儿的营养目标是保证其在宫外环境中继续宫内的生长过程直至矫正胎龄 40 周，然后适当地追赶生长，其主要目标为促进神经系统等重要组织器官的发育成熟、促进生长发育和预防营养缺乏或过剩。早产儿的三阶段营养方案最早于 1995 年由加拿大儿科学会提出，疾病可分为 3 个阶段：①过渡阶段。开始的过渡阶段以新生儿的

疾病和生理学不稳定为特征,定义为出生后的前 7 天,可随新生儿疾病的持续时间而变化。此阶段的营养策略是维持营养和代谢平衡,营养通常由肠道外和微量肠内喂养提供,能量输入以满足静息能量消耗约 250kJ(59.75kcal)/(kg·d)为宜。②稳定生长阶段。指出院前临床情况平稳的早产儿,其特征为生理学稳定和处于合成代谢状态。此阶段的营养目标是达到宫内的生长速度和矿物质的增加。③出院后阶段。指从出院至 1 岁的早产儿,处于正在生长和合成代谢的状态。营养目标是应用营养丰富的出院后配方乳或强化的人乳喂养帮助完成追赶生长。

(1)肠内营养:早产低体重儿早期常需要肠内营养支持,胃肠喂养的基本目的是促进早产儿的胃肠功能成熟,争取早日达到推荐所需的营养和能量,满足其生长发育的需求。母乳中含有丰富的消化酶、生长因子、激素、免疫活性细胞、免疫球蛋白和抗炎因子等物质,对促进早产儿的小肠成熟、中枢神经系统和视网膜发育有积极的意义,这是配方乳无法比拟的。美国儿科学会一直推荐对早产儿使用人乳,最好是生母的乳汁。因此,母乳喂养仍然作为新生儿包括早产儿喂养的首选。当母乳喂养达到耐受 100ml/(kg·d)时,母乳中的蛋白质、能量以及钙、磷等营养物质不能满足早产低体重儿的生长所需,易导致早产儿生长缓慢、骨发育不良或代谢性骨病,这时国内外推广使用母乳强化剂,即在母乳中加入人乳或牛乳中的固形物质(蛋白质、脂肪、矿物质)进行强化。回顾性分析结果表明,人乳强化剂能促进生长、增加机体的氮储备和骨矿物质水平,从而满足早产儿生长的营养需求。对不能母乳喂养者,应选用早产儿配方乳。

(2)肠外营养:肠外营养(PN)是指当小儿不能耐受肠内营养或肠内营养不能满足机体需要时,由静脉输入各种人体所需的营养素来满足机体代谢及生长发育的需要。早期积极的肠外营养联合早期肠内喂养可使早产儿的蛋白质丢失降至最低且生长结局得到改善,是早产儿出生后早期有效营养支持的重要手段。肠外营养液包括以下几种:①蛋白质,以晶体氨基酸的形式;②脂肪,以脂肪乳的形式;③碳水化合物,以葡萄糖的形式;④电解质溶液,如钠、钾、氯、钙、镁;⑤微量元素,如锌、铜、锰、铬、硒;⑥维生素 A、维生素 C、维生素 D、维生素 E、维生素 K 和 B 族维生素、胆碱等。

早期营养支持是提高早产低体重儿的存活率的关键。大量的随机临床试验表明早期营养支持首选母乳喂养,适时添加母乳强化剂是十分必要的;不能母乳喂养者宜采用早产儿配方乳喂养;早期微量喂养、非营养性吸吮有助于早产儿的胃肠功能成熟。对早产低体重儿 24 小时内开始肠内营养联合肠外静脉营养的早期营养支持方式的研究表明,早期营养支持对早产低体重儿的临床疗效明显,且安全、无明显的不良反应。多项研究表明,早期足量肠外营养可以降低早产低体重儿EUGR的发生率。总之,对早产低体重儿早期充足均衡的营养支持十分必要。

(二)重症新生儿的肠外营养支持

1. 新生儿急性肾衰竭的PN　急性肾衰竭系多种原因导致肾脏功能急剧减退甚至丧失的临床综合征。急性肾衰竭少尿期患儿体内的主要病理生理变化是肾脏排泄水、氮质产物的能力超负荷,出现水、电解质失衡及酸中毒;体内的蛋白质分解加速,脂肪消耗增快,血尿素氮、肌酐迅速升高,机体处于严重的负氮平衡;高氮质血症引起患儿摄入障碍,这种高分解代谢与低摄入状态进一步加重机体营养代谢紊乱及进行性衰竭,严重者出现充血性心力衰竭、感染、多器官功能障碍等并发症。

新生儿急性肾衰竭时的营养支持应在遵循量出而入、控制液体的前提下进行,根据肾衰竭的液体疗法计算,以碳水化合物和脂肪为能源底物,并适当补充水溶性维生素。急性肾衰竭的营养支持已由过去采用无蛋白、低热量饮食,发展到根据患儿的需要供给蛋白及热量。肾衰竭新生儿宜选择必需氨基酸作为氮源,因为必需氨基酸在体内不能合成,输入后可补充体内的不足,同时使体内过多的尿素氮用于合成非必需氨基酸和蛋白质而被利用。氨基酸制剂的选择应选肾病用复方氨基酸,因为其含有肾衰竭患儿所必需的氨基酸。脂肪乳不仅能提供必需脂肪酸,对身体代谢有利,同时对维持能量平衡也有重要作用,它以葡萄糖作为能源底物,提供基础热量,可抑制机体的分解代谢,有利于达到正氮平衡,也有利于体内尿素氮的降低。

2. 新生儿败血症的PN　对于感染的不同阶段,营养支持的目的与方法亦有所不同。在感染伴休克、多器官功能障碍时,营养支持宜以维持营养状态为主。感染的恢复期应改善患儿的营养状态。在感染的极期,患儿的代谢特点是分解代谢旺盛、能量迅速消耗、介质活化、糖原异生作用加强,但糖代谢自身的稳定机制失衡,仍可发生高血糖或低血糖,蛋白合成明显减少。此时应以危重患儿的高分解代谢为依据,给予代谢支持和代谢调理,纠正内环境紊乱是首要措施。在严重感染病情不稳定的早期,肠外途径的营养干预带来的危害大于好处。这意味着此时机体可能对外源性高营养产生不应性,过多的营养支持不会获得满意的效果,反而会加重肝肾负担,只能采用合适的营养支持,达到保存器官结构功能的目的。轻至中度创伤新生儿的静息能耗为167~209kJ/(kg·d)[40~50kcal/(kg·d)],新生儿的体重轻,每日所需的液体量少,要达到此水平的热量单用葡萄糖是不可能的。

因此,对于严重败血症的新生儿在纠正休克、DIC后,需要采用包括脂肪、氨基酸在内的适宜PN支持。对于这些患儿使用PN时应慎重,因为他们体内的脂肪氧化障碍,对甘油三酯的清除能力差,往往不能耐受脂肪乳,故脂肪乳的剂量＜1.5g/(kg·d)，蛋白质可用2.0~3.0g/(kg·d)，降低非蛋白质热卡，热氮比以100:1为宜，在24小时内均匀输入，避免肠外营养液加重肝功能损害。对危重新生儿进行PN支持时，必须根据患儿的具体情况及时调整营养液的配方，监测工作也十分重要。

(三)血液肿瘤患儿的营养支持

血液肿瘤患儿的能量、碳水化合物、脂肪及蛋白质代谢均有很大程度的改变，对营养素供给量不足的反应为能量消耗、蛋白质分解、糖异生增加的急性应激特点。

1. 肠内营养 肿瘤患儿饮食的总体原则是高蛋白、高热量，并辅以适当的维生素和矿物质。个体病例应根据实际情况灵活掌握。一般而言，肠内营养主要适用于经口进食不能满足能量和营养需求而又保留足够的胃肠道功能的患儿。

对于行骨髓移植的患儿，肠内营养能改善其早期预后。不同肠内营养配方的原料、营养成分、能量密度、渗透压和价格各不相同。常用的肠内营养配方的原料有碳水化合物、麦芽糖糊精、水解淀粉或玉米糖浆；蛋白成分[大部分来源于牛奶(酪蛋白或乳清蛋白)或大豆]；脂质[主要是长链甘油三酯(LCT)，含或不含中链甘油三酯(MCT)]。儿童肠内营养配方有3种：多聚体配方提供完整的蛋白质；低聚体配方(或半要素配方)以短肽类为主；单聚体配方(或要素配方)的营养成分为氨基酸、寡糖、LCT和MCT。

应注意以下因素：①营养素和能量需要量，并根据患儿的年龄和身体状况进行调整；②有无食物不耐受或过敏史；③肠道功能，尤其是在放化疗和骨髓移植之后的肠功能情况；④配方的给予途径和方式，短期可通过鼻饲进行，长期则推荐采用经胃或肠造口管饲，可采用间歇和持续喂养，或两者相结合的方式进行；⑤配方本身的特点，如渗透压、黏滞度、营养密度；⑥口味偏好；⑦价格，对于大多数患儿而言，标准多聚体配方已足够，且具有较好的耐受性和性价比。接受肠内营养的患儿应定期监测生长发育、液体量、营养素摄入情况和治疗效果。

2. 肠外营养 肠外营养液的成分包括葡萄糖、脂肪乳、氨基酸、维生素、微量元素和电解质。对于经口进食及肠内营养不足、因放化疗致严重胃肠道并发症的肿瘤患儿应进行肠外营养，此举非常必要且证明有效，不仅能提高肿瘤患儿对治疗的耐受性，还能加速骨髓功能恢复。但是血液肿瘤不同于其他疾病，其患儿的代谢特点决定了实施肠外营养具有特殊性。大量动物实验和临床研究证实，血液肿瘤宿主实施肠外营养可促进肿瘤细胞增殖，其异倍体细胞及分裂期(S期)细胞含量明显增加；若同时加用抗肿瘤特异性化疗药物，肿瘤细胞增殖明显被抑制，肠外营养促进肿瘤细胞增殖越明显，化疗的抑制作用也越显著。因此，对分化程度为中等或差的恶性肿瘤患者，营养支持的同时需加用化疗药物。

（四）患儿围手术期的营养支持

1. 小儿围手术期 PN 的适应证　一般择期手术前不提倡使用 PN 支持，但对手术前后存在重度营养不良的病儿，手术前后应用 PN 是合理的。

2. 小儿围手术期的营养支持要求　①术前营养支持至少 7 天，否则达不到营养支持的目的；②新生儿或术前有严重营养不良者，术后应尽早开始营养支持；③只要不是肠功能衰竭，尽可以选择肠内营养支持；④PN 支持时，营养液要足量、全面，考虑到创伤反应的特点，术后要增加脂肪乳供能比，脂肪可占全部供能的 50%。

3. PN 的并发症　可分为技术性、感染性和代谢性 3 类，小儿与成人并无差别。

（1）技术性：近年来，由于插管技术的提高及制管工艺和材料的改进，使因中心静脉插管而产生的并发症大大减少，外周静脉插管的并发症仅见静脉炎。

（2）感染性：感染是小儿 PN 时最危险的并发症，据统计小儿败血症的发生率高达 15%，可能与输液过程中某些环节污染及患儿的免疫力差有关，预防是防止感染的关键。

（3）代谢性：糖尿病非酮症高渗性昏迷常与隐性或未被发现的糖尿病、胰腺炎、败血症及类固醇类药物有关。低钠血症、低钾血症、低镁血症、低磷酸盐血症等是输注高糖后的常见并发症，可以根据血液生化水平调整 PN 溶液中的电解质组成来预防。

（五）终末期肝病患儿的营养支持

终末期肝病、胆汁淤积性肝病是导致儿童终末期肝病的最常见的病因，其中以胆道闭锁最为常见，其次为肝内胆汁淤积综合征。无论哪种原因引起的胆汁淤积，均会增加发生营养不良的风险。大多数终末期肝病患儿可能需要接受肝移植，而营养不良是已知的可以增加疾病病死率和移植后病死率的一个因素，因此早期识别和及时干预非常必要。

1. 胆汁淤积性肝病患儿大多数为婴儿，婴儿因生长发育，对能量的需要量更高。另外，无论是腹水还是脏器肿大，均可使腹压升高，进而导致早饱、经口摄入量减少，并增加餐后呕吐的风险。这些婴儿常因慢性疾病而畏食、衰弱，这种情况在终末期肝病进一步加剧。这些患儿很快就会出现明显的蛋白质 - 能量营养不良的临床表现。如果没有及时治疗，这些严重的胆汁淤积症患儿将最终表现为消瘦、低渗性脱水。

2. 脂溶性维生素的补充　对胆汁淤积性肝病患儿补充脂溶性的维生素 A、维生素 D、维生素 E、维生素 K 是至关重要的。肠腔内的胆盐减少导致脂肪吸收不良，继而导致脂溶性维生素吸收不良，是胆汁淤积性肝病患儿脂溶性维生素缺乏的原因。鉴于维生素 E 在中枢神经系统发育中的重要作用，维生素 E 缺乏在儿童中应引起特别的关注。出生后第 1 周就出现胆汁淤积的婴儿，维生素 E 含量低下将持续 4 个月。维生素 E 缺乏首先表现为外周腱反射对称性减弱，如果不及时治疗，维生素 E 缺乏将进展为小脑共济失调、脊髓后束功能障碍和周围神经病变。目前无法获得完全水溶性的维生素 E 添加剂，使得有效补充维生素 E 更加困难。游离维生素 E 是目前可以选择的制剂，也是最为常用的。疗效判断的最佳方式是连续的神经系统评估以及监测血清维生素 E 和总血脂比值。

（六）肾功能不全患儿的营养支持

肾衰竭时，主要特点为蛋白质高分解代谢和氮质潴留，同时伴有脂肪、糖和水、电解质代谢异常。在急性肾衰竭时通常伴有严重的水排泄障碍，代谢紊乱导致食欲缺乏，营养支持在操作上较难达到理想的效果。这些患儿的营养支持一般均在人工透析和保持体内外液体出入量平衡的基础上进行。对于慢性肾衰竭，除考虑蛋白质代谢外，还应注意内分泌和钙、磷代谢紊乱的纠正。除营养物质供给量和代谢问题外，肝肾衰竭还会导致部分有害代谢产物产生增加和堆积，在营养支持时应同时加以考虑，避免在营养支持中加重有害物质的产生。例如肾衰竭时氮质、有机酸以及磷酸盐蓄积，会对内环境和脏器代谢产生严重的毒性和有害作用，引起脑水肿、纤维渗出性心包炎、持续性低钙血症。肝衰竭时常存在氨和胍类代谢物增高、支链 / 芳香族氨基酸的比例失衡、胆红素增高、甾类激素的灭活能力下降等，导致神经系统功能异常和水钠潴留。营养支持中的特殊部分主要涉及蛋白质和水、电解质代谢，应特殊配制。对非透析患儿，蛋白质、入液量及钾、钠等电解质需给予限制，而糖、脂质补充可按常规给予。

（七）代谢性疾病患儿的营养支持

先天性代谢异常性疾病根据其病理生理学诊断可分为 3 组：①复杂分子合成或分解代谢障碍性疾病，表现为永久性、进行性、独立并发的事件，与摄食无关，包括溶酶体病、过氧化物酶体病和细胞内转运异常性疾病等；②由于代谢障碍导致急性或进行性有害物质聚积，包括氨基酸代谢异常（苯丙酮尿症、高胱氨酸尿症、糖尿病）、有机酸尿症、先天性尿素循环障碍和乳糖不耐受；③肝脏、心肌、肌肉或大脑能量缺乏或利用障碍而导致的疾病，包括先天性乳酸血症、脂肪酸氧化障碍、糖异生缺陷和线粒体呼吸链异常等。

代谢性疾病患儿营养支持的主要目的：①诱导活性，如在某些对补充维生素有效的疾病中；②拮抗生化紊乱，预防急性失代偿；③通过饮食、药物防止慢性进行性恶化。约 12% 的先天性遗传代谢病可以通过治疗得到很好的控制，55% 治疗有效，但其余 33% 治疗效果甚微。

（八）减肥手术后患儿的营养支持

使用外科手术治疗儿童肥胖已经成为一种普遍的选择。与成年人标准方法不同的是,在儿童这个年龄则需要给予较为特殊的营养干预方式。

肥胖在儿童中发生有多个方面的因素,包括代谢调节异常、基因、环境、经济压力和能量平衡。肥胖患者有高的发病率和睡眠窒息的风险、代谢综合征、整形问题、高血压、2型糖尿病和非酒精性脂肪肝。减肥手术后患儿的营养支持可以分为4个方面:营养评定、教育、营养需求和营养状态监测。

(九)艾滋病患儿的营养支持

儿童患艾滋病从本质上是与成人不同的,这种不同在考虑提供药物和营养治疗时是至关重要的。发育停滞、正常组织损失都会导致艾滋病患儿的病情恶化以及死亡率上升。然而,艾滋病联合脂肪代谢障碍的出现提高患者对营养的需求和自身代谢的速度等。因此,维持艾滋病患儿的较好的营养状态对其健康状况十分重要。

当营养评定发现艾滋病患儿发育缓慢,并低于正常儿童的身高和体重时,营养支持就显得十分重要了。当无法口服时应采取管饲给药,而且一个普通的营养膳食比高热量的膳食更加有效。混合维生素和微量元素的补充也是十分必要的。

第二节　妊娠期患者的营养支持与药学监护

一、妊娠期患者的营养需求特点及营养评定

(一)妊娠期患者的生理特点及代谢变化

1. 妊娠期的内源性激素水平改变　胎盘催乳素刺激母体的脂肪分解,提高母体血中的游离脂肪酸和甘油浓度,使更多的葡萄糖运送至胎儿。妊娠期的血浆三碘甲腺原氨酸(T_3)、甲状腺素(T_4)水平升高,但游离甲状腺素升高不多,体内的合成代谢增加。妊娠期的胰岛素分泌增多,循环血中的胰岛素水平增加,使孕妇的空腹血糖值低于非孕妇。

2. 妊娠期的消化系统功能改变　受孕酮分泌增加的影响,胃肠道平滑肌细胞松弛,胃排空及食物在肠道内停留的时间延长,孕妇易出现饱胀感以及便秘;妊娠期消化液和消化酶的分泌减少,易出现消化不良;由于贲门括约肌松弛,胃内容物可逆流入食管下部,引起反胃等早孕反应。

3. 妊娠期的血液容积及血液成分改变　血浆容积随妊娠期进展逐渐增加,至28~32周时达高峰,最大增加量为50%;红细胞和血红蛋白含量也增加,至分娩时达最大值,增加量约20%。血浆容积和红细胞增加程度的不一致性形成血液的相对稀释,称为妊娠期生理性贫血。妊娠期血浆葡萄糖、氨基酸、铁以及水溶性维生素如维生素C、叶酸、维生素B_6、维生素B_{12}、生物素

含量均降低。

4. 妊娠期的体重增加及其构成　胎儿、胎盘、羊水、增加的血浆容量及增大的乳腺和子宫称为必要性体重增加（表 7-19）。发达国家妇女妊娠期的必要性体重增加约 7.5kg，发展中国家约 6kg。根据妊娠前的体重指数（BMI）推荐妊娠期的增重值被认为适合于胎儿和母体双方，见表 7-20。

表 7-19　妊娠期的体重增加及构成

体重增加构成	体重增加值 /g			
	10 周	20 周	30 周	40 周
胎儿、胎盘及羊水	55	720	2 530	4 750
子宫、乳房	170	765	1 170	1 300
血液	100	600	1 300	1 250
细胞外液				1 200
脂肪及其他	325	1 915	3 500	4 000
合计	650	4 000	8 500	12 500

表 7-20　按妊娠前的 BMI 推荐妊娠期体重增长的适宜范围

体重增长评价	BMI/(kg/m²)	推荐的体重增长范围 /kg
低	< 19.8	12.5~18.0
正常	19.8~26.0	11.5~16.0
超重	> 26.0~29.0	7.0~11.5
肥胖	> 29.0	6.0~6.8

（二）妊娠期患者的营养需求

1. 胎儿生长发育的需要

（1）碳水化合物和蛋白质：碳水化合物可提供脑代谢的能量、促进生长发育、协助脂肪氧化。胎儿生长发育的主要能源物质是葡萄糖，葡萄糖不仅可以供给胎儿生长发育的需要，还可刺激胎儿的胰岛素分泌，使葡萄糖转变成糖原储存起来，在胰岛素的作用下还可促进蛋白质合成、提高氨基酸利用率，还可防止分解脂肪来供能，因此可促进胎儿的体重增长。蛋白质是脑细胞增加、体积增大的物质基础，脑细胞核和细胞质的组成需要蛋白质、脂肪，尤其是必需不饱和脂肪酸，它是合成髓鞘的要素。

（2）微量元素和维生素：锌是多种酶的促活剂，缺锌可使脑细胞减少、脑功能低下。铬参加脑血管膜、脑膜的组成。铜则与交感神经的兴奋与抑制有关。钙与胎儿的生长、神经及生理调节有关。维生素 A、维生素 B_1 可促进脑组织的氧化过程，有助于脑的生长发育。此外，叶酸、维生素 B_{12} 等物质均与脑的发育及生理功能调节有关。

2. 妊娠期的营养需要

（1）能量及能量配比：妊娠前 3 个月推荐增加 200~400kcal/d 的热量摄入，妊娠晚期能量推荐摄入量可达到 2 100kcal/d。具体热量摄入的计算公式为 BEE=655+[9.4× 体重（kg）]+[1.8× 身高（cm）]-[4.7× 年龄]，热量需要量 = BEE×1.75。蛋白质每日增加 25% 的量，补充量为 1.3~1.5g/kg。亚油酸、亚麻酸在体内能合成花生四烯酸（AA）和二十二碳六烯酸（DHA），而 AA、DHA 是胎儿、婴儿脑及视网膜的功能脂肪酸，对婴儿的视力和智力发展非常重要。推荐的妊娠期脂肪摄入量为 60~70g/d，其中必需脂肪酸为 3~6g/d，必需脂肪酸需要量逐渐增加至能量摄入的 4.5%。在对双胎及三胎妊娠进行的饮食治疗研究中发现，每日的饮食中蛋白质类、碳水化合物类及脂质所需的比例各占 40%、30% 及 30% 较为适宜。

（2）微量元素及维生素

1）钙：胎儿需要钙构成骨骼和牙齿。成熟胎儿约积累 30g 钙，在妊娠早、中和晚期日均积累量分别为 7、110 和 350mg，妊娠期缺钙可影响胎儿以及产后的泌乳。妊娠期钙的推荐摄入量（RNI）为 1 200mg/d，可耐受最高摄入量（UL）为 2 000mg/d。

2）铁：铁是构成血红蛋白的原料。铁缺乏可引起缺铁性贫血。妊娠早期贫血与早产、低体重儿、胎儿和孕妇死亡相关。中国营养学会建议妊娠期的参考摄入量（DRI）为 35mg/d，UL 为 60mg/d。

3）锌：锌是体内多种酶的成分，参与热能代谢和蛋白质、胰岛素的合成。有研究资料表明，妊娠早期严重缺锌可导致先天畸形。我国建议妊娠期的锌供给量为 20mg/d。

4）碘：碘是甲状腺素的组成成分。孕妇缺碘可导致甲状腺功能减退，也可导致胎儿的甲状腺功能低下，从而引起以智力发育迟缓为标志的呆小病。我国建议妊娠期碘的 DRI 为 200μg/d，UL 为 1 000μg/d。

5）维生素 A：维生素 A 可维持正常视力和上皮组织健康。妊娠期缺乏维生素 A 可导致胎儿畸形、早产、宫内发育迟缓及低体重。我国建议妊娠期维生素 A 的 DRI 为 900μg/d，UL 为 2 400μg/d。

6）维生素 D：维生素 D 可促进钙的吸收和在骨骼中的沉积。缺乏维生素

D 可使孕妇和胎儿的钙代谢紊乱、胎儿的骨骼发育异常。我国建议妊娠期维生素 D 的 DRI 为 $10\mu g/d$，UL 为 $20\mu g/d$。

7）叶酸：是甲基转移酶的辅酶，参与同型半胱氨酸转化为甲硫氨酸的代谢，参与血红蛋白、肾上腺、胆碱、肌酸的合成。妊娠期缺乏叶酸可引起流产、早产、巨幼细胞贫血等。补充叶酸应从计划妊娠或可能妊娠前开始。我国建议妊娠期叶酸的 DRI 为 $600\mu g/d$，UL 为 $1mg/d$。在孕前和妊娠早期补充含 $0.4{\sim}1.0mg$ 叶酸的多种维生素补充剂，以降低糖尿病母亲子代中发生神经管缺陷和先天畸形的风险。

8）维生素 B_{12}：维生素 B_{12} 缺乏可导致神经系统和血管系统病变。世界卫生组织建议妊娠期的 DRI 为 $4\mu g/d$。

9）维生素 B_1：维生素 B_1 缺乏能导致新生儿维生素 B_1 缺乏症。我国的妊娠期推荐摄入量（RNI）为 $1.5mg/d$。

（三）妊娠期患者的营养评定

若孕妇的体重较妊娠前减轻超过 5%，存在电解质及代谢紊乱，影响胎儿生长，则需对其进行营养支持。具体评估标准如下：①4 周内持续体重减轻超过每周 1kg；②身体全重减轻 6kg 或无法增加体重；③潜在的慢性疾病，基础营养素需要量增加，包括本身存在的营养不良；④生化特征为严重的低蛋白血症（< 2.0g/dl）、顽固性酮症、低胆固醇血症、缺铁和 / 或叶酸引起的巨幼细胞贫血、负氮平衡；⑤胎儿宫内生长延迟。

（四）营养支持方式的选择

相较于肠内营养支持而言，肠外营养的危险性更高，有潜在的更严重的副作用，更可能发生医院内感染、多器官功能衰竭，若 2 种营养支持方式都适用，肠外营养可不作为首选。

（五）需要营养支持的妊娠期常见疾病

1. 妊娠剧吐　孕妇体内的生理变化对胃肠道功能造成一定的影响，恶心、呕吐是孕期的常见症状，占孕妇的 50%~90%，其中 70% 在妊娠 4~7 周时症状最明显，绝大多数于妊娠 16 周时停止呕吐。严重的恶心、呕吐，并伴有孕妇的体重下降、酮血症、酮尿症、电解质紊乱等为妊娠剧吐，发病率为 0.3%~2%，一般认为约 0.5%。

妊娠剧吐的营养支持方式的选择如下：

（1）肠外营养支持：Zibell-Frisk 等对 23 例严重妊娠剧吐患者进行肠外营养治疗，根据个人的需要量补充热量，另加 300kcal 的妊娠额外需要量（50% 的热量由脂肪提供）。平均治疗时间为 2.7 周，体重平均增加 1.1kg，80% 的孕妇达到可维持正常妊娠的体重，肠外营养为母体提供足够的营养，使胎儿正常生长发育。但是，肠外营养需经中心静脉输注，穿刺导致的感染、气胸、损伤周围动脉等并发症发生率高。

（2）肠内营养支持：绝大多数妊娠剧吐孕妇的胃肠道功能正常，完全可以通过肠内营养提供必需的营养，同时改善胃肠道症状。Davies 等将鼻肠管和鼻胃管肠内营养治疗进行比较，鼻肠管可明显减少胃潴留、增加肠内营养的耐受性、减少肠外营养治疗。11 位妊娠剧吐的孕妇经静脉补液、镇吐药治疗无效，体重减轻，接受经胃镜行鼻胃管插管进行肠内营养治疗，插管后 48 小时呕吐症状均有不同程度的好转，平均为（5±4）天（1~13 天）完全缓解，6 人在插管治疗后 4 天体重增加，所有孕妇均无并发症，除 1 例再次接受插管外所有孕妇拔管后均未发生呕吐。

2. 妊娠合并重症胰腺炎　妊娠合并重症胰腺炎是一种严重的妊娠合并症，多发生在妊娠中、晚期或是产后。病理特点为除发生胰腺及其周围组织水肿、出血、坏死，继发感染，多器官功能衰竭外，其渗出物和毒素还可刺激子宫收缩，持续的子宫收缩可导致子宫胎盘血液循环障碍，使胎儿缺氧死亡，同时毒素可直接通过胎盘引起死胎。目前临床强调以非手术治疗为主的综合措施，营养治疗作为其中的一个重要部分，包括肠外营养（PN）和肠内营养（EN）。肠内营养能保护肠黏膜屏障功能，减少细菌移位，降低胰腺坏死组织继发感染的机会。根据妊娠期的营养需求特点，适时实施肠内营养对重症胰腺炎的治疗和康复有重要作用。郭华等对 9 例重症急性胰腺炎患者放置鼻肠管，实施早期肠内营养支持，肠内营养制剂选择的是肠内营养混悬液（TPF），9 例患者均治愈，其中 2 例早产。

二、妊娠期患者肠内营养的药学监护

（一）妊娠期患者使用肠内营养的指征与禁忌

符合以上营养评定标准，即母体营养不良；或早期妊娠期患者出现剧吐症状，无法进食，口服镇吐药无效者，可进行肠内营养支持。如患者无法耐受鼻饲，可予 PICC 技术开展肠外营养支持。妊娠合并重症急性胰腺炎的患者也可早期开展肠内营养支持，如患者急性胰腺炎早期发作期急腹痛症状明显，不适宜强行开展肠内营养支持，应以肠外营养支持作为过渡。妊娠期患者肠内营养支持的禁忌证同普通患者。

（二）妊娠期患者肠内营养的常见输入途径

肠内营养可采取鼻胃管饲和经鼻十二指肠管饲的方法，若呕吐严重或发生管内回流的情况，经皮内镜下胃造口术可作为长期肠内营养输入途径。

（三）妊娠期患者肠内营养的制剂选择

由于缺少标准肠内营养处方的信息，因此评估实验数据、监测母体体重、通过超声监测胎儿生长对评价母体的营养状态十分重要,可根据患者的具体情况调整制剂选择。

(四)妊娠期患者肠内营养支持的药学监护

1. 应注意的一点是,当置入鼻空肠管时,应确保管子已放置于空肠中,否则易发生脱水、营养不良、酮尿等合并症。

2. 妊娠剧吐的原因有可能是维生素 B_6 缺乏,有 60% 的妊娠剧吐患者缺乏维生素 B_1、维生素 B_2、维生素 B_6 等,在进行营养支持时应根据症状适当添加缺乏的维生素。

3. 通常情况下,母体体重获得量与胎儿大小及围产期的结果相关联。当母体营养严重损失时,母体会首先保证自身的储备需求,而不是满足胎儿的需要。因此,妊娠期患者需要监测体重和自身的营养状态。

三、妊娠期患者肠外营养的药学监护

(一)妊娠期患者使用肠外营养的指征与禁忌

长期进食量不足引起母体营养不良,同时无法进行肠内营养支持的患者可采用肠外营养支持。妊娠期患者肠外营养支持的禁忌证同普通患者。

(二)妊娠期患者肠外营养的常见输入途径

妊娠期患者推荐采用 PICC,减少穿刺导致的感染、气胸等并发症发生率,同时减少外周静脉输注常见的静脉损伤。

(三)妊娠期患者肠外营养的制剂选择

可输注浓缩的葡萄糖溶液(12.5%~20%)、氨基酸溶液、脂肪乳、钙及多种维生素。肠外营养时限 5~260 天不等,平均为 56 天。根据研究报道,其中 58% 的妊娠期患者在最后 3 个月进行静脉输入营养液,24% 的妊娠期患者在第 2~3 个月进行,18% 的妊娠期患者则在前 3 个月;其中,90% 的患者是由于神经精神问题或妊娠剧吐而进行肠外营养支持的。氨基酸制剂尽量选择平衡型复方氨基酸,脂肪乳制剂需注意短链和中链脂肪酸存在一定的毒性,不适合妊娠期患者使用,尽量采用长链脂肪乳。

(四)妊娠期患者肠外营养支持的药学监护

1. 妊娠期患者的常见并发症包括妊娠高血压、高脂血症、糖尿病、贫血等,营养支持期间应注意监测血压、血脂、血糖、血常规等常规指标。

2. 妊娠糖尿病患者在接受营养支持的过程中可能会出现肾功能减退的情况,甚至发展为糖尿病肾病,治疗过程中需监测患者的肾功能。

3. 应每周监测妊娠期患者的肝功能、胆固醇、肾功能,其中针对糖尿病及肾病患者建议监测更频繁。

4. 针对妊娠糖尿病患者应采用营养治疗、血糖监测以及根据血糖控制需要进行的胰岛素治疗等综合措施进行治疗。血糖控制标准为空腹血糖为 3.3~5.6mmol/L，午、晚餐前血糖为 3.3~5.8mmol/L，睡前血糖为 4.4~6.7mmol/L，餐后 1 小时血糖为 5.6~7.8mmol，餐后 2 小时血糖为 4.4~6.7mmol/L，夜间血糖（凌晨 2：00—4：00）为 4.4~5.6mmol/L，糖化血红蛋白（HbA1c）不超过 6%。妊娠期间建议能量摄入充足以保证适宜的体重增加，在此期间不建议减轻体重。不过对于有妊娠糖尿病的超重或肥胖妇女，适当减少能量和碳水化合物摄入以控制体重增长速度可能较合适，同时避免酮症酸中毒或饥饿性酮症引起的酮血症。

第三节　老年患者的营养支持与药学监护

一、老年患者的营养需求特点及营养评定

（一）老年患者的生理特点及代谢变化

1. 老年患者的生理特点　老年患者摄入营养素的过程中常见的不适症状包括吞咽困难，便秘，腹泻，上消化道出血，便血，急、慢性腹痛，黄疸等。这些症状与老年患者的消化器官逐渐衰退密切相关，主要表现有：①口腔改变，黏膜、牙龈萎缩，牙齿松动脱落；②食管蠕动能力减退，不利于食物入胃；③胃肠的血供减少、黏膜萎缩、蠕动能力减退，胃排空延迟；④唾液、胃液、胰液、肠液在质和量上均发生变化，唾液淀粉酶、胃蛋白酶、胰酶等消化酶的活性下降；⑤胆囊功能障碍，小肠黏膜的表面积减少。这些变化均降低对营养素的消化和吸收。老年患者同时存在组织修复能力以及肝肾功能减退，导致术后及损伤后胃肠蠕动恢复时间延长；肝脏的体积缩小、重量下降，70 岁以上尤为明显，肝脏的解毒及合成能力下降；肾脏的排泄能力下降，代谢废物容易聚积。

2. 老年患者的代谢变化

（1）能量代谢变化：老年患者的能量代谢有两大特点，包括①基础代谢率（BMR）降低。据研究，从 20~90 岁，每增加 10 岁，BMR 下降 2%~3%，60 岁以上者的 BMR 下降至青年时期的 90%。②能量消耗下降。有报道指出，40 岁以后，男性每 10 年约减少 1kcal/($m^2 \cdot h$)，女性约减少 0.5kcal/($m^2 \cdot h$)。

（2）糖类、脂肪、蛋白质代谢特点：老年患者对糖类的代谢率下降，糖耐量随年龄增长逐渐下降，糖类转化为脂肪储存的能力相应减弱；口服葡萄糖耐量试验常出现高糖曲线，主要原因是胰岛素分泌不足、对胰岛素的敏感性降低及肝糖原的分解能力提高。随年龄增长，老年人血清中的低密度脂蛋白（LDL）水平增高、胆固醇及甘油三酯增高明显。老年患者的白蛋白转化率、合成率和异化量均降低，半衰期延长。血中的氨基酸模式改变，必需氨基酸含

量下降。血清白蛋白和总蛋白降低，球蛋白和白蛋白比例上升，往往足以保证年轻人正氮平衡的蛋白质供给量却导致老年人呈负氮平衡。

（3）水和电解质变化：老年患者体内的水分总量相对减少，主要为细胞内液减少。因此，老年患者在应激情况下容易发生脱水，特别在腹泻、发热、出汗时更明显，从而引起水、电解质不平衡，而老年患者恢复平衡所需的时间比年轻人更长，这种恢复能力的下降与肾功能减退相关。

（4）其他变化：老年人日照不足，食物中的维生素 D 摄入量低，钙吸收下降约50%，骨密度降低，易发生骨质疏松症。

（二）老年患者的营养需求

1. 总能量需要量　老年人和青年人一样，能量需要量来自 2 个方面：基础代谢（BM）和活动消耗。老年人的基础代谢率降低，我国老年人的正常 BMR 见表 7-21。但是住院患者大部分存在不同的疾病、手术及其他创伤，BMR 不尽相同，不同患者的 BMR 修正系数见表 7-22。

表 7-21　我国老年人的正常 BMR 平均值[*]

年龄/岁	BMR 平均值/[kcal/(m² · h)]	
	男性	女性
60	34.87	32.67
65	34.37	32.17
70	33.77	31.67
75	33.17	31.17
80	32.98	30.88

注：[*]体表面积（m²）=0.006 1 × 身高（cm）+0.012 8 × 体重（kg）−0.152 9。

表 7-22　不同疾病患者的 BMR 修正系数[*]

疾病或状态	系数	疾病或状态	系数
饥饿	0.85~1.00	长骨骨折	1.27~1.30
术后	1.00~1.05	严重感染	1.30~1.55
恶性肿瘤	1.10~1.45	烧伤	1.50~2.00
腹膜炎	1.05~1.25		

注：[*]体温每升高 1℃，BMR 约上升 12%。

总体上讲,老年人需要的能量较青年人少,适当限制老年人的总能量摄入是有益的,供给 20~30kcal/(kg·d)的非蛋白质热卡是适宜的,能量配比宜按碳水化合物占 55%~60%、脂肪占 20%~25%、蛋白质占 20%~25%。但当老年人发生疾病后,为尽快恢复健康,需提供更多的能量。

2. 碳水化合物需要量 老年患者对碳水化合物的代谢率下降,其摄入量也应相应减少,碳水化合物供给以占总能量的 55%~60% 为宜。静脉营养碳水化合物宜选择葡萄糖,价格便宜、副作用少。虽然果糖注射液较葡萄糖注射液有益于控制血糖,但需注意老年患者过多地摄入果糖更容易导致乳酸酸中毒。因此,老年患者静脉营养液中碳水化合物的最佳选择依然是葡萄糖注射液。

老年患者的胰腺功能减退,肠内营养制剂可以选择糖尿病专用制剂;中国人不耐受乳糖,使用含乳糖的肠内营养制剂容易导致腹胀等不适,老年患者的消化功能减退,更容易引发不适,因此不宜使用含乳糖的肠内营养制剂。

3. 脂肪需要量 老年患者的脂质代谢异常,一些常见的老年疾病又多与此有关,因此老年患者的脂肪供给量不应超过总能量的 20%,最高不应超过30%,脂肪含量过低会影响脂溶性维生素的吸收和必需脂肪酸的供给,以约1g/(kg·d)为宜。

4. 蛋白质需要量 老年患者的蛋白质吸收率和利用率较青年人低,宜供给充足的含必需氨基酸齐全的优质蛋白,大多数虚弱的老年患者至少需要1.0~1.2g/(kg·d)的蛋白质。对于年龄 ≤ 65 岁的老年患者,推荐的蛋白质目标值为 1.2g/kg;对于年龄 > 65 岁的老年患者,推荐的蛋白质目标值为 1.0g/kg。具体值可根据疾病严重程度、炎症及代谢水平、体力活动水平、功能恢复的需要量和时间进行调整。虽然老年患者需要更多的蛋白质摄入量以达到正氮平衡,但同时需注意:过多的蛋白质供给可能引起老年患者肾功能的改变。

5. 维生素需要量 老年患者的维生素摄入量和利用不足,一般认为老年患者的每日维生素需要量及供给量应高于青年人。老年患者大多存在骨质疏松症,人体中 99% 的钙存于骨骼和牙齿中,1% 的钙以游离形式参与体内各种重要的生理活动,当钙摄入不足时会动用骨骼中的钙来参与人体代谢。因此,保证充足的钙摄入量能够有效地抑制骨钙的释放。1994 年美国国立卫生研究院(NIH)有关理想钙摄入量的交流会(NIH-CCC)建议,接受雌激素治疗的绝经期妇女的钙摄入量应为 800mg/d,而因某种原因不能或拒绝接受雌激素治疗的妇女的钙摄入量至少为 1 000~1 500mg/d;70 岁以上的老年人除保证 1 500mg/d 的钙摄入量外,还应补充维生素 D 10~20μg/d。从长远考虑,所有 45 岁以上的人都应保证摄入 1 000mg/d 以上的钙。钙摄入量只要不超过1 800mg/d,对任何人来说都是安全的。

6. 矿物质和微量元素需要量　老年患者应限制钠盐的摄入,在营养支持过程中应注意血压的监测。在外科手术后,尤其老年患者容易并发低磷血症,低磷血症短时间内往往没有生命危险,所以容易被忽视,但磷较其他元素有更多的作用,如参与蛋白质、碳水化合物和脂肪代谢,影响维生素和酶的活性,协助酸碱平衡调节,以及神经功能维持、骨骼生长和牙齿发育等。严重的低磷血症削弱机体产生红细胞、白细胞和血小板的功能,因此易致动脉血氧饱和度降低,出现缺氧及糖尿病酮症酸中毒等。因此,老年患者应特别强调钙和磷的补给。

7. 水需要量和供给　老年患者多存在多种疾病,如心、肾功能不全,应适当减少水摄入量。一般术后 2~3 天无异常丢失时,水的补给量不应超过 35ml/(kg·d),营养支持过程中每日监测患者的出入量,入出量以 300~400ml/d 为宜,同时应注意患者是否存在呕吐、腹泻、发热等失水的因素,根据具体情况及时调整液体补充量。

（三）老年患者的营养风险筛查及营养评定

1. 营养风险筛查　微型营养评定（mini-nutritional assessment, MNA）主要用于社区老年患者的营养不良筛查。微型营养评定的内容包括人体测量、整体评价、膳食问卷及主观评价等,各项评分相加即得 MNA 总分。MNA 分级标准:总分 > 24 分表示营养状态良好;总分 17~24 分为存在营养不良的风险;总分 < 17 分明确为营养不良。

2. 营养评定　满足以下 1 点或 1 点以上评估标准者即为营养不良:①1 个月内体重减轻 ≥ 5% 或者 6 个月内体重减轻 ≥ 10%,一些因素可能会影响分析结果,包括脱水、水肿和液体渗出。② BMI < 21kg/m²。然而,即使 BMI ≥ 21kg/m² 也不能排除营养不良的情况,例如肥胖症患者的体重减轻。③血清白蛋白 < 35g/L,需同时考虑炎症反应是否对结果有干扰。④整体 MNA 评分 < 17 分。

满足以下 1 点或 1 点以上评估标准者为严重营养不良:①1 个月内体重减轻 ≥ 10% 或者 6 个月内体重减轻 ≥ 15%;② BMI < 18kg/m²;③血清白蛋白 < 30g/L。通常情况下,所有老年人应每年至少进行 1 次营养评定,入院患者每月 1 次。

二、老年患者肠内营养的药学监护

（一）老年患者使用肠内营养的指征与特点

存在营养不良风险或营养不良是老年患者进行肠内营养支持的重要指征。可使用口服营养补充（ONS）来增加热量、蛋白质和微量元素摄入量,保持或提高营养状态,增加体重,提高生存率。虚弱的老年患者通常使用口服营养补充来保持或提高营养状态,同时只要他们的全身状态稳定、不处于疾病的终末阶段,管饲(TP)也有可能使患者获益。有严重吞咽困难的老年患者,推荐使用肠内营养支持来保证热量和营养的供给。骨折及矫形手术后的老年患者,推荐使用口服营养补充降低并发症发生率。抑郁症患者推荐使用肠内营养支持,克服严重的食欲减退。对于痴呆患者,ONS 或者 TP 可以提高患者的营养状态。痴呆早期及轻度痴呆患者首先考虑 ONS,偶尔使用 TP,从而保证能够提供足够的热量和营养,避免营养不良的发生;而对于晚期痴呆患者不推荐使用 TP。ONS,尤其是高蛋白组分的处方能够降低发生压迫性溃疡的风险,根据临床试验报告,EN 同样推荐用于改善压迫性溃疡的预后。

(二)老年患者使用肠内营养的特点

老年患者的胃肠代谢吸收特点决定其肠内营养支持的特殊性。首先,老年患者所使用的肠内营养管的细软程度较青年人更高,直径宜为 2~3mm。其次,损伤或术后老年患者的胃肠功能恢复较慢,肠内营养支持的开始时间和诱导时间适当延长,均为 4~6 天或更长,尤其经小肠营养支持的患者,因此诱导过程中仍需由肠外营养予以补充。而目前的营养支持指南均推荐术后24 小时即可开展肠内营养支持,所以老年患者手术或损伤后使用肠内营养制剂前,应首先以 5% 葡萄糖氯化钠注射液试滴,如无不适,再 24 小时滴入 5%葡萄糖氯化钠注射液 500ml,如无不适,开始滴入肠内营养制剂。初始肠内营养制剂宜以 1/2 全浓度滴入,滴速为 25 滴 /min,以后逐天增加滴速及浓度,直至全浓度和全滴速(50~80ml/h)需 1 周左右,这样对老年患者的胃肠道功能恢复有益。需防止因突然进食或浓度过高,渗透压较大引起腹胀、腹泻,越是高龄的患者越不宜过早恢复肠内营养。

(三)老年患者肠内营养的常见输入途径

肠内营养支持常采用口服营养补充(ONS)和管饲(TF)的方法来保证机体摄入足够的营养。在特殊的情况下,例如吞咽困难持续 2 周以上,则可采取经皮内镜下胃造口术(PEG)来替代经鼻胃管管饲(NGT)。另外,如果需要进行肠内营养支持的时间在 4 周以上,则推荐使用 PEG。

(四)老年患者肠内营养的制剂选择

肠内营养开始时宜选择易于消化和吸收的氨基酸型或短肽型液体制剂,然后过渡至整蛋白型肠内营养,直至匀浆膳饮食。营养液宜当天配制并当天用完,防止污染或变质,温度宜保持在 20~30℃。温度太低,老年患者的胃肠道对冷刺激较为敏感,容易引起腹痛、腹胀;温度过高,营养液成分易遭破坏。肠内营养制剂宜富含足够的热量和蛋白质,每日提供 400IU 维生素 D_3 和500mg 钙。膳食纤维能够帮助管饲的老年患者的肠道功能恢复正常,尤其是长期卧床的老年患者,制剂中应适量添加膳食纤维。

(五)老年患者肠内营养支持的常见并发症

老年患者特别是神经内科患者处于昏睡、昏迷状态,失去吞咽功能,对于反流至口腔的胃肠液无力再吞咽而吸入气管,造成吸入性肺炎,尤其对于患有反流性食管炎的患者更易发生。空肠造口可较好地减少吸入性肺炎的发生,必要时选择渗透压低的营养液。一旦出现误吸,治疗措施包括:①立即停止肠内营养支持,吸净胃内容物;②立即从气管内吸出液体或食物颗粒;③即使小量误吸,也应鼓励咳嗽,咳出气管内的颗粒;④若食物颗粒进入气管,应立即做气管镜检查,清除所有食物颗粒;⑤静脉输液消除肺水肿;⑥适当使用抗感染药物治疗肺内感染。

(六)老年患者肠内营养支持的药学监护

1. 老年患者肠内营养支持期间应保持良好的喂养姿势,如半卧位、抬高头部,活动不受限制的患者宜尽量保持一定的活动量,有益于恢复胃肠功能。

2. 老年患者常用的佐剂如 L- 鸟氨酸 -α- 酮戊二酸能够减少肌蛋白的分解代谢,抑制肌肉中的谷氨酰胺减少,改善氮平衡;醋酸甲地孕酮能够治疗癌症患者的食欲减退;生长激素能够提高瘦体重,但是它的使用受到副作用的限制,不推荐营养不良的老年患者使用。

3. 尽量避免由肠内营养管注入其他药物,尤其对胃肠道有刺激性的药物,以减少对本已脆弱的胃肠道的刺激性以及防止胃肠道菌群失调。

4. 定期更换鼻饲管,两鼻孔交替插入以防止鼻饲管长期刺激、压迫导致的鼻咽部溃疡、胃部侵蚀以及食管损伤。

5. 定期检查胃潴留液、血糖、生化指标,如胃潴留液 ≥ 100ml 应减少供给量或减慢滴速。在老年患者中低磷血症时有发生,相较于肠外营养而言,进行肠内营养支持时发生得更为普遍,应对患者进行监测。

6. 定期对老年患者进行营养不良监测,检查项目包括每周测量 1 次体重;精确计算患者的食物摄入量,最好是持续观察 3 天,或者至少 24 小时,周期根据临床需要而定;测定血清白蛋白,每月 1 次即可。

7. 对于需要进行 PEG 的患者,我们要加强患者照护,对护理者进行教育使其熟悉营养输送技术,在开始及接下来的长期营养过程中正确管理设备。

三、老年患者肠外营养的药学监护

(一)老年患者使用肠外营养的指征与禁忌

当患者有饥饿感超过 3 天,或者饮食摄入量不能够满足自身需要达 7~10 天;同时无法使用肠内营养,或 5 天后肠内营养提供的能量不到所需的 40% 时需要开始肠外营养支持。只有当胃肠道功能丧失或肠内途径已无法满足患者的营养需求时适用,包括以下 3 种情况:①严重的吸收障碍综合征;②急性或慢性肠梗阻；③肠内营养支持失败（耐受性差）。老年患者肠外营养的禁忌证同普通患者。

（二）老年患者肠外营养的常见输入途径

美国静脉输液护理学会推荐，渗透压＞ 600mOsm/L 的液体不宜经外周静脉输注。老年患者的血管条件差，外周静脉输注营养液更容易引起静脉炎甚至静脉坏死。因此，老年患者推荐采用中心静脉输注途径，其中 PICC 因为引起出血、气胸的风险较锁骨下和颈内静脉置管方式小，患者的耐受性好，更适宜老年患者。

（三）老年患者肠外营养的制剂选择

老年患者代谢脂质的能力增加而代谢糖类的能力降低，胰岛素抵抗会进一步降低葡萄糖利用率、升高血糖，同时还会损伤心脏及肾脏功能。对于这类患者，需要选择含有较高脂肪成分的制剂，脂质含量需达到全部热量摄入的 50%。老年人更容易发生维生素及矿物质缺乏，许多老年患者在开始营养支持时就已经处于维生素及微量元素缺乏的状态。因此，所有重要的维生素及微量元素应该在开始肠外营养支持时就进行补充，通常在肠外营养制剂中混合多种水溶性及脂溶性维生素 1 支 /d，以及微量元素 1 支 /d。

（四）老年患者肠外营养支持的药学监护

1. 老年患者常发生心脏及肾脏损伤，因此应限制液体和钠摄入量，尤其是在消耗炎症蓄积的细胞外液体期间或者是在再喂养的早期。

2. 对于疾病终末期患者，肠外营养支持方案的制定应该更加小心，使患者感到舒适、提高患者的生活质量是最重要的，营养支持需要与其他姑息性治疗方案一致。

3. 在老年人的饮食中适当补充必需氨基酸和精氨酸可增加瘦体重，增强肌肉力量和躯体功能。

4. 对于使用文拉法辛的老年患者，应在开始使用后的 3~5 天内测定电解质水平。

5. 当使用中心静脉导管时要注意预防感染，尽可能地保证无菌环境，用 2% 氯己定进行皮肤消毒。

第四节　肾功能不全患者的营养支持与药学监护

肾功能不全是由多种原因引起的肾小球严重破坏，使身体在排泄代谢废物和调节水、电解质、酸碱平衡等方面出现紊乱的临床综合征，分为四期，包括第三期的肾功能衰竭即肾衰竭（renal failure，RF），肾衰竭分为急性肾衰竭（acute renal failure，ARF）和慢性肾衰竭（chronic renal failure，CRF）。肾衰竭患者存在很大的异质性，急、慢性分期及对应的营养治疗原则不同。

一、急性肾衰竭患者的营养支持与药学监护

急性肾衰竭（ARF）是指急性肾组织损伤或功能障碍导致肾小球滤过率（glomerular filtration rate，GFR）急剧下降所引起的临床综合征。ARF 时机体内环境紊乱和代谢失衡，不仅发生水、电解质紊乱和代谢性酸中毒，而且由于多种应激因子产生的增加，导致高分解代谢，出现负氮平衡，蛋白质和能量代谢均发生紊乱。有关研究表明，营养不良是造成 ARF 患者住院死亡率增加的独立危险因素。营养支持疗法是临床上 ARF 综合治疗的重要组成部分。

（一）营养支持疗法方案

1. 营养支持疗法的目的　对 ARF 患者实施营养支持疗法的目的是维持或改善患者的营养状态，防止或减少营养不良的发生，不加重代谢紊乱，加快伤口愈合，增强抗感染能力，降低死亡率。

2. 营养配方组成　ARF 患者的营养支持疗法可选用肠内营养（EN）和 / 或肠外营养（PN）配方。

（1）蛋白质源：纯必需氨基酸配方目前已不再用于 ARF 患者，取而代之的是平衡型复方氨基酸，或适应肾衰竭代谢改变的专用配方。目前一般推荐必需氨基酸与非必需氨基酸的比例为 1 : 1 或更高，可促进患者的合成代谢，并能较大程度地改善血浆氨基酸谱。肾病专用整蛋白制剂配方中的蛋白质含量中等、低电解质含量、添加某些物质如 L- 肉碱，适用于 ARF 患者及连续性肾脏替代治疗（CRRT）的患者。

（2）碳水化合物：葡萄糖作为主要的能量底物。一般推荐摄入量为 3~5g/（kg・d），摄入过多不能提供能量反而促进脂肪合成、肝脏脂肪浸润、体温升高、能量消耗增多、二氧化碳产生过多和免疫活性受损等不良反应。麦芽糖糊精是肾病专用低蛋白肠内营养配方中碳水化合物的主要来源。

（3）脂肪：脂质代谢相关的 ARF 可使用 20%~30% MCT/LCT，用量占总热量的 25%~30%，输入量应该根据患者利用脂质的耐受量来调整。与 LCT 相比，MCT/LCT 水解快，氧化迅速而彻底，应用后血甘油三酯水平低，是 ARF 患者更理想的能源物质。

（4）谷氨酰胺：为预防和纠正胃肠黏膜屏障损伤、肠道细菌移位，在 ARF 肠外营养中常应用谷氨酰胺双肽制剂。但对于 ARF 危重症患者的应用效果如何，目前还缺乏强有力的循证医学证据。

（5）膳食纤维：在配方中添加水溶性膳食纤维，有助于维持正常的肠道功

能,有利于降脂和降低血氨,纠正酸中毒。

(6)维生素和微量元素:ARF 时可能发生铁、锌、硒等微量元素缺乏以及维生素 D_3 生成障碍等。但维生素补充应慎重,如不适当的维生素 C 补充会导致继发的草酸盐沉积(oxalosis)。但在危重的 ARF 患者应用连续性肾脏替代治疗(CRRT)治疗时,随超滤液丢失的维生素 C 可能超过 100mg/d,需要适当增加摄入量。

3. 使用方法　ARF 患者的营养支持应根据患者的临床病情轻重、营养状态、分解代谢程度、残留的肾功能及是否接受 CRRT 而定。通常,患者若存在营养不良或高分解代谢情况,则往往需给予足够的营养支持并应予 CRRT。若残留的肾功能尚可,也可给予较多的营养物质,一般不会引起水、电解质紊乱或代谢产物在体内积聚。

(1)肠内营养:ARF 患者的营养支持应首先考虑选用肠内途径,因为其可以保持胃肠功能,可能会提高免疫力,减少菌血症和感染的发生。如果经肠内途径难以提供足够的营养物质,则需部分从肠外途径进行补充。

1)适应证:①胃肠道功能正常、需要营养支持的 ARF 患者首选 EN;②联合 PN 提供营养支持,即部分营养物质经肠道(EN)补充,其他营养成分通过静脉(PN)输入;③肾功能严重损害尚不予透析者可给低蛋白饮食,8 种必需氨基酸摄入量不应超过 0.3~0.5g/(kg·d)。

2)方法:EN 方式包括以食物或营养液配方的形式通过口服或鼻饲管给予,给药方法与普通患者相同。胃肠功能基本正常的患者首选口服营养补充(oral nutritional supplement, ONS)途径;危重症 ARF 患者可选择管饲(tube feeding, TF)营养支持途径,包括胃鼻管和肠鼻管;有轻度胃动力障碍、畏食的患者适合采用位置较深的鼻肠管。

3)方案:目前临床较多使用肾病专用肠内营养制剂,低钠、低钾、适量的蛋白质,其能量构成比为蛋白质 10%、碳水化合物 65%、脂肪 25%;EAA 含量高,特别添加谷氨酰胺。但对于尚有较多的残留肾功能、无明显的分解代谢且能进食的患者,尚缺乏足够的证据证明肾衰竭患者专用肠内制剂较标准型肠内营养配方具有优越之处。对于行 CRRT 的 ARF 患者,使用免疫增强型肠内营养配方后的效果也缺少随机对照研究,故目前不推荐使用。

(2)肠外营养:过去认为 ARF 患者的营养支持途径首选 PN,而目前的观点认为 PN 仅适用于高分解代谢、胃肠功能不正常、无法进食的危重 ARF 患者。

1)适应证:①为肠道功能障碍的 ARF 患者提供营养;②作为虽能口服进食或经肠道喂养但需补充其他营养物质的另一条途径;③若不能经肠道摄入蛋白质和 EAA,则应静脉补充 EAA 和非 NEAA 混合液,两者的比例为 1∶1;④需要 CRRT 支持的 ARF 患者使用 PN 途径能更好地达到蛋白质等营养治疗的推荐剂量。

2）方法：基本方法与普通患者相同，应当注意的是，当透析患者的饮食摄入难以保证时，可以在血液透析时从静脉中输入营养物质，即透析中肠外营养（intradialytic parenteral nutrition, IDPN）。

3）方案：ARF 肠外营养液（平衡型）通常由氨基酸提供每日总热量的10%~20%，葡萄糖提供 50%~60%，脂肪乳提供 20%~30%。为接受 CRRT 的ARF 患者制定 PN 方案的一个重要方面是考虑氨基酸和葡萄糖用量，应该围绕 CRRT 时营养物质的丢失量等来进行调整，最终达到个体化营养治疗的目的。

（二）药学监护要点

1. 患者状况评估

（1）一般情况评估：ARF 患者的一般情况评估包括个人情况、现病史、目前的主要病情、临床初步诊断、既往病史、相关药物治疗史、药物过敏史、药品不良反应史、肝肾功能等病理生理状况和服药依从性的评估。通过对上述情况的详细了解，有助于临床药师对患者在营养支持疗法过程中可能发生的不良反应、药物相互作用等危险因素有充分的认识。

（2）营养风险筛查：目前应用最广泛的筛查方法是使用营养风险筛查工具2002（NRS 2002），详见表 2-12。评分为 3 分提示有营养风险，需要进行营养支持疗法。

（3）营养状态评估：进行营养治疗前应对 ARF 患者的营养与代谢状态作出正确评估。营养状态评估包括主观与客观两部分。采用主观全面评定（SGA），主要根据患者的病史、体重变化、消化道症状和皮脂肌肉消耗等方面，每个方面分为 3 个等级（A 为营养良好；B 为轻、中度营养不良；C 为严重营养不良）进行评分。详见表 2-10。

2. 营养支持疗法方案的干预

（1）营养配方的选择：对于 ARF 患者，虽然所选择的 EN 与 PN 配方组成、营养制剂在常规用法时是比较安全的，但临床药师仍需关注并根据 ARF 患者的具体情况选择或调整营养配方，有助于达到个体化治疗的目的。

（2）给药途径：ARF 患者采用 EN 方式，但选择口服还是管饲，或是其他方法，因根据患者的耐受程度决定。如采用管饲，则应根据 ARF 患者消化道各部位的功能来决定管饲末端置管的位置是在胃还是空肠。若行肠外营养，需要根据患者情况选择外周静脉或是中心静脉输注肠外营养液，不同的静脉对液体渗透压的耐受程度不同，决定下一步能量给予的多少。临床药师需要注意的是用于透析的中心静脉置管不能用于输入肠外营养液，否则容易引起导管相关并发症。

（3）剂量和疗程：营养治疗中营养制剂的剂量一般反映在能量的给予上，不同年龄、不同身高和体重、不同疾病状态的患者其能量需要量是不一样的，尤其是在 PN 中，能量的计算尤为重要（参见第二章第二节）。另外还应关注营养液的滴注速度，无论是 PN 还是 EN，滴速快慢可能会导致不同的临床结果。

关于营养制剂的疗程，特别在 PN 治疗中，使用时间过长可能会对肝肾功能造成影响，临床药师应加强对患者的临床体征和实验室指标的监测以避免此类情况的发生。

3. 治疗效果评价　ARF 患者的营养支持疗法可以采用动态营养评定及其他疗效评价，同时也对疾病活动程度进行动态评估。如营养支持的目的已达到，可考虑停用；营养支持疗法不能奏效时，应及时查明原因；营养支持用于维持缓解时，可长期使用。临床药师可以根据表 7-23 实施药学监护记录。

（1）营养状态动态评估：其主要指标包括氮平衡和半衰期较短的内脏蛋白如前白蛋白等。氮平衡是可靠且常用的动态评估指标，可以用于营养支持疗法疗效的评定，氮平衡 = 摄入氮 – 排出氮。通过氮平衡测定可间接反映在营养支持疗法中个体对外来含氮物质的吸收利用率。

（2）体脂和体细胞群（body cell mass，BCM）：能够比静态营养评定更准确地反映患者的营养状态和机体组成的动态变化。常用的机体组成分析方法为多频生物电阻抗法和双能 X 射线吸收法。

（3）其他指标：血浆蛋白包括白蛋白、运铁蛋白、前白蛋白、视黄醇结合蛋白等，肌酐 - 身高指数，尿羟脯氨酸指数，机体免疫功能检测等也是可用于评估营养支持疗法效果的指标。

以上疗效评估指标在第二章第三节中有详细介绍。

4. 不良反应的监护和处理　ARF 患者采用 EN 与 PN 营养支持疗法时，需要关注可能发生的并发症与不良反应，并加以处理。如腹泻常发生于 EN 开始时或使用高渗营养液时，少数患者因腹泻而被迫停用 EN，严重者可引起脱水。当采用 EN 的 ARF 患者出现急性低血压或血流动力学不稳定，需要血管活性药维持时应当警惕急性小肠坏死的发生。除加强 EN 给予后的监护外，还可采取一些措施减少腹泻，如加强对营养液配制过程的监控，保证按照正确的操作规程进行，保存时注意采用无菌技术防止污染；配制的营养液尤其是在冰箱中保存后，要在输入前复温到 30~40℃为宜；ARF 患者 EN 开始时应小剂量、低速输注，直到耐受为止。

表7-23 肾衰竭患者的营养支持疗法监护表

姓名		性别		年龄		病区		床号		住院号	

住院时间: 年 月 日	出院时间: 年 月 日

诊断		治疗目的	

口服摄入营养素 /(kcal/d): 普通膳食(是□ 否□) 专业医用营养品:

配方 (△肠内 □肠外)	治疗第 天	治疗第 天	治疗第 天	药学监护
△□ 脂肪乳 /(ml/d)				1. 配伍禁忌
△□ 葡萄糖 /(ml/d)				
△□ 氨基酸 /(ml/d)				
△□ 白蛋白 /(g/d)				
△□ 水溶性维生素 /支				
△□ 脂溶性维生素 /支				
△□ 多种微量元素 /支				
△□ 甘油磷酸钠 /支				2. 疗效监护 营养状态 □好转 □不明显 □恶化
△□ 电解质 /(mmol/L)				
△□ 总量 /(ml/d)				
其他入量 /(ml/d)				
出量 /(ml/d)				
平均总能量(糖 + 脂)/(kcal/d)				

平均总氮/[g/(kg·d)]				
辅助检查指标				3. 其他合用药物
体重/kg				
24小时摄入氮/g				
24小时排出氮/g				
白蛋白/(g/L)				
前白蛋白/(mg/L)				
肌酐/(μmol/L)				
尿素氮/(mmol/L)				4. 其他注意事项
血红蛋白/(g/L)				
腹泻状况				
不良反应(症状及处理结果)				
药师:_____				

二、慢性肾衰竭患者的营养支持与药学监护

慢性肾衰竭(CRF)是指慢性肾脏病引起的肾小球滤过率(GFR)下降及与此相关的代谢紊乱和临床症状组成的综合征。CRF分为4期,分别为肾功能代偿期、肾功能失代偿期、肾衰竭期(尿毒症前期)和尿毒症期。CRF患者常存在营养风险,营养支持是CRF的重要治疗措施。

(一)透析前CRF患者的营养支持疗法方案

1. 营养支持疗法的目的 CRF患者营养支持的目的是维持或改善患者的营养状态,减轻患者的临床症状,阻止或延缓其病程进展,防止或减轻尿毒症的危害和CRF时的代谢异常,提高CRF患者的生活质量,并降低死亡率。CRF患者的营养不良发生率高,营养支持作为CRF的重要治疗手段之一,它的益处是多个方面的。

(1)低蛋白饮食[0.3g/(kg·d),LPD]可减轻肾小球的高滤过,减轻肾单位损害,延缓CRF病程的进展。

(2)EAA+α-酮酸疗法配合LPD可有效改善CRF患者体内EAA不足的状

况,缓解蛋白质代谢紊乱。

(3)纠正钙、磷代谢紊乱,减轻继发性甲状旁腺功能亢进症。

(4)改善糖代谢和胰岛素抵抗。

(5)晚期 CRF 患者经营养治疗后多不饱和脂肪酸水平显著升高,脂质过氧化反应明显降低。

(6)纠正贫血,改善心功能,提高 CRF 患者的生活质量。

2. 营养配方组成 透析前 CRF 患者的营养支持疗法是肠内营养(EN),特别是低蛋白膳食疗法。

(1)蛋白质:CRF 患者的蛋白质需要量为 0.6~0.8g/(kg·d),其中至少50% 为高生物效价蛋白。麦淀粉配膳饮食可促使患者体内的氨合成非必需氨基酸(NEAA),使尿素的生成减少。为肾衰竭而设计的多聚物肠内营养配方不富含 EAA,其非蛋白质热卡与氮的比值为 140:1 或 160:1,钾、磷、镁浓度也低于正常,但能量密度较高(2kcal/ml),可最大限度地减少水、电解质方面的问题。

(2)碳水化合物:非透析 CRF 患者的能量范围为 30~35kcal/(kg·d),有助于改善氮平衡。碳水化合物应来源于含碳水化合物丰富的食物、蛋白质食品,适当增加单糖能提高总能量、促进 α-酮酸结合尿素氮的作用。

(3)脂肪:含量占总热量的 25%~30%,配方中的多不饱和脂肪酸(PUFA)总量至少为饱和脂肪酸(SFA)的 2 倍,并且根据脂质代谢异常相应调整。

(4)维生素和微量元素:补充维生素 B_6(10~100mg/d)、维生素 B_1(500μg/d)、叶酸(5~15mg/d)等,可显著改善高同型半胱氨酸血症,降低发生心血管病的危险因素。

(5)左卡尼汀:目前临床上常用左卡尼汀治疗慢性肾衰竭患者的代谢障碍,如高甘油三酯血症、高胆固醇血症和红细胞生成素(EPO)抵抗的贫血等。

3. 使用方法 CRF 患者对大多数营养素的需要量与正常人相同或接近,只有少数如维生素 B_6 与正常人明显不同。如果饮食摄入不足,则需要 EN 额外补充,EN 不能达到营养需求时考虑 PN。

(1)肠内营养:对于 CRF 患者,适应证与普通患者一致,除非完全禁忌,否则营养支持应首选 EN 途径。

1)适应证:①胃肠道功能基本正常而又需要营养支持的 CRF 患者;②在低蛋白质膳食及充足的能量供给量的基础上加用正常人需要量的 1~3 倍的 EAA,可纠正慢性肾衰竭状态下的 EAA 与 NEAA 比例失衡;③对于稳定的 CRF 患者,经肠道的热量摄入量可达到 35kcal/(kg·d)。

2)方法:以纠正营养不良为目的时,EEN 与 PEN 均可使用,治疗终点为营养正常。透析前 CRF 患者需要营养支持时,可以采用 EEN 和 PEN。

3）方案：目前，针对 CRF 的 EN 配方主要有 3 种，即①高生物价的低蛋白膳食疗法。采用的低蛋白饮食方案为蛋白质 0.6g/（kg·d），热量不少于 35kcal/（kg·d）。②低蛋白膳食加用必需氨基酸（EAA）。在低蛋白质膳食及充足的能量供给量的基础上加用 EAA 制剂，EAA 制剂的用量相当于正常人需要量的 1~3 倍。此疗法可纠正慢性肾衰竭状态下的 EAA 与 NEAA 比例失衡，减轻肾损害并改善患者的营养状态。③α- 酮酸疗法。采取这种疗法的患者均应接受低蛋白 [0.5~0.7g/（kg·d）]、高能量 [35~45kcal/（kg·d）] 的膳食。

（2）肠外营养：未行透析的 CRF 患者肠外营养的适应证及给予与需要肠外营养的普通患者一致。但应当注意的是，非透析 CRF 患者的营养配方中各种营养物质的摄入标准为蛋白质 0.6g/（kg·d）、能量 30kcal/（kg·d）、每日摄入的脂肪能量不超过总能量的 30%。碳水化合物提供每日总能量的 70%，且为多样的碳水化合物，以减少甘油三酯的合成。若血中的甘油三酯水平很高，应给予左卡尼汀 50~100mg/d。

（二）药学监护要点

参照上述"急性肾衰竭患者的营养支持与药学监护"中的药学监护要点。

三、透析慢性肾衰竭患者的营养支持与药学监护

透析治疗是利用半透膜原理置换血浆中的氮质毒素的治疗方式，分为血液透析（hemodialysis，HD）和持续不卧床腹膜透析（continuous ambulatory peritoneal dialysis，CAPD），两者对机体营养代谢的影响是双向的，一方面有助于缓解尿毒症的危害，但同时有可能造成透析相关的继发性营养不良，甚至加重患者已有的营养代谢紊乱，影响患者的预后，故患者透析治疗期间的营养治疗非常重要。

（一）营养支持疗法方案

1. 营养支持疗法的目的　营养状态是影响透析 CRF 患者预后的重要因素，有资料显示，透析患者的营养不良发生率为 23%~73%，其中重度营养不良发生率达 6%~8%，营养不良导致患者的住院率和死亡率增加。营养支持疗法可以延缓患者残留的肾功能进一步恶化，维持良好的营养状态，维持水、电解质和酸碱平衡，维持钙、磷平衡，减少并发症，保持良好的治疗和生活质量，延长其生存时间。

（1）营养支持是提高血液透析患者的长期生存率的有效保证。

（2）纠正营养不良是尿毒症替代整体治疗不可缺少的组成部分。

（3）营养支持可减少体内的液体、代谢产物、钾、磷蓄积，防止心血管疾病、骨骼疾病等相关并发症的发生。

2. 营养配方组成

（1）蛋白质：血液透析患者的蛋白质摄入量应以达到 1.2g/（kg·d）为宜，腹膜透析患者的蛋白质摄入量应达到 1.5g/（kg·d）。同时应以优质蛋白为主，食物中应富含必需氨基酸，如各种瘦肉、鱼、蛋等。少吃或不吃植物蛋白如豆制品，保证优质蛋白占总蛋白的 2/3 以上。

（2）碳水化合物：透析患者在轻度活动状态下的能量需要量为 35~40kcal/（kg·d）；在合并严重感染、创伤、烧伤时患者处于分解代谢亢进状态，能量供给量达到 45kcal/（kg·d）。热量主要来自碳水化合物和脂肪。在组成上，碳水化合物占 60%~65%，为 5~6g/kg；脂肪占 35%~40%，为 1.3~1.7g/kg。碳水化合物应以多糖为主，限制单糖及双糖摄入量，以避免产生或加重高甘油三酯血症。

（3）脂肪：透析患者的胆固醇摄入量应小于 300mg/d，多不饱和脂肪酸与饱和脂肪酸的比例应保持 1.5∶1.0 左右，鼓励多用植物油及人造黄油。

（4）水、钠和钾：这 3 种物质的摄入量取决于残留的肾功能及透析方式。进水量一般为每日尿量加 500ml，无尿患者若采用血液透析方式，钠摄入量应限于 1~2g/d；水摄入量应小于 1 000ml/d，钾摄入量应以小于 2 000mg/d 为宜。若仍有残留的肾功能、排尿较多，如大于 1 500ml/d 时，可不必严格限制。

（5）钙与磷：尿毒症患者常合并低血钙、高血磷，可从膳食中摄入和 / 或补充钙制剂（碳酸钙或醋酸钙）、维生素 D 类化合物，磷摄入量应控制在 800~1 000mg/d。

（6）维生素及矿物质：大多数透析患者缺乏水溶性维生素，每日补充维生素 C 150~200mg、叶酸 1mg 能达到正常水平。脂溶性的维生素 A、维生素 D 及维生素 K 等不经透析而丢失，一般不用额外补充，补充维生素 A 易导致中毒。虽然透析不丢失锌，但蛋白质摄入不足往往导致锌缺乏，故补充一定的锌很有必要。

（7）左卡尼汀：用于治疗透析患者的多种并发症，但目前尚无大规模临床试验支持维持性血液透析患者常规使用左卡尼汀。

3. 使用方法　经口进食是 HD 患者的主要营养支持方式，能有效改善患者的蛋白质 - 能量营养不良状况。短期进行的于每次透析后补充肠内营养液（500kcal，15g 蛋白质）的方法也可以达到升高血清白蛋白、改善 HD 营养不良患者的营养状态的效果。对于较难纠正的 HD 合并营养不良，必要时可经肠道外途径补充营养素，如氨基酸、脂肪乳、葡萄糖、L- 肉碱、维生素 B_6、铁剂等。

（1）肠内营养：透析患者既需要纠正既往肾功能异常造成的代谢紊乱和营养不良，也需要满足透析过程中的营养丢失，但是因为存在着畏食、进食不足,摄入自然食物的营养往往不能满足需要。肠内营养制剂的营养素复合程度高,对胃肠道的容量负荷轻,吸收容易,可用于纠正透析患者的营养不良。目前专用于透析 CRF 患者营养支持的 EN 配方有整蛋白型和氨基酸 / 多肽型,其中多肽型为主要氮源的 EN 配方,适合消化功能异常的患者使用,更易吸收。

（2）肠外营养:透析 CRF 患者 PN 的目的在于改善维持性血液透析患者的食欲,改善患者的蛋白质 - 能量营养状态。透析 CRF 患者的主要 PN 方式有透析间期肠外营养和透析中肠外营养(IDPN)。IDPN 是通过透析环路中的静脉途径给予的循环 PN,目前仍然是临床对透析患者施行营养干预的一种方便快捷的方法。

(二)药学监护要点

参照上述"急性肾衰竭患者的营养支持与药学监护"中的药学监护要点。

第五节　肝功能不全患者的营养支持与药学监护

一、疾 病 简 介

肝脏是人体最大的腺体,也是参与体内物质合成及代谢的主要器官。在许多病理情况下如急、慢性肝炎,肝硬化,药物性肝损害等,肝细胞会遭到破坏而引起肝脏的形态结构破坏并使其分泌、合成、代谢、解毒、免疫功能等功能严重障碍,出现黄疸、出血倾向、严重感染、肝肾综合征、肝性脑病等临床表现,这些统称为肝功能不全(hepatic insufficiency)。肝功能不全或肝硬化都会造成代谢过程异常,而这些代谢变化对于患者的营养状态和疾病转归有重要意义。

肝脏是糖代谢的最主要的器官,据统计,50%~80% 的慢性肝病患者有糖代谢减退,其中 20%~30% 最终发展为糖尿病。肝硬化合并肝癌的患者极易发生糖代谢异常,肝脏对葡萄糖的摄取、利用、合成能力均大大下降,在临床上表现为血糖升高、糖耐量减退。高血糖引起的高胰岛素血症进而引起胰岛素抵抗,胰岛素抵抗又会加重高胰岛素血症,两者相互影响,最终导致胰岛细胞功能受损,加重糖耐量异常,使肝脏摄取和处理葡萄糖的能力进一步下降。肝脏是脂肪运输的枢纽,与脂肪的消化吸收、储存以及分解代谢供能密切相关。肝硬化时肝内的甘油三酯合成与分泌平衡被打破,酮体生成增加;肝蛋白质代谢最重要的莫过于清蛋白的合成、氨基酸的异常代谢和尿素的合成变化。在肝硬化时,胶原纤维堆积不仅干扰清蛋白经肝细胞至血浆的分泌途径,也影响蛋白质合成的调节,而且由于有效的肝细胞总数减少和肝细胞代谢障碍,导致血清清蛋白的合成可减少一半或一半以上,以致出现低清蛋白血症。

肝脏又是将氨转化为尿素的重要器官,肝硬化患者的尿素合成能力下降,易导致高氨血症。

肝脏作为物质与能量代谢调节的中心器官,营养不良在肝脏疾病患者中十分常见。肝功能不全患者营养支持的目的是维持肝细胞功能,增强各种营养物质的代谢和吸收。临床上合并肝功能不全而又需要营养支持的患者可分为4类:①在肠外营养(PN)治疗过程中,或因 PN 的原因,或因疾病进展出现肝功能不全;②患者原有肝功能不全,病情需要 PN 支持;③患者已有肝功能不全,又要行影响肝功能的大手术,如肝切除、复杂的门静脉高压手术等;④肝移植手术患者在多数情况下有肝功能不全。无论何种原因所致的肝功能不全,大多数患者都存在蛋白质 - 能量营养不良。

二、肝病常用治疗药物

尽管不断有针对肝病的新药物及新疗法出现,但目前强调对慢性肝病的基本疗法仍是保肝治疗。只有在保护肝功能的基础上才能防止肝纤维化及肝细胞破坏的进一步发展,才能改善和维持肝脏功能,延长肝病患者的生存期。临床用于治疗肝脏疾病的药物种类较多,归纳起来大致可分为以下几类:基础保肝药(硫普罗宁、还原型谷胱甘肽、磷脂)、降氨基转移酶药、降黄疸药、促肝细胞生长药、氨基酸类药、肝性脑病药等,其他与治疗肝病有关的药物还有如利尿药、糖皮质激素类药物、抗生素等及抗病毒药。上述各类药物之间并无严格的界限,通常一种药物具有多种药理作用,而采用单一药物往往难以奏效,须联合应用多种药物方可取得一定的疗效。此外,由于许多肝脏疾病的发生机制尚不明确,因此治疗肝脏疾病的药物十分复杂。

三、营养支持疗法方案

1. 营养支持疗法的目的 肝功能不全时糖耐量降低、胰岛素抵抗和胰高血糖素升高,补体、白蛋白下降;重症肝炎时多种蛋白质代谢紊乱。由此引起酶活性异常、机体免疫力下降、凝血功能障碍、易发生出血等。肝细胞损害时支链氨基酸的分解代谢增强,芳香族氨基酸的分解能力下降,血氨升高,易发生肝性脑病。慢性肝炎时胆固醇降低,甘油三酯升高。由于肝脏摄取能力降低,吸收慢,转运、贮存和利用都发生障碍,大部分微量营养素都不能满足需要。因此,肝脏疾病可影响全身系统和器官的正常功能和代谢。营养治疗的目的为减轻肝脏负担,促进肝组织和肝细胞修复,纠正营养不良,预防肝性脑病的发生。

2. 营养配方组成

(1)能量:能量供给要防止能量过剩和能量不足,能量过剩不仅加重肝脏负担,也易发生脂肪肝、糖尿病和肥胖等并发症。通常卧床患者按 20~25kcal/(kg·d),可以从事轻度体力劳动和正常活动者按 30~35kcal/(kg·d),酒精性肝病患者按 35~45kcal/(kg·d)。

(2)蛋白质:蛋白质按 1.5~2g/(kg·d)或 100~120g/d 给予;肝硬化时,肝中的纤维组织使血液循环受影响,出现门静脉高压,肠内微血管中的水分和电解质扩散至腹腔,造成腹水。血浆蛋白含量降低,使血浆胶体渗透压降低,进一步加重腹水形成。高蛋白膳食能纠正低蛋白血症,有利于腹水和水肿消退。但有肝衰竭、肝性脑病倾向时,要限制蛋白质供给。肝衰竭时常伴有营养不良,患者的血浆支链氨基酸明显下降,而芳香族氨基酸显著升高,支链氨基酸与芳香族氨基酸的比值降低,正常值为 3.0~3.5,而严重的持续性肝性脑病时可降至 0.6。

合理确定膳食蛋白质供给量极为重要,供给量过低反而加剧自身蛋白质分解,不利于肝病恢复;供给量过多可能会导致或加重肝性脑病,因而需根据病情而定。高 BCAA 含量(40%~45%)、低芳香族及甲硫氨酸的氨基酸溶液对肝性脑病的治疗可能有效,但没有文献证明其在改善营养状态方面的作用。许多对照研究关注 BCAA 对肝性脑病的治疗作用,但结果并不一致。一项 meta 分析发现富含 BCAA 对改善肝性脑病患者的精神症状有益,但对生存率并无帮助。

1)血氨中度增高,无神经系统症状者:第 1~2 天可用低蛋白膳食,蛋白质供给量可按 0.5g/(kg·d),总量在 30g/d 左右;好转后可逐步调整供给量,以不超过 0.8g/(kg·d)为宜。

2)血氨明显增高伴精神神经症状,并出现昏迷者:在 48~72 小时或更长时间内给予完全的无动物蛋白膳食,以后从 0.2~0.3g/(kg·d)开始供给,约 20g/d。病情略有好转时改为优质蛋白,以乳类最好,以后每间隔 3~5 天增加 1 次,每次宜少于 10g,蛋白质供给总量不超过 0.8g/(kg·d)。如果在增加食物蛋白的同时再次出现血氨升高且伴有精神神经系统症状,则应重新限制蛋白质,限制更加严格且时间更长,递增速度应更慢些。

3)血氨不高但有精神神经症状者:在 24 小时内给予无动物蛋白膳食,继续观察血氨。监测血氨不高,表明肝性脑病与血氨无关,即可给予 0.2~0.3g/(kg·d)蛋白质;以后每 2~3 天增加 1 次供给量,每次增加 10g 左右,直至全天蛋白质供给量达 1g/kg 即可。供给蛋白质 50g/kg,可维持肝性脑病患者的氮平衡,并能促进蛋白质合成,有助于水肿消退和促进肝细胞修复。

4)肝性脑病伴有肝肾综合征者:对蛋白质供给量给予更严格的限制,要结合患者的血氨水平及血中的尿素氮和肌酐水平综合考虑。

(3)脂肪:摄入过多的脂肪可引起脂肪肝、高血脂等并发症,食物也可因油腻而影响食欲。适宜的脂肪量应占总能量的 20%~25%，脂肪供给量为 40~50g/d。脂肪不宜过多，因为肝病时胆汁合成和分泌减少，脂肪的消化和吸收功能减退。脂肪过多，超过肝代谢能力，则沉积于肝内，影响肝糖原合成，使肝功能进一步受损。目前尚无系统的研究资料提供最佳配方和产能底物（碳水化合物和脂肪）的构成比。大部分肝硬化患者可以有效地利用和清除肠外途径给予的脂肪乳。

（4）糖类：对肝细胞有保护作用，充足的糖也利于蛋白质利用和组织修复，过多的糖可引起脂肪肝、肥胖和高血脂。适宜的糖类量应占总能量的 55%~65%。

（5）维生素：增加维生素摄入量，包括维生素 C、B 族维生素及维生素 K，必要时可口服相应的制剂。维生素直接参与肝内的生化代谢过程，如维生素 C 可以促进肝糖原形成，增加体内的维生素 C 浓度可以保护肝细胞、增加抵抗力及促进肝细胞再生。腹水中的维生素 C 浓度与血液中的含量相等，故伴有腹水时维生素 C 更应大量补充。维生素 K 与凝血酶原合成有关，对凝血时间延长及出血患者要及时给予补充。

（6）矿物质和微量元素：增加矿物质摄入量，尤其是铁、锌、硒等易缺乏的矿物质。肝功能不全患者往往血清锌、镁水平减低，尿锌排出增加，肝内的含锌量降低，需注意补充锌、镁。肝硬化伴有水钠潴留的患者优先选用高能量密度（1.5kcal/ml）、低钠（40mmol/d）配方。

（7）其他：微生态制剂包括益生菌、益生元和合生元，它们可以促进宿主肠道内的有益细菌群如乳酸杆菌生长，并抑制有害菌群如产脲酶菌生长；可以改善肠上皮细胞的营养状态、降低肠道通透性，从而减少细菌移位和内毒素血症的发生，并可改善高动力循环状态；还可以减轻肝细胞的炎症反应和氧化应激，从而增加肝脏的氨清除。益生菌治疗可降低肝性脑病患者的血氨水平，减少肝性脑病复发，并对轻微型肝性脑病患者有改善作用。

3. 使用方法

（1）肠内营养：许多营养不良的肝硬化患者有食欲缺乏症状，不能经口摄食满足营养需求。一些干预性研究证实使用肠内营养制剂比单纯的饮食指导更有效。在稳定期肝病患者或急性酒精性肝炎患者中的研究发现，肠内营养支持作为经口饮食的补充，可改善生存率和肝功能，经口摄入显著不足的患者获益更明显。大多数患者可以耐受 1.8g/(kg·d) 以内的蛋白质摄入量，而对精神状况无不良反应。但对于何时开始肠内营养尚存争议。肠内营养之所以优于经口饮食，往往是因为患者主动摄入不足，但肠内营养也存在引起肠道出血的风险。少量或间歇性胃肠道出血并非肠内喂养的绝对禁忌证。只要患者不是绝对禁食，就不应延迟应用管饲营养。此外，对选择间歇还是持续应用管饲营养并无共识。

（2）肠外营养：口服及肠内喂养不足或不能时应考虑肠外营养。稳定期肝硬化患者不推荐常规应用术前肠外营养。营养不良增加开腹手术患者术后死亡等并发症发生率。对于术后（肝切除术、脾切除联合食管横断吻合术、脾肾静脉吻合术）患者，肠外应用普通氨基酸不会增加其脑病的发生率。围手术期肠外营养液在改善肝细胞肝癌患者死亡率和营养状态方面均优于葡萄糖电解质溶液。

四、药学监护要点

参照上述"急性肾衰竭患者的营养支持与药学监护"中的药学监护要点。其中，鉴于 SGA 提供的信息并不全面且受主观影响，SGA 对用于肝功能不全患者的营养状态评估还需参考相关指标（患者的临床表现、相应的临床监测指标）。

对于肝功能不全患者，营养治疗可以提供机体代谢需要的能量和营养素、维持或改善肝脏功能、加快肝细胞自身修复、促进细胞新生、改善机体代谢状态。针对肝脏疾病的不同时期具有不同的代谢特点，临床药师应协助医师按照个体化和动态调整的原则实施营养治疗，这将有助于改善肝功能障碍患者的营养状态、增强抗病能力、提高生活质量。

1. 营养配方的选择　由于肝功能不全患者都存在一定程度的高血糖和高胰岛素血症，组织对胰岛素的敏感性下降（胰岛素抵抗），静脉输入葡萄糖不仅使血糖升高，而且长期的高血糖状态会加速已受损的肝细胞衰竭，因此肝功能不全患者的葡萄糖输入量应少于 150~180g/d，不足的部分应由脂肪乳提供。脂肪乳的补充应避免用短链脂肪乳制剂（加重肝性脑病），对于合并肝功能不全的重症患者，营养支持时应增加支链氨基酸供给量，并降低芳香族氨基酸供给量，如果非蛋白质热卡以糖脂双能源供给，则其中的脂肪补充宜选用中/长链脂肪乳。肝功能不全患者并不存在严重的蛋白质不耐受指征，不需要限制优质蛋白摄入量。蛋白质应以植物蛋白为主，因为其对改善患者的氮平衡、减少氨的来源优于动物蛋白。近来研究提倡夜间使用 BCAA，认为白天摄入的 BCAA 主要用于作为体力活动的能量来源之一，而夜间使用 BCAA 则优先用于蛋白质合成。其中需要注意谷氨酰胺、精氨酸和牛磺酸等氨基酸的应用。谷氨酰胺是保护肠道功能的必需氨基酸，其增加肝脏谷胱甘肽合成、提高组织的抗氧化能力和减轻自由基损害。精氨酸可能通过一氧化氮对多种生理过程起重要的调控作用，包括调节血管张力、对小肠运动和胰腺分泌的调节、参与调节肝脏蛋白质和尿素代谢等。牛磺酸能保护肝脏免受自由基损伤。临床药师应当关注根据患者的具体情况选择或调整营养配方,有助于达到个体化治疗的目的。

2. 给药途径　EN 应当被优先考虑,因其可以更好地恢复患者的营养与免疫状态,同时还可以维护胃肠道的完整性,保护肠黏膜屏障,防止肠道菌群移位。当 EN 无法实施时,PN 可以考虑使用。肝功能不全患者早期能耐受正常饮食,合并中至重度营养不良时须通过口服或管饲加强肠内营养,每日的进食次数可增加至 4~7 次以降低营养不耐受、减少低血糖的发生。但在肝功能不全合并食管静脉曲张出血时,放置肠内营养管时应注意食管黏膜损伤和诱发消化道出血,但并非绝对禁忌。合并肝硬化腹水的患者行开腹胃空肠切开置管可导致腹膜炎及腹水渗漏,故应慎重。当肝功能障碍患者的食欲下降且消化吸收障碍,导致严重营养不良时,可通过肠外营养补充能量与氨基酸、维生素和微量元素。事实上,EN 与 PN 均只是一种临床治疗手段,至于具体使用哪种方案,应当根据患者的具体情况而定。临床药师应加强对患者的临床体征和实验室指标的监测,尤其注意 PN 会导致肝功能损伤的加重。

3. 剂量和疗程　营养治疗中营养制剂的剂量一般反映在能量的给予上,不同年龄、不同身高和体重、不同疾病状态的患者其能量需要量是不一样的。

关于营养制剂的疗程,特别在 PN 治疗中,对于肝功能不全患者长时间使用可能加重肝功能损伤,临床药师应加强对患者的临床体征和实验室指标的监测,及时与医师沟通调整营养支持方案,并尽快过渡为 EN。肝功能不全患者应用 EN 是安全可行的,它可促进患者的肝功能恢复,改善患者的营养状态,尤其对于患者长期营养状态的提高有更好的获益。关于 EN 的疗程,主要根据患者的营养治疗效果评价调整营养支持方案。

4. 治疗效果评价　肝功能不全患者的营养支持疗法可以采用动态营养评定及其他疗效评价,同时也对疾病活动程度进行动态评估。目前的效果评价主要通过营养支持疗法前后的主观全面评定(SGA)进行。免疫学指标中的外周血淋巴细胞计数(TLC)是反映机体免疫功能的简易指标,其变化可以评价患者的营养状态。生化指标检测中的血清白蛋白、前白蛋白、纤维结合蛋白、视黄醇结合蛋白及运铁蛋白是肝脏合成的主要蛋白质,系反映机体蛋白质代谢水平的客观指标。24 小时尿总氮和尿液肌酐含量反映机体的氮平衡状况和瘦体重(LBM)。氮平衡可反映摄入的蛋白质能否满足机体需要及体内的蛋白质合成与分解代谢情况,也是评估蛋白质营养状态的常用指标之一。

5. 不良反应的监护和处理　对于肝功能不全患者的营养支持,早期 EN 是安全有效的,不影响患者的肝脏功能恢复,并发症及不良反应少且轻微。

不良反应以腹泻、腹胀的发生率较高,主要原因可能为营养液的温度较低、滴注速度过快,消化液减少可能也为其因素之一。这些症状多数较轻,经恰当处理后均可缓解,并不影响 EN 继续施行。而在 PN 中静脉输入脂肪乳可引起非结合胆红素升高,这是由于其输入后血浆游离脂肪酸升高,后者与非结合胆红素竞争白蛋白上的结合部位,而导致其增高。肝功能不良者常有低蛋白血症,非结合胆红素升高更易出现。因此对于高胆红素血症者,EN 较 PN 可能有利于血清胆红素水平下降,应尽快过渡为 EN 支持。其他 EN 与 PN 治疗时的常见并发症与不良反应如第五和第六章所述。

（刘　东　李　梦　葛卫红　卞晓洁　杨　敏

曾英彤　郑　璇　高　申　田　泾）

参 考 文 献

[1] BHUTTA Z A, DAS J K, RIZVI A, et al. Evidence-based interventions for improvement of maternal and child nutrition: what can be done and at what cost? Lancet, 2013, 382: 452-477.

[2] 中华医学会肠外肠内营养学分会儿科协作组. 中国儿科肠内肠外营养支持临床应用指南. 中华儿科杂志, 2010, 48(6): 436-441.

[3] CORKINS M R, GRIGGS K C, GROH-WARGO S, et al. Standards for nutrition support: pediatric hospitalized patients. Nutrition in clinical practice, 2013(28): 263-276.

[4] PEDRÓN G C, MARTÍNEZ-COSTA C, NAVAS-LÓPEZ V M, et al. Consensus on paediatric enteral nutrition access: a document approved by SENPE/SEGHNP/ANECIPN/SECP. Nutricion hospitalaria, 2011(26): 1-15.

[5] VANEK V W, MATARESE L E, ROBINSON M, et al. A.S.P.E.N. position paper: parenteral nutrition glutamine supplementation. Nutrition in clinical practice, 2011(26): 479-494.

[6] VANEK V W, BORUM P, BUCHMAN A, et al. A.S.P.E.N. position paper: recommendations for changes in commercially available parenteral multivitamin and multi-trace element products. Nutrition in clinical practice, 2012(27): 440-491.

[7] TILLMAN E M. Review and clinical update on parenteral nutrition-associated liver disease. Nutrition in clinical practice, 2013, 28(1): 30-39.

[8] 中华医学会糖尿病学分会, 中国医师协会营养医师专业委员会. 中国糖尿病医学营养治疗指南. 北京: 人民军医出版社, 2011.

[9] CHEN H L, SHIH S H, BAIR M J, et al. Percutaneous endoscopic gastrostomy in the enteral feeding of the elderly. International journal of gerontology, 2011, 5(3): 135-138.

[10] 蒋朱明, 于康, 蔡威. 临床肠外与肠内营养. 2版. 北京: 科学技术文献出版社, 2010.

[11] 中华医学会. 临床诊疗指南：肠外肠内营养学分册（2008 版）. 北京：人民卫生出版社，
2009.

[12] FUHRMAN M P, CHARNEY P. Hepatic proteins and nutrition assessment. Journal of the American dietetic association, 2004, 104(8): 1258-1264.

[13] MORGAN M Y, MADDEN A M, SOULSBY C T, et al. Derivation and validation of a new global method for assessing nutritional status in patients with cirrhosis. Hepatology, 2006, 44(4): 823-835.

第八章　家庭营养支持疗法与药学监护

第一节　家庭肠外营养

一、家庭肠外营养的定义

家庭肠外营养（home parenteral nutrition，HPN）是让需要长期肠外营养治疗的患者在家中实施治疗，以维持和改善患者的营养状态、提高生活质量、增强体力活动能力、恢复家庭生活，部分患者可重新参加工作和学习，同时可明显节省开支。

二、家庭肠外营养的实施

1. HPN 的适用对象　对病情已稳定、可以出院继续治疗但不能通过胃肠道吸收或充分吸收营养满足机体需要的患者都可以考虑实施 HPN。

（1）短肠综合征：短肠综合征是 HPN 的主要适应证，特别是残留的小肠长度不足 60cm 的患者，小肠代偿需要相当长的时间，少则数月、1 年，多则数年甚至更长。

（2）癌症患者：癌症患者所占的比例超过接受 HPN 的患者总数的 1/3，HPN 虽不能明显延长癌症患者的寿命，却能明显提高其生活质量。

（3）炎性肠病：炎性肠病特别是克罗恩病患者的消化功能差，往往因梗阻或肠瘘而无法进食，肠外营养成为补充营养、使肠道休息的最佳措施。

（4）放射性肠炎：此类患者的肠黏膜受到明显损害，肠道蠕动功能也明显减弱，以致消化、吸收能力下降，HPN 能使这些患者在相当长的失代偿期内获得足够的营养。

（5）丧失吞咽功能者、肠道梗阻患者等也适合接受 HPN。

2. HPN 的禁忌　无须肠外营养支持的患者，包括临终或不可逆性昏迷患者以及胃肠道功能正常者。

3. HPN 实施前的准备　HPN 直接进入人体血液循环，对营养液的配制、存放、使用都有较为严格的要求,在患者出院前,应由营养支持小组(NST)制定患者的HPN方案,并完成家属培训等必需的工作。

(1)物质基础与环境条件:无菌操作对实施HPN者特别重要,NST协助患者联系住宅附近能提供配制好的肠外营养液的医院,或采用商品化肠外营养液,在条件允许的情况下由已受训具备相应能力和资格的家属在无菌条件下配制而成,患者家中应有专门的房间或特定的区域放置超净工作台,内有防尘设备、紫外线或电子灭菌灯。HPN应在单独使用的房间使用,温度控制在18~20℃,湿度可控制为50%~60%,室内经常通风换气。

(2)营养评定:NST在患者住院期间,对患者进行营养评定并根据此结果联系患者的病情进行HPN配方设计,决定营养支持方式、方法及营养素需要量,通过临床检查、人体组成评定、人体测量、生化检查及多项综合营养评定等手段动态监测患者的营养状态,随时调整HPN配方。

(3)营养途径:目前较为常用的几种置管方式有①通过穿刺或切开上腔静脉或下腔静脉的大分支血管(锁骨下静脉、颈内静脉、头静脉、股静脉、大隐静脉等),向近心端插入导管(即CVC),使其头端达上腔静脉,末端连接肝素帽。②有文献报道,选用皮下埋藏全置入式导管,导管血管外段和末端在插管成功后接上一个输液港,使两者均埋于皮下,输液时只需经皮穿刺,使针头进入输液港即可进行。患者无体表导管末端,故不存在导管皮肤伤口护理的问题,导管损裂、移位和感染的可能性大大减少。③经外周静脉穿刺的中心静脉导管(PICC),其操作简单、安全,并发症少,穿刺成功率高,已逐渐应用于PN患者,尤其适用于HPN患者。

(4)HPN配方与组成:HPN配方中应包含机体所需的所有营养成分,包括碳水化合物、氨基酸、脂肪、电解质、维生素和微量元素。由于患者在相当长的时间内将从HPN中获得机体合成代谢所需的各种营养成分,因此全面补充非常重要。另外长期禁食的患者应该注意补充谷氨酰胺来维持肠道黏膜功能,其他制剂如ω-3鱼油脂肪乳、生长激素等也在患者的营养支持、改善预后及减少肠外营养的并发症方面得到不断发展。

(5)对患者及家属的培训:HPN的教学和培训工作在患者住院期间就应开始,具体内容包括①告知患者及其家属HPN的目的、必要性、益处、风险、可能结果,使其对整个治疗方案有充分的认识;②对患者或其家属进行培训,包括无菌概念、肠外营养液配制和保存、导管护理操作、营养液输注技术、自我监测内容以及简单的营养状态评估方法;③对患者的家庭居住环境进行评估并对家庭居住环境改造提供帮助,添置超净工作台等肠外营养液配制装置和设备;④帮助患者建立营养物质、医疗用品的供应途径。

三、家庭肠外营养的药学监护

1. 感染性并发症的监护　感染性并发症的常见来源有营养液污染、局部感染、导管相关性感染以及肠源性感染等。

（1）营养液污染：配液人员要保持配液室清洁，层流正压风开放，进入配液室时要戴好帽子、口罩，更换清洁工作服及拖鞋或穿隔离衣；非配液人员不得进入配液室，配液所需的物品应提前准备好，尽量减少出入配液室的次数；配液前应检查液体、药品的质量和数量；要求在无菌室层流工作台上配制营养液，并在 24 小时内用完，配液过程中严格执行无菌技术操作；配液室的无菌物品每周消毒 2 次、空气培养每周 1 次，并记录。因此，HPN 患者最好使用医院配液中心配制好的营养液，在运输回家的途中也要注意无菌。

（2）局部感染：静脉穿刺处有红肿、压痛时应及时更换穿刺部位。据文献报道，皮肤污染是诱发感染的主要因素，因此必须注意穿刺点皮肤的清洁和消毒，操作过程中注意无菌。置管时严格无菌技术，置管后必须密切观察穿刺点局部的皮肤情况，如穿刺点局部出现红肿等应立即予以处理，并尽量选用透气性好的透明敷料，每日换药 1 次，并保持干燥。注意在家洗澡时不要污染穿刺处的敷料，一旦潮湿或有贴膜卷边等情况，要及时进行消毒、换药，还要注意保持个人卫生。

（3）导管相关性感染：主要发生于由深静脉导管营养支持时。预防措施包括穿刺置管时要求严格无菌技术，静脉穿刺部位应远离皮肤损伤或感染部位；避免经导管抽血或输血；输液时加用精细药液过滤器，加强导管护理。另外，保证营养液无污染。每日观察有无与导管相关性感染有关的局部体征及全身反应，如导管部位有无红肿及压痛、有无不明原因发热等，常规隔日消毒并更换穿刺处的敷料，如有渗血、渗液，及时更换。在更换输液装置时，先用无菌乙醇棉球消毒接头处，再用无菌纱布包裹。输液过程中出现寒战、高热（体温在 38.5℃以上），在排除其他发热原因的基础上来院就诊。如考虑导管相关性感染，应立即停止输液，做血培养，拔除导管后即刻在无菌条件下剪取导管尖端送检，所有标本做真菌与细菌培养，以明确诊断后对症治疗。

（4）肠源性感染：HPN 患者可因长期禁食，胃肠道黏膜缺乏代谢燃料和食物刺激，腺体分泌减少，黏膜萎缩变薄、绒毛缩短，肠黏膜结构和屏障功能受损，通透性增加而导致肠道细菌移位，并发全身性感染。在实施肠外营养中加用谷氨酰胺，以促进肠黏膜结构和功能恢复。

2. 代谢性并发症的监护

（1）高血糖：单位时间或 24 小时内输入的葡萄糖总量过多，超过机体的耐受能力，内源性或外源性胰岛素供给量相对不足时就易发生高血糖、糖尿、高渗性利尿,甚至出现糖尿病非酮症高渗性昏迷。所以营养液要 24 小时内以均匀的速度输入,一般成人的滴注速度为 30~60 滴 /min,每小时输入的液体量不能超过总量的 10%。监测血糖变化。当患者出现口渴、多尿、心悸、神志淡漠及昏迷等症状时应立即停止输入高渗葡萄糖溶液,同时加用胰岛素,并改用低渗或等渗盐水输注。

（2）低血糖:患者表现为口唇四肢麻木、浑身无力、大汗淋漓、口渴、头晕等,主要由突然停止输注 TPN 或胰岛素用量不当所致。应立即给予输注葡萄糖溶液,停用 TPN 液时逐渐减慢速度,停止后继续补充 5%~10% 葡萄糖溶液几小时;调整胰岛素用量,定时检测血糖。

（3）电解质紊乱及酸碱平衡失调:多数电解质异常都是由于营养液供给量不足或过量应用而引起的,同时还受到应用利尿药、胃液吸引以及瘘口排出液等因素的影响,常见的有低钾血症、低钙血症、低磷血症、低镁血症等。由于糖尿病、休克或腹泻、使用利尿药会发生代谢性酸中毒,呕吐和胃液吸引可丢失大量氢离子会引起碱中毒。因此,要准确记录 24 小时液体出入量,定时测量血电解质和进行动脉血气分析,及时了解血氧、二氧化碳分压、电解质及酸碱平衡情况。如患者出现面色潮红、呼吸深快,甚至表情淡漠、嗜睡等,应考虑代谢性酸中毒的可能性,应急查动脉血气分析,确诊后及时药物纠正和对症处理。

HPN 可以显著改善患者的生活质量,不仅避免长期住院,并且节省医疗费用,有明显的社会效益。在国内,有持续 HPN 16 年并在 HPN 5 年后正常受孕且娩出正常女婴的报道,充分显示出长期 HPN 的疗效和价值。然而总体来看,我国的家庭营养支持与国外先进国家相比起步较晚,营养支持知识的普及面还不够,NST 包括药师相应随访和监测的方法与体制还不够完善,很多费用不属于医疗保险的范畴,这些因素在很大程度上限制了家庭营养支持的开展和普及,但 HPN 的优点是显而易见的。我们相信,随着我国经济的发展和医疗水平的不断提高,HPN 将会造福于更多的患者。

第二节　家庭肠内营养

一、家庭肠内营养的定义

家庭肠内营养（home enteral nutrition, HEN）是指由于各种原因不能进食或饮食不能维持身体代谢和生长发育需要而必须通过额外的途径或补充特殊营养制剂以摄取足够的热量和各种营养素,来满足机体细胞维持功能、结构和代谢的需要。通常这些患者需住院接受治疗,随着肠内营养制剂和医疗技术的发展,部分病情平稳而仅仅需要肠内营养的患者可在家中进行肠内营养支持,即家庭肠内营养。家庭肠内营养技术相对简单,可节省费用,并且可与家人在一起,对生活的影响较小,可提高患者的生活质量。近年来,国内外进行 HEN 的患者不断增加,已经成为营养支持及社会医疗改革值得关注及发展的方向之一。

二、家庭肠内营养的实施

1. HEN 的适用对象

（1）意识障碍患者:患者的意识丧失,不能自觉进食,而胃肠功能正常,可通过鼻胃管或经皮胃造口管定时注入营养液或家庭自制的食物匀浆。

（2）吞咽困难患者:口腔、颌面部、鼻咽部肿瘤患者放疗后颈部肌肉僵硬,吞咽反射丧失,食管、胃手术后食管气管瘘或食管狭窄,可经皮胃造口管定时注入营养液或家庭自制的食物匀浆。

（3）严重营养不良患者:这类患者往往全身状况和食欲差,虽能进食,但食物的质和量不能保证,自然饮食不能维持体重时应给予肠内营养补充,可选择口服营养补充或经管饲营养。

（4）胃肠功能障碍患者:普通饮食不能完全消化或吸收,必须摄入预消化过的营养物质或经过特殊处理的商品化营养制剂。常见的胃肠功能障碍有:

1）短肠综合征:由于各种原因小肠被切除,使残留的小肠长度不足 1m,正常饮食不足以满足机体需要,必须摄入易消化、易吸收的商品化营养制剂。

2）慢性肠道疾病:如克罗恩病（Crohn disease, CD）,为减少食物刺激,帮助肠道功能恢复,可给予肠内营养;严重的放射性肠炎患者给予普通饮食会出现腹泻,不能维持体重时需要肠内营养支持,严重者甚至需要肠外营养支持。

3）胃排空障碍、胃轻瘫:可通过跨越胃幽门的小肠营养管给予肠内营养。

4）上消化道梗阻:可通过跨过梗阻部位的饲管给予营养支持。

2. HEN 的禁忌　除肠内营养所禁忌的麻痹性和机械性肠梗阻、消化道活动性出血及休克外,病情危重多变而需要住院观察治疗也是 HEN 的禁忌。

3. HEN 实施前的准备　HEN 涉及医药专业操作与知识,而实施 HEN 即脱离医院场所,因此患者在出院前需由医师、护士、营养师、药剂师及心理学专家等组成的营养支持小组（NST）为患者建立档案,制定 HEN 方案,并辅助完成实施前的一系列准备工作。

（1）物质基础与环境条件:可获得的各种肠内营养制剂、家庭成员的参与和社会的配合等是实施 HEN 的物质基础。实施 HEN 的适宜的室内温度为18~20℃,湿度为 50%~60%,室内要注意经常通风换气,并定期用消毒液喷洒地面进行消毒。

（2）营养评定：在开始营养支持前，必须对患者进行营养评定，来决定营养支持方式、方法及营养素需要量，通过临床检查、人体组成评定、人体测量、生化检查及多项综合营养评定等手段判定机体营养状态。客观营养指标包括人体测量（体重、身高、体重指教、皮褶厚度等）、血浆蛋白质、氮平衡与净氮利用率、肌酐、外周血淋巴细胞计数等；主观营养指标包括食欲和饮食量变化、有无胃肠道症状/障碍或病史、器官功能状态、营养缺乏所引起的生理症状等。

（3）营养途径：目前主要的途径包括经鼻置管于胃、十二指肠或空肠，手术胃、空肠造口术；经皮内镜下胃、空肠造口术；腹腔镜下胃、空肠造口术；X线透视下胃、空肠造口术。根据肠内营养支持时间长短、疾病情况以及患者意愿选择不同的途径。短期可选用鼻胃管或鼻肠管，它们是无创的、费用也低，但部分患者因为管子对鼻咽部的压迫和刺激而不适应。需长期肠内营养的患者可选择经皮内镜下胃造口术（PEG）或直接手术放置胃造口管。对胃幽门梗阻或胃排空障碍、意识障碍的患者可经 PEG 放置空肠饲管（PEJ）或术中直接放置空肠造口管。对一些胃肠功能正常、意识清楚的患者也可口服补充营养液。

（4）HEN 配方与组成：常用制剂的能量密度分为 1、1.5 和 2kcal/ml 共 3 种。高能量密度（1.5~2kcal/ml）可在一些需要限制液体量或需要增加能量的患者中应用。蛋白质含量以蛋白质产生的能量占总能量的百分率表示。高氮制剂的蛋白质能量＞20%（22%~24%），标准制剂的蛋白质能量＜20%。高蛋白质配方适合于对蛋白质需要量大，或蛋白质需要量正常而需要减少能量的患者应用。脂肪含量可分为标准型（＞20%）、低脂肪型（5%~20%）及极低脂肪型（＜5%）。显著吸收不良、严重的胰腺外分泌不足或高脂血症患者宜用低脂肪型制剂。膳食纤维的加入有助于控制腹泻，又可以增加粪的容量，有助于减轻便秘，具有双向调节作用。含有膳食纤维的制剂对胃肠道功能障碍患者有益。在肠内营养制剂中加入调味剂可以增加味觉。在某些疾病状态多器官功能障碍时需使用特殊配方，如专门为肺、肾、肝功能不全和糖尿病患者而设计的肠内营养配方。

（5）对患者及家属的培训：患者及家属在出院前应接受相关培训，主要包括 HEN 的基本概念、实施 HEN 的材料准备、HEN 的场所、营养管的护理及维护、肠内营养的输注方法、并发症的监测及发现、建立与医师及小组成员的联系方法以及建立肠内营养制剂的供应渠道等。

三、家庭肠内营养的药学监护

1. 胃肠道并发症的监护　常见的胃肠道并发症有腹泻、腹胀及便秘等。

（1）腹泻：导致腹泻的原因很多，如滴注速度过快；营养液的温度、浓度不适宜造成胃肠刺激;胃肠功能障碍,消化液或消化酶分泌不足;营养液污染;营养液中的膳食纤维不足或患者不耐受营养液中的乳糖;另外营养不良伴严重的低蛋白血症造成肠道水肿等亦可造成腹泻。监护措施包括发生腹泻后可调整输液的温度、速度及浓度,营养液要保持适当的温度,从冰箱中拿出来的营养液要加温,冬天营养液要采用各种方法保持温度在30~40℃,可根据情况采用热水袋、热水瓶或使用肠内营养专用的加热器,灌注速度由低到高,推荐使用肠内营养输注泵,适当稀释营养液或使用低密度配方。配制和保存过程应注意清洁卫生,严格消毒。对乳糖不耐受的患者应使用不含乳糖的营养制剂;胃肠功能差、消化酶不足的患者可根据医嘱添加消化酶制剂;全身情况差的患者最好入院治疗。轻度的腹泻可很快改善;严重而持久的腹泻需要咨询医师,服用止泻药,必要时入院治疗。

(2)腹胀:腹胀是指消化道积气、积液,不能有效排空。常见原因有营养液污染,细菌将营养液发酵,产气增加,营养液输入过快,胃肠道来不及排空,胃肠道动力障碍,不能将食物往下推移,或胃肠道存在各种原因导致的梗阻。监护措施包括控制输入速度,尤其是经空肠输入者,必要时采用输液泵,同时保证营养液无污染,对胃排空障碍患者轻者可服用促胃肠动力药促进胃排空,常用的促胃肠动力药有多潘立酮、莫沙必利以及伊托必利;重者应采用经肠饲管;存在病理性梗阻的患者必须住院治疗解除梗阻。

(3)便秘:便秘是由于营养液中缺乏膳食纤维或者摄入的水分不足,大便干结,同时一些不好的排便习惯也有关。监护措施包括调整营养液的配方,增加膳食纤维摄入量,膳食纤维可分为不溶性膳食纤维和可溶性膳食纤维,不溶性膳食纤维如纤维素、木质素等可增加粪便的体积,而可溶性膳食纤维如树胶、果胶等的溶解可吸收水分,增加粪便的含水量来治疗便秘。另外增加蜂蜜以润滑肠道;增加水分摄入量;养成定时大便的习惯,按摩腹部都有助于排便,严重的便秘可服用润滑性泻药通便或灌肠,应谨慎使用渗透性或刺激性泻药,若使用过程中患者出现腹胀、腹痛加重应立即使用并入院治疗。

2. 感染性并发症的监护　主要包括吸入性肺炎、营养液污染、造口旁皮肤感染等。吸入性肺炎是最具危险性的并发症之一,严重者可导致患者死亡。吸入性肺炎主要由误吸导致,误吸是指异物经喉头进入呼吸道,在管饲喂养时主要指肠内营养液误吸入呼吸道,通常患者在误吸48小时后就会形成肺炎。不同状况下误吸率不同,睡眠时约为45%,意识障碍者约为70%,放置肠内饲管约为50%。监护措施包括营养液因适宜细菌生长而易变质,因此一次配制量不宜过多,以24小时内用完为宜;配制过程严格无菌操作,配制后置冰箱内保存,室温下营养液在8小时内用完。评估患者,选择管径大小适宜、柔软的鼻饲导管;因咳嗽、呃逆、呕吐等可使置入导管卷曲,末端返折进入食管,导致或加重反流,因此对存在明显反流的患者选择空肠营养管,使导管下端通过幽门进入十二指肠或空肠上段,可明显减少反流及吸入性肺炎等并发症。一旦诊断为吸入性肺炎,应明确致病菌。吸入性肺炎患者以革兰氏阴性杆菌感染为主,占病原菌总数的 50%;其次为革兰氏阳性菌和真菌,且易出现混合感染,应根据药敏试验结果来选择抗菌药物。

3. 代谢性并发症的监护　主要包括糖代谢异常、高碳酸血症、电解质平衡失调等。

(1)高血糖症:在使用管饲期间应每 4~6 小时检查尿糖和酮体 1 次,当营养液输注达到全浓度和最大量至少 48 小时后检查结果持续阴性,可改为每 12 小时 1 次或停检。如出现高血糖症,应给予胰岛素治疗。

(2)高碳酸血症:给予高碳水化合物浓度的膳食时,呼吸量、肺泡通气和 CO_2 产生增加,易出现高碳酸血症,可通过减少碳水化合物的用量来预防。

(3)电解质平衡失调:主要原因是体液不足或超负荷,大量电解质从肾和胃肠丢失,以及膳食用量不足或过大。多见高钠或低钠血症、高钾或低钾血症、高磷与低磷血症、低镁血症等。应定期检测、及时处理。

其他内容可参考第六章第三节。

由于 HPN 的技术要求较高、并发症较严重,而 HEN 操作简便、安全有效,是目前家庭营养支持的主要应用形式。而建立合格的家庭营养支持小组,严格按照 HEN 路径进行正确合理的计划、细致周到的患者教育和及时监测、随访是 HEN 成功开展和发展的关键。药师在患者的营养状态评估、营养途径选择与营养配方方面担任重要角色,并且可为患者营养支持实施过程中并发症的药学监护与处理发挥专业能力。药师的严格随访可以保证患者的安全,预防严重的并发症发生,同时保证营养支持的效果,能有效缩短住院时间、降低医疗费用及提高患者的生活质量。

（秦　侃　范鲁雁）

参 考 文 献

[1] 蔡东联. 家庭肠外营养临床应用及注意事项. 肠内与肠外营养, 2002, 9(1): 62-64.

[2] 黄德骧, 吴肇汉, 吴肇光. 用全营养混合液行家庭肠外营养 8 例体会. 实用外科杂志, 1993, 13(2): 93-95.

[3] SALA-VILA A, BARBOSA V M, CALDER P C. Olive oil in parenteral nutrition. Current opinion in clinical nutrition & metabolic care, 2007, 10(2): 165-174.

[4] PIRONI L, GUIDETTI M, ZOLEZZI C, et al. Peroxidation potential of lipid emulsions after compounding in all in one solutions. Nutrition, 2003, 19(9): 784-788.

[5] 江志伟,李强,汪志明,等. 家庭肠内营养的应用. 肠外与肠内营养,2006,13(6):353-358.

[6] DELEGGE M H. Enteral access in home care. Journal of parenteral and enteral nutrition, 2006,30(1):S13-S20.

[7] MORENO V J M. The practice of home artificial nutrition in Europe. Nutricion hospitalaria, 2004,19(2):59-67.

[8] 邹志英. 家庭肠内营养的临床应用研究. 上海:第二军医大学,2007:1-78.

第九章 消化系统疾病营养支持疗法与药学监护

第一节 疾 病 简 介

一、炎 性 肠 病

炎性肠病（inflammatory bowel disease，IBD）是一组病因尚不十分清楚的慢性非特异性疾病，包括溃疡性结肠炎（ulcerative colitis，UC）和克罗恩病（Crohn disease，CD），两者在病因、发病机制及临床表现等方面有许多相似之处。IBD的诱发因素包括微生物、环境和遗传、免疫、饮食、精神心理、过量吸烟、口服避孕药、菌群失调、长期服用非类固醇抗炎药等。

UC主要累及直肠及乙状结肠，也可累及其他部分或全部结肠。临床症状为反复发作的黏液脓血便、腹痛、腹泻、里急后重和不同程度的全身症状。肠外表现有关节炎、虹膜炎、坏疽性脓皮病和结节性红斑、胆管炎等。CD可累及消化道的每一部分，多见于末端回肠、结肠，直肠亦可累及，临床表现为腹泻、腹痛，可有血便，全身表现主要为体重减轻、发热、食欲缺乏、疲劳、贫血等。肠外表现与UC相似，并发症常见瘘管、腹腔脓肿、肠狭窄和梗阻、肛周病变。

由于IBD疾病所引起的营养素摄入不足、吸收障碍、肠道丢失增多、能量消耗增加以及治疗药物的影响，对患者的营养状态产生不良影响。调查发现，80%以上的CD患者在疾病过程中会出现营养不良，慢性营养缺乏在CD患者比UC患者中更为常见。IBD患者的营养不良主要表现为体重下降、低蛋白血症、贫血、钙和维生素D缺乏、叶酸缺乏、微量元素缺乏、维生素缺乏等。生长发育迟缓和停滞是IBD儿童和青少年患者最常见的肠外表现。营养不良削弱患者的抗感染能力，影响手术切口和肠吻合口愈合，延长住院时间，增加手术并发症发生率和病死率，降低生活质量。营养支持疗法可提供机体所需的营养物质，改善负氮平衡，与药物治疗相辅相成，是IBD治疗的重要组成部分。

二、短肠综合征

短肠综合征（short bowel syndrome，SBS）是指各种原因引起的广泛小肠切除或旷置后肠道吸收面积显著减少，残留的功能性肠管不能维持患者的营养需求，从而导致水、电解质代谢紊乱以及各种营养物质吸收障碍的综合征。临床表现有水与电解质代谢紊乱、体重减轻、腹泻及各种营养物质吸收不良等，继而可致多器官功能衰竭，在小儿可影响发育，甚至危及生命。

成人 SBS 的常见病因有肠扭转、克罗恩病、肠系膜血管性疾病、创伤等行小肠切除。儿童 SBS 多为坏死性小肠结肠炎及先天畸形（如先天性腹裂畸形、肠旋转不良、肠闭锁和肠狭窄等）。尽管对不同病因导致的 SBS 在处理上差别不大，但一定的解剖学因素和患者的潜在健康状况对 SBS 的治疗和远期预后可产生影响。一般成人的小肠长度为 300~800cm，女性通常短一些，足月的婴幼儿出生时小肠长 200~250cm。SBS 患者主要有 3 种解剖类型：①空肠 - 结肠吻合；②末端空肠造口；③空肠 - 回肠吻合。空肠 - 结肠吻合无回盲瓣；空肠 - 回肠吻合最少出现，但预后最好；末端空肠造口最难处理，更有可能需要永久性营养支持。SBS 患者的胃肠道运动、分泌、吸收以及回盲瓣、结肠的改变都会导致消化、吸收功能障碍，造成营养不良。

残留的肠道代偿程度受许多因素影响，如年龄、小肠切除的范围和部位、回盲瓣和结肠保留与否、残留的小肠功能状态等。近年来，随着对 SBS 代谢变化、残留的肠道代偿机制认识的加深，不少患者已可能治愈或摆脱肠外营养而长期生存。而小肠移植技术的不断成熟还给 SBS 患者带来彻底治愈的希望。

三、肠　瘘

肠瘘是十二指肠、小肠和大肠内瘘或外瘘的总称，系常出于腹部创伤或感染、炎性肠病、肿瘤、放射性损伤、手术后肠管或吻合口破裂以及先天性因素等导致肠液外漏至腹腔或腹壁外的一种疾病状态。穿破腹壁与外界相通者称外瘘；与其他空腔器官相通或本身相通，消化道内容物不流出腔外者称内瘘。肠瘘一旦发生，将会产生一系列病理生理改变或各种并发症，在大多数情况下这些并发症可加重机体损害，导致病情更为复杂、治疗更为困难。肠瘘发生后对机体全身状况的影响主要取决于肠瘘的位置、大小及原发病情况。肠外瘘的临床表现为胃肠内容物自体表瘘口流出，瘘口可经久不愈。瘘口局部皮肤可出现糜烂及感染早期可有腹膜炎或腹腔脓肿的表现，即发热、腹胀或局限性压痛、反跳痛等。全身症状主要有脱水、酸中毒、营养不良等，严重的肠瘘可引起一系列生理改变，主要包括内稳态失衡、营养不良、感染和多器官功能障碍等，并且这些病理生理改变互相影响，形成恶性循环。具体表现包括①大量消化液丢失于体外,引起脱水、电解质和酸碱平衡紊乱。②肠外瘘时肠液中的蛋白质大量丢失且不能经胃肠道补充营养,加之患者处于高分解代谢状态,可迅速出现营养不良。若无适当的营养治疗,最终可出现恶病质。③含有消化酶的消化液外溢,引起瘘周围的皮肤和组织腐蚀糜烂、继发感染和出血,并可引起腹腔内感染、脓毒血症和多器官功能障碍而危及生命。

20 世纪 60 年代,肠外营养支持应用于临床之前,肠外瘘的死亡率高达 50%~60%,高流量瘘的死亡率近 100%。随着营养支持的广泛应用,近年来肠外瘘的治疗策略和方法均有明显改变与发展,病死率降至 10%~20%。由此可见,营养支持在肠瘘治疗中起十分重要的作用。

四、胰　腺　炎

胰腺是人体内仅次于肝脏的第二大腺体,具有内分泌腺和外分泌腺的双重功能,可以分泌胰液和胰岛素。胰液含有多种消化酶,在食物消化过程中起重要作用;胰岛素为内分泌类激素,主要的长期作用是调节血糖浓度。胰腺炎是胰腺因胰蛋白酶的自身消化作用而引起的疾病,临床上主要分为急性胰腺炎(acute pancreatitis,AP)和慢性胰腺炎(chronic pancreatitis,CP)。AP 是一种常见的急腹症,是由于活化的胰酶在胰腺组织内自身消化引起的急性化学性炎症。

临床上通常划分为轻度 AP(mild acute pancreatitis,MAP),具备 AP 的临床表现和生物化学改变,不伴有多器官功能衰竭及局部或全身并发症,通常在 1~2 周内恢复,病死率极低;中度 AP(moderately severe acute pancreatitis,MSAP),具备 AP 的临床表现和生物化学改变,伴有一过性的多器官功能衰竭(48 小时内可自行恢复),或伴有局部或全身并发症而不存在持续性的多器官功能衰竭(48 小时内不能自行恢复);重度 AP(severe acute pancreatitis,SAP),具备 AP 的临床表现和生物化学改变,须伴有持续的多器官功能衰竭(持续 48 小时以上、不能自行恢复的呼吸系统、心血管或肾脏功能衰竭,可累及 1 个或多个脏器),SAP 的病死率较高,36%~50% 如后期合并感染则病死率极高。根据病理主要分为间质水肿性胰腺炎和出血性坏死性胰腺炎。大多数 AP 患者由于炎性水肿引起弥漫性胰腺肿大,偶有局限性肿大,胰腺炎病情较轻,预后好;出血性坏死性胰腺炎在 AP 中约占 10%,AP 患者伴有胰腺实质性坏死或胰周围组织坏死,或两者兼有,病情险恶,且易发生各种严重的并发症,死亡率高。

MAP 患者的营养状态及代谢几乎没有变化,但 MSPA 或 SAP 患者的能量消耗和蛋白分解明显增加。MAP 患者的病情并不复杂,其营养状态、能量及底物代谢几乎没有变化,患者在 3~7 天内即可进低脂饮食,脂肪摄入应小于总能量的 30%，并以植物脂肪为佳。AP 患者存在特殊和非特殊的代谢改变，由于炎症反应和疼痛刺激，患者的基础代谢率增高，总能量消耗随之增加。80%的 SAP 患者处于高能量消耗、高蛋白质分解状态，负氮平衡可达 40g/d 之多，这对患者的营养状态和病情发展都极为不利。目前已经知道既往健康的男性重症胰腺炎患者即使给予无营养支持的保守治疗仅仅只有 5 天的时间，就会导致严重营养不良、水肿以及蛋白质储备降低所致的肌肉功能降低，故营养支持对 SAP 患者十分重要。

第二节　常用治疗药物

一、炎性肠病常用治疗药物

氨基水杨酸类药物和糖皮质激素是目前控制 UC 的最有效的药物。CD 常用药物与 UC 用药基本相仿，但是药物疗效差、疗程更长。近年来免疫抑制剂、抗肿瘤坏死因子类药物、抗菌药物的应用日益广泛。

1. 氨基水杨酸类药物　氨基水杨酸类药物是治疗轻至中度 UC 的主要药物，通过对肠黏膜局部花生四烯酸代谢的多个环节进行调节，抑制前列腺素、白三烯合成，清除氧自由基，抑制免疫反应。由于 5- 氨基水杨酸（5-aminosalicylic acid，5-ASA）口服后在十二指肠及上端小肠即被吸收，不能到达作用部位，因此目前通过制成在小肠中不吸收的前药或外包被膜达到定位释放的目的。

（1）柳氮磺吡啶（sulfasalazine，SASP）：在结肠内由细菌分解为 5-ASA 和磺胺，轻至中度 UC 活动期的推荐剂量为 3~4g/d，分次服用。对病变局限于直肠和乙状结肠者可用 SASP 栓剂 0.5~1g/ 次，2 次 /d；维持剂量为 2~3g/d，并建议补充叶酸。

（2）5- 氨基水杨酸类制剂：包括奥沙拉秦钠、巴柳氮钠及美沙拉秦，根据制剂工艺不同而在远段空肠、回肠和结肠释放 5-ASA。临床根据不同的患者及发病部位选择合适的 5-ASA 类制剂，常用剂量为 2~4g/d，分次服用或顿服。对病变局限在直肠或直肠乙状结肠的 UC 患者，我国 2012 年版《炎症性肠病诊断与治疗的共识意见》强调局部用药。具体为病变局限在直肠用栓剂，局限在直肠乙状结肠用灌肠剂，口服与局部联合用药疗效更佳。常用剂量为美沙拉秦栓 0.5~1g/ 次，1~2 次 /d；美沙拉秦灌肠剂 1~2g/ 次，1~2 次 /d。

2. 糖皮质激素类药物　用于治疗 UC 的糖皮质激素类药物的常用剂型包括口服制剂、静脉制剂和外用制剂。口服制剂包括泼尼松、泼尼松龙、布地奈德；静脉制剂包括甲泼尼龙、氢化可的松；外用制剂有栓剂、泡沫剂和灌肠剂，药物包括氢化可的松、倍他米松、布地奈德。

（1）氨基水杨酸类制剂治疗症状控制不佳的轻至中度 UC 患者应及时改用激素，按泼尼松 0.75~1mg/（kg·d）给药，其他类型全身作用激素的剂量按相当于上述泼尼松剂量折算。局部可采用氢化可的松琥珀酸钠盐（禁用酒石酸制剂）100~200mg，每晚 1 次。

（2）病情重、发展快的重度 UC 患者首选静脉用激素，剂量为甲泼尼龙 40~60mg/d 或氢化可的松 300~400mg/d。由于激素不能作为维持治疗药物，症状缓解后即开始逐渐缓慢减量至停药。

（3）对病变局限在回盲部的 CD 患者可考虑使用局部作用激素布地奈德，减少全身作用激素相关不良反应，但该药对中度活动期 CD 的疗效不如全身作用激素。用法为 3mg/ 次，3 次 /d 口服；一般在 8~12 周临床缓解后改为 3mg/ 次，2 次 /d。病变局限于直肠的 UC 患者可用布地奈德泡沫剂，2mg/ 次，1~2 次 /d。

3. 免疫抑制剂 免疫抑制剂适用于激素无效或依赖，或不耐受氨基水杨酸类制剂的 UC 患者。对激素无效或激素依赖的 CD 患者可加用硫嘌呤类药物或甲氨蝶呤（MTX）。研究证明这类免疫抑制剂对诱导活动性 CD 缓解与激素有协同作用，但由于起效慢，主要用于激素诱导症状缓解后继续维持治疗。常用药物包括硫嘌呤和甲氨蝶呤等。对于激素无效的重度 UC 患者，由于环孢素（CsA）起效快而更为适当。

4. 抗肿瘤坏死因子 抗肿瘤坏死因子（TNF-α）能促进黏膜愈合，从而降低结肠切除率、改善症状及减少糖皮质激素的使用。近年来此类药物在 IBD 治疗领域发展最快、受关注最多，国内最常用的是英夫利西单抗及阿达木单抗。

5. 抗菌药物 对于合并感染的患者可给予广谱抗菌药物，常用环丙沙星等氟喹诺酮类和 / 或甲硝唑。有对照试验证明，咪唑类抗菌药物对预防内镜以及临床复发有一定的疗效。

二、短肠综合征常用治疗药物

SBS 药物治疗的目的在于增加小肠代偿能力，控制肠道自动力，防治肠腔内细菌过度繁殖，为患者康复创造条件。

1. 抑制肠蠕动及分泌药物

（1）抑制肠蠕动药物：抑制肠蠕动药物通过减缓肠道蠕动，促进肠道吸收液体、电解质和营养物质发挥作用。常用药物有洛哌丁胺、地芬诺酯及阿托品、可待因、阿片酊。通常这些药物在出现腹泻症状后使用，但 SBS 患者应每餐及临睡前 30 分钟常规用药，并根据饮食构成、日常活动及肠道适应情况调整给药时间及剂量。由于存在药物吸收率下降，美国有指南指出盐酸洛哌丁胺或地芬诺酯的剂量大于具有正常胃肠功能的患者，最大剂量可达 16mg/d。

如果排便量仍超过 3L,可使用可待因(30~60mg,2~4 次 /d)或阿片酊抑制肠道运动。服用阿片类药物时须密切监测相关副作用,包括精神或身体警觉性受损,以及长期使用后突然停药的戒断症状。对于传统药物治疗无效的肠道高输出 SBS 患者,有报道可以给予 α_2 肾上腺素受体激动剂可乐定,它可通过口服或经皮贴剂减少经小肠吸收。

(2)抑制分泌药物:H_2 受体拮抗剂和质子泵抑制剂(PPI)可用于控制术后高胃酸分泌状态,减少和消化性溃疡及其他并发症的发生风险。胃酸分泌过多发生在肠切除术后的最初 6 个月,在此期间应预防性使用大剂量质子泵抑制剂以减少体液损失。先使用静脉剂型,一旦患者能够进食或是肠内营养则口服给药。

生长抑素类似物可抑制胃肠激素释放,减少肠腺和胰腺消化液分泌,从而减轻 SBS 患者的腹泻症状,但也可通过抑制多种促生长激素对肠功能代偿产生不利影响,治疗中断后会出现症状反弹,因此限制使用。不良反应包括脂肪吸收减少、皮下注射引起的疼痛、腹部不适、胆石形成等。

(3)其他:在某些情况下,胰酶替代疗法和胆酸螯合剂可以用于控制消化不良、腹泻等。胆酸螯合剂可以帮助减轻远端回肠切除破坏胆盐的肝肠循环而发生的腹泻。接受胆酸替代治疗可促进脂肪吸收,但是胆酸摄入可能使腹泻症状恶化,故应注意观察患者情况。外源性胰酶与食物在胃内混合可提高小肠转运迅速而胰液与食物成分混合不佳的患者的营养吸收。

2. 促进肠道代偿药物

(1)生长激素:研究发现生长激素具有刺激黏膜生长的作用,但随机对照试验结果并不一致。

(2)胰高血糖素样肽 -2:空肠造口患者的胰高血糖素样肽 -2(glucagon-like peptide-2,GLP-2)血浆浓度较低,影响绒毛生长。皮下注射 GLP-2 可少量增加营养吸收。GLP-2 类似物替度鲁肽(teduglutide)能抗降解,增加肠液吸收的效果更佳,而且已被证明能促进人体黏膜生长。

三、肠瘘常用治疗药物

1. 代谢支持治疗　肠瘘患者的内环境稳定后,调节代谢紊乱、进行代谢支持以保护和支持机体重要器官的结构和功能,防止底物限制性代谢。同时给予一些药物或生物制剂,降低高代谢反应或促进合成代谢。如给予非甾体抗炎药布洛芬、吲哚美辛等,它们是环氧合酶抑制剂,可阻断 PGE_2 合成,减少 IL-2 产生,从而降低机体的应激反应,减少蛋白分解。也可应用生长因子以促进蛋白合成,改善氮平衡,即使摄入较低的热量也能有节氮作用,并获得正氮平衡。

2. 抗感染治疗　及时引流、有效控制感染是治疗肠瘘的关键步骤。只有在内环境稳定、腹腔感染控制后，提供合适的营养支持或特殊营养物质才能有效促进机体的合成代谢，改善患者的营养状态，有利于组织生长与瘘口愈合。

3. 抑制肠液分泌与丢失　在肠外瘘早期，外溢的肠液可消化内脏组织，引起腹腔出血，含有细菌的外溢液还会引起严重的腹腔感染，造成瘘口难以愈合。此外，肠液外溢还会引起大量体液丢失，导致内环境稳定失衡。因此，最大限度地减少肠液外溢是早期促进肠外瘘自愈的关键因素。

（1）抑酸药物：肠瘘早期在进行营养支持的同时加用组胺 H_2 受体拮抗剂、质子泵抑制剂及生长抑素等，能减少肠瘘流量，促进瘘口自愈，缩短住院时间。

（2）生长抑素：生长抑素或生长抑素类似物可明显减少消化液分泌及漏出量。适用于高流量的十二指肠和高位肠外瘘患者，在治疗后的头几天瘘流出量可减少 50%~75%。但由于生长抑素同时还抑制蛋白合成，造成瘘道愈合迟缓。此外，生长抑素可减少胰岛素及胆汁分泌，在用药期间应该监测血糖及对肝胆系统的影响情况。

4. 生长激素　生长激素是由脑垂体分泌的一种蛋白质激素，其生物学功能是直接的代谢作用和间接的促生长作用。临床实践显示，在肠瘘治疗后期，特别是每日漏出的消化液量减少到 200ml 以下时应用生长激素可以提高体内的 IGF-1 水平，纠正机体的负氮平衡，促进机体白蛋白、前白蛋白、运铁蛋白及各种免疫球蛋白合成，改善患者的营养状态，缩短肠瘘自愈时间，有效提高肠瘘的治疗效果。生长激素的使用是肠瘘治疗中的又一突破性进展。

在肠外瘘早期腹腔感染得到控制后，使用生长抑素以达到最大限度地减少肠液外溢，随后改用生长激素以改善营养状态与组织愈合能力，促进瘘道闭合并最终达到肠外瘘快速自行愈合的目的。在整个治疗过程中均需有积极的营养支持，在使用生长激素时还应设法恢复肠内营养，这样可更好地与生长激素起协同作用，以纠正患者的营养不良状态，促进瘘口自愈。然而，值得注意的是生长抑素与生长激素可加重糖代谢紊乱，而且生长激素在早期使用能增加危重症患者死亡率，因此在严重感染、高应激状况下应严格掌握使用的时机与剂量。生长激素还有促进细胞有丝分裂的作用，不宜应用于肿瘤患者。使用生长抑素后的 48 小时内肠液漏出量无明显减少或治疗 2~3 周后无明显效果，就应停用生长抑素。

四、胰腺炎常用治疗药物

大多数急性胰腺炎属于 MAP，经 3~5 天的积极治疗多可治愈。主要治疗方案包括①禁食及持续胃肠减压。②静脉输液：积极补充血容量，维持水、电解质和酸碱平衡。③镇痛：腹痛剧烈者可给予哌替啶。④应用抗生素：由于急性胰腺炎是属于化学性炎症，抗生素并非必须使用；然而，我国急性胰腺炎的发生常与胆管疾病有关，故临床习惯应用；如怀疑合并感染则必须使用。⑤抑酸治疗：临床习惯于应用 H_2 受体拮抗剂或质子泵抑制剂静脉滴注。

1. 抗生素类药物　中华医学会消化病分会（胰腺疾病学组）的《中国急性胰腺炎诊治指南（2013，上海）》指出，预防性应用抗生素不能显著降低病死率，因此对于非胆源性 AP 不推荐预防性使用抗生素。对于胆源性 MAP 或伴有感染的 MSAP 和 SAP 应常规使用抗生素。胰腺感染的致病菌主要为革兰氏阴性菌和厌氧菌等肠道常驻菌。抗生素的应用遵循"降阶梯"策略，选择抗菌谱为以针对革兰氏阴性菌和厌氧菌为主、脂溶性强、有效通过血胰屏障的药物。推荐方案包括碳青霉烯类、青霉素 +β- 内酰胺酶抑制剂、第三代头孢菌素 + 抗厌氧菌、喹诺酮类 + 抗厌氧菌，疗程为 7~14 天，特殊情况下可延长应用时间。要注意真菌感染的诊断，临床上无法用细菌感染来解释发热等表现时应考虑到真菌感染的可能性，可经验性应用抗真菌药，同时进行血液或体液真菌培养。

2. 抑制胰腺外分泌剂　H_2 受体拮抗剂或质子泵抑制剂可通过抑制胃酸分泌而间接抑制胰腺分泌，还可以预防应激性溃疡的发生。生长抑素及其类似物（奥曲肽）可以通过直接抑制胰腺外分泌而发挥作用，生长抑素的剂量为 250μg/h；生长抑素类似物奥曲肽的剂量为 25~50μg/h，持续静脉滴注，疗程为 3~7 天。

3. 抑制胰酶活性制剂　蛋白酶抑制剂（抑肽酶、加贝酯、乌司他丁）能够广泛抑制与 AP 发展有关的胰蛋白酶、弹性蛋白酶、磷脂酶 A 等的释放和活性，还可稳定溶酶体膜，改善胰腺微循环，减少 AP 的并发症，主张早期足量应用。抑肽酶可抗胰腺血管舒缓素，使缓激肽原不能变为缓激肽，尚可抑制蛋白酶、糜蛋白酶和 5- 羟色胺，剂量为 20 万 ~50 万 U/d，分 2 次溶于葡萄糖溶液中静脉滴注；加贝酯可抑制蛋白酶、血管舒缓素、凝血酶原、弹力纤维酶等，根据病情，开始 100~300mg/d 溶于 500~1 500ml 葡萄糖氯化钠溶液中以 2.5mg/（kg·h）的速度静脉滴注，2~3 天后病情好转，可逐渐减量。

第三节　营养支持疗法方案

一、营养支持疗法的目的

营养支持疗法具有补充、支持和治疗的作用。

1. IBD 患者　能够改善 IBD 患者的营养状态，控制或缓解活动期的急性炎症,促进黏膜愈合,缓解症状。此外,营养支持疗法还可以纠正负氮平衡,促进组织修复,减少手术并发症,为手术成功提供可靠的物质保障。

2. SBS 患者　完全的营养支持疗法是 SBS 患者获得最佳治疗效果的关键因素。总体目标是恢复并保持营养充足,从而实现良好 / 正常的生活质量。SBS 患者的传统营养治疗分为 3 期:①急性期,持续至少 4~8 周。治疗目的在于稳定患者的病情,治疗措施包括容量复苏、促进创伤愈合和早期营养支持,重点为维持水、电解质平衡,抑制胃酸分泌。②代偿期,需要 1~2 年。逐渐加强营养支持以诱导肠道发生最大程度的代偿,并防止严重的并发症发生。③恢复期,须根据营养缺乏程度和性质进行长期的个体化营养康复治疗。

3. 肠瘘患者　肠瘘患者的营养不良发生率为 55%~90%,肠瘘患者的营养状态与治愈率和病死率直接相关,及时进行营养支持将明显降低死亡率。当纠正水、电解质紊乱,控制感染后,营养支持的重要性愈加明显。肠瘘时营养物质缺乏所致的营养不良不仅有肌蛋白和内脏蛋白的大量丢失,而且免疫功能也受到抑制,蛋白质合成受到抑制可致激素、酶类产生异常,机体抵御有害物质侵袭的能力下降,对再次应激的反应减弱。积极的营养支持可改善机体营养状态,增强免疫力,为维护器官功能提供必需的底物;相反,不适当的营养支持可因其超过机体代谢能力而损害器官功能。因此,营养支持是肠瘘患者治疗过程中的重要组成部分。不同的时期、病变部位和发病原因,其营养物质需要量及支持途径有所不同。营养支持为肠瘘患者提供机体生理需要、组织合成及瘘口和伤口愈合所需的能量物质、蛋白质、电解质和微量元素等,同时纠正酸碱失衡及电解质紊乱,维持和改善患者的营养状态和内稳态,恢复患者的机体组织构成,增加内脏蛋白合成,提高免疫力,在合理、及时的外科处理及抗感染的基础上,顺利度过肠瘘早期内稳态失衡与严重感染的阶段,以提高瘘口自愈力,增强患者对再次手术的耐受性,提高手术成功率,降低手术并发症和死亡率。

4. 胰腺炎患者　营养治疗原则:①减少胰腺分泌,使胰腺能处于休息状态。膳食不慎是胰腺炎发作的重要诱因,故膳食治疗对胰腺炎的预防和治疗十分重要。急性发作初期为了抑制胰液分泌,减轻胰腺负担,避免胰腺损伤加重,应严格执行禁食制度。纠正水、电解质、酸碱平衡,保护各脏器功能,采取被动支持,维持有效血容量,保护心、肝、肾功能,为进一步预防和纠正全身营养代谢异常奠定基础。②预防感染。③一般支持疗法。④监测病情进展和并发症的发生。⑤在内科保守治疗的情况下若病情继续恶化,发现为胆源性胰腺炎,发生胰腺脓肿或大囊肿逐渐长大有破裂的可能性则需手术探查、手术治疗。

二、营养支持疗法的适应证

1. 营养不良或有营养风险的患者。

2. 合并营养素摄入不足、生长发育迟缓或停滞的儿童和青少年患者。营养支持疗法具有促进生长发育的作用,这方面较激素类药物有很大的优势,因此营养支持在儿童和青少年患者的治疗中处于基础地位。

3. 营养支持疗法诱导和维持缓解,尤其适用于儿童和青少年活动期 CD 患者,成年患者可将营养支持疗法作为药物治疗无效或禁忌的替代治疗。

4. 合并肠功能障碍的患者应视情况予以短期或长期营养治疗;急性肠梗阻或肠外瘘等合并症。

5. 围手术期患者,对营养不良或具有营养风险的患者手术前营养支持疗法有助于降低手术风险与术后的复发率。

三、营养配方组成

1. IBD 患者　缓解期成人 IBD 的每日总能量需要量与普通人群类似,可按照 25~30kcal/(kg·d)。但活动期 IBD 的能量需要量比缓解期增加 8%~10%,并受许多因素的影响,如体温每升高 1℃,能量消耗增加 10%~15%,合并脓毒症时能量消耗约增加 20%。

儿童和青少年患者处于生长发育期,摄入的营养除满足正常代谢需要外,还有追赶同龄人身高、体重的需求,每日提供的能量推荐量为正常儿童推荐量的 110%~120%。

IBD 患者的蛋白质供给量应达到 1.0~1.5g/(kg·d)。

2. SBS 患者　饮食中的常量营养物质组成取决于残留的肠道长度和位置。在小规模临床研究中,对末端空肠造口患者,给予适量的脂肪和膳食纤维比仅给予高复合碳水化合物(CHO)的能量吸收更好,而粪便排泄量类似。最佳饮食方案应包括足量的复合 CHO 和脂肪以及常量营养物(50% 的 CHO、20%~30% 的蛋白质、40% 的脂肪)(表 9-1)。

表 9-1　短肠综合征的营养成分

营养素	小肠造口的患者	保留肠道的患者
碳水化合物	占总能量的 50%;复合碳水化合物,包括可溶性纤维、限制单糖	占总能量的 50%~60%;复合碳水化合物,包括可溶性纤维
蛋白质	占总能量的 20%~30%	占总能量的 20%~30%
脂肪	占总能量的 40%	占总能量的 20%~30%

续表

营养素	小肠造口的患者	保留肠道的患者
液体	补充 ORS[a] 非常重要；尽量减少流质饮食，两餐间少量饮水	尽量减少流质饮食，两餐间少量饮水
维生素	每日补充多种维生素及矿物质；每月补充维生素 B_{12}；可能需补充维生素 A、维生素 D[b] 和维生素 E 补充剂	每日补充多种维生素及矿物质；每月补充维生素 B_{12}；可能需补充维生素 A、维生素 D 和维生素 E 补充剂
矿物质	饮食可大量用盐；钙 1 000~1 500mg/d；可能需每日补充铁、镁和锌	钙 400~600mg/d；可能需每日补充铁、镁和锌；少草酸盐
饮食	4~6 小餐/d	每 3 小餐加 2~3 次小食

注：[a] ORS 为口服补液盐；[b] 25-羟基维生素 D。

（1）含有丰富的水溶性纤维的食品可减缓胃排空及小肠转运，使造口的引流液增稠，促进肠道适应。食用固体食物，尽量减少液体摄入量，饮料应在两餐之间间隔服用。避免高糖饮食可减轻肠道高渗食糜。患者应每日分 4~6 次进餐。通过钠-葡萄糖共转运系统使水通过肠道上皮内层，从而尽可能增加 SBS 和空肠造口患者的小肠液体摄取。而保留完整结肠的患者能从饮食中的复合碳水化合物（carbon hydrogen oxygen，CHO）CHO 和适量脂肪中获益更多。结肠细菌可代谢包括膳食纤维、短链脂肪酸的未消化的 CHO，从而再次吸收并净增加能量、钠和水的吸收。

（2）不同类型的脂肪对肠道代偿的效果不一。在空肠-结肠吻合患者，结肠中未被吸收的长链脂肪酸可减少肠道运动时间，影响水钠吸收，加重腹泻。同时减少碳水化合物发酵，还可与钙、镁结合，增加粪便量，促进草酸盐吸收而易形成肾结石。中链甘油三酯可从小肠和大肠吸收，也是能量的一种替代来源。中链甘油三酯的消化过程对胆盐和胰酶的依赖性小，在肠道内较长链甘油三酯的吸收更快、更完全，但它对肠黏膜代偿的促进作用却不如长链甘油三酯。而中/长链脂肪乳对肠道代偿的作用要优于长链脂肪乳。另有研究发现，亚油酸对肠道代偿的刺激作用优于软脂酸，说明必需脂肪酸对肠道的代偿作用比非必需脂肪酸更有效。与含饱和脂肪酸的饮食相比，含不饱和脂肪酸的饮食更能促进残留的肠道对水、电解质的吸收，其中以 ω-3 PUFA 的作用尤为明显。短链脂肪酸是细菌酵解的产物，在体内无法合成，可迅速被结肠吸收，并为肠上皮细胞提供能量，增加对钠和水的吸收，减少小肠广泛切除后 TPN 所致的黏膜萎缩，对小肠和结肠起到营养作用。

（3）结肠具有吸收钠和水的大容量，因此保存结肠的 SBS 患者很少需要水和钠的补充。约 20% 的 SBS 患者仍然依赖静脉提供水和钠，尤其是末端空肠造口患者经造口流失更多的盐和水。可饮用葡萄糖氯化钠饮料，保证水和钠摄入量以维持平衡，避免脱水、疲倦和被掩盖的低钾血症。空肠造口术患者发生低血镁不太常见，但以同样的方式处理。

（4）SBS 患者应每日口服或静脉补充多种维生素与矿物质（建议为咀嚼片或液体）。具体的微量营养素需要量取决于患者保留肠道的部位。远端回肠切除或小肠细菌过度生长的患者应定期监测血清维生素 B_{12} 和甲基丙二酸（维生素 B_{12} 状态的标志物）水平，并适当进行补充。SBS 患者常缺乏钙、镁、锌等 2 价阳离子，多数患者需补充。这可能与吸收面积少、转运时间短、与未吸收的脂肪在肠腔结合的能力有关。由于口服镁制剂难以吸收，有泻药的效果，故应谨慎补充镁。缓释氯化镁、葡萄糖酸镁或乳酸镁制剂可减少胃肠道相关症状。SBS 患者常见骨质疏松症、贫血及脂溶性维生素缺乏症，因此需长期监测。个体化维生素和矿物质补充剂应根据需要遵医嘱服用。

（5）儿童患者使用特殊氨基酸和微量元素制剂确保最合适的营养支持。牛磺酸可以和胆酸结合形成牛磺胆酸，从而减少胆酸与甘氨酸结合为具有肝毒性的甘氨胆酸。牛磺酸能生成半胱氨酸，对小儿的神经系统发育有重要作用，但是婴幼儿肝酶系统不健全，胱硫醚酶活性低，将蛋氨酸转化成牛磺酸的能力有限。有研究显示，牛磺酸缺乏、L- 半胱氨酸缺乏和蛋氨酸过量是肠衰竭相关性肝脏疾病（intestinal failure-associated liver disease，IFALD）的原因。为预防牛磺酸缺乏，与用于成人制剂相比，针对新生儿的氨基酸制剂含有更高浓度的牛磺酸，从而减少胆酸与甘氨酸结合为具有肝毒性的甘氨胆酸。

3. 肠瘘患者

（1）主要营养素：肠外营养时首先需要确定机体对能量及营养物质的需要量，而肠瘘患者机体能量消耗的差异很大（表 9-2）。以往的研究表明，对于病情稳定、无感染的肠瘘患者，机体的能量消耗值接近 Harris-Benedict 公式的估算值。而对于合并腹腔感染或者多器官功能障碍的肠瘘患者，机体的能量消耗明显增加，其实际能量消耗的测定值为 1.2~1.5 倍的 Harris-Benedict 公式的估算值。实际上，对于肠瘘患者，提供充足而适当的热量十分重要。因为肠瘘患者通常需要较长时间的营养支持，适当的能量支持既可避免能量摄入不足造成的营养不良，也可防止因过度喂养引起的代谢性不良反应。因此，临床上对于病情不稳定的危重症患者，建议采用间接测热法进行机体静息能量消耗的测定，并由此作为提供每日能量需要量的依据。在肠瘘发生的早期，应逐步增加营养物质摄入量，避免过快达到目标需要量。因为在创伤、应激早期，机体存在"自身相噬"现象，过高的热量或营养底物供给量不但无法加快合成代谢，反而加重循环负担，不利于早期内稳态失衡的恢复，容易引起代谢紊乱；而且肠外营养时过高的能量摄入量也可增加细菌移位的发生率。

表9-2　不同情况下肠瘘患者的营养物质需要量

不同情况的肠瘘	营养支持方式	蛋白质/[g/(kg·d)]	能量/[kcal/(kg·d)]	脂肪	维生素	电解质及微量元素
低流量瘘（200ml/d）	PN或EN	1.0~1.5	BEE或20~25	总热量的20%~30%	RDA，维生素C应为2倍的RDA	一般不缺乏
高流量瘘（500ml/d）	PN为主	1.5~2.0	1.5倍的BEE或25~30		2倍的RDA	常需补充镁、锌、硒、钾、钠、钙等

注：①BEE为Harris-Benedict公式的估算值；②RDA为每日的正常推荐量，1kcal=4.184kJ。

（2）特殊营养物质：如谷氨酰胺、短链脂肪酸，以减少肠道细菌移位，降低内源性应激因素。研究发现，谷氨酰胺强化的肠外营养可以降低肠瘘患者导管细菌定植和导管相关性感染的发生率。由于谷氨酰胺在肠瘘早期分解代谢占优势时并不能起到促进合成代谢的作用，因此多主张在病情稳定、无感染存在时配合肠外营养使用。

精氨酸为半必需氨基酸，能增进伤口愈合，是包括生长激素在内的多种激素的促分泌物质，还有增强T淋巴细胞功能的作用，能改善免疫状况，肠瘘患者营养支持时适当添加精氨酸具有积极作用。但是，由于目前尚缺乏足够的有关特殊营养物质对肠瘘患者预后影响的随机对照临床研究资料，因此需进一步探索或积累证据。

4. 胰腺炎患者

（1）脂肪：在进行肠外营养支持时，应防止过多应用葡萄糖，以免产生过多的CO_2而加重代谢紊乱，故可以用脂肪乳来补充热量。静脉输入脂肪乳时应随时检测血脂，因部分急性出血性坏死性胰腺炎患者本身会有高血脂的情况。一篇包含100例病例的综述分析显示，静脉输入脂肪乳极少引起胰腺炎，脂肪乳作为TPN的成分之一是安全的，输入混合基质（糖类、蛋白质和脂肪）不显著刺激胰腺分泌。只要脂肪乳能在人体内充分地被利用，则输液中应允许加入脂肪乳，一般脂肪乳提供的热量不要超过总热量的50%，最多2g/（kg·d），根据相应的血液甘油三酯浓度调整（目标值<3mmol/L）。有研究支持在TPN配方中添加ω-3 PUFA和谷氨酰胺，显示可促进正氮平衡、降低C反

应蛋白(CRP)等炎症指标。

（2）蛋白质：重症急性胰腺炎患者常存在蛋白质需要量增加和负氮平衡，应尽量减少蛋白质丢失，尤其有并发症和病程较长的患者。如果存在败血症，大多数患者处在高代谢状态。理想的蛋白质摄入量为 1.2~1.5g/(kg·d)。若肝肾功能有障碍，需减少蛋白质摄入量，输入的氮源应有相应的选择。如肝功能异常时，则应加入支链氨基酸，以防止昏迷的发生，减少肌肉分解；肾功能异常时，则应以输入高能量、低氮为主，氮源中注意输入必需氨基酸，少输入非必需氨基酸。许多研究中多使用多肽配方，显示出较好的结果（2009 年 ESPEN 的相关指南，A 级证据）。

（3）糖类：鉴于急性出血性坏死性胰腺炎患者有胰岛素抵抗现象，所以在提供足够的热量和氮量时应随时调整胰岛素用量，维持血糖和尿糖在允许范围内，血糖水平应不超过 10mmol/L。推荐使用胰岛素，但是其剂量应不高于 4~6U/L。葡萄糖氧化受损率并不能因使用胰岛素而正常。在通常情况下，碳水化合物的推荐摄入量为 3~6g/(kg·d)。

（4）胆固醇：慢性胰腺炎多伴有胆管病或胰腺动脉硬化，胆固醇供给量以 < 300mg/d 为宜。

（5）维生素：胰腺是脂肪酶分泌的唯一场所，故慢性胰腺炎患者主要表现在脂肪吸收不良。同时伴有脂溶性的维生素 A、维生素 D、维生素 E、维生素 K、维生素 B_1 及叶酸和矿物质如钙、镁、锌缺乏，应注意酌情补充。近年发现抗氧化营养素（维生素 A、维生素 C、维生素 E 和甲硫氨酸）可以减少慢性胰腺炎患者的炎症反应和疼痛，因此推荐使用。

（6）益生菌：目前，益生菌尚未在重症急性胰腺炎患者中推荐应用，需要更多的临床试验来证实其安全性和有效性。

四、使 用 方 法

(一)IBD 患者

可以选择 EN 和 PN 方式。

1. 肠内营养

（1）适应证：对于 IBD 患者，除非完全禁忌，应首选 EN 途径。

1)对于 IBD 及生长延迟的患儿，营养支持疗法具有促进生长发育的作用，应采用 EN，以帮助患儿正常生长发育（A 级证据）。

2)需要特殊营养支持的 CD 患者应该使用 EN（B 级证据）。

3)不适合使用激素治疗的急性期成年 CD 患者应采用 EN 治疗（A 级证据）。

4)对于长期临床缓解（> 1 年）且无营养缺乏的 CD 患者，没有证据显示 EN 或者维生素及微量元素等营养素补充剂有益（B 级证据）。

（2）肠内营养配方

1）氮源：根据配方中的氮源，目前可选择的 EN 配方包括高聚（整蛋白）配方、低聚（短肽）配方和氨基酸单体（要素膳）3 类。采用 3 类配方进行营养支持疗法时，疗效并无明显差异，但不同个体、情况对不同配方的耐受性可能不同。

有报道低聚配方可能更易引起 IBD 患者发生渗透性腹泻，因此活动期 CD 患者不推荐常规使用氨基酸单体或者低聚配方（A 级证据），一般建议采用标准高聚配方。此外，一项 RCT 研究发现儿童 CD 患者服用 1 个疗程的高聚配方后体重增加比采用要素膳的患者更高，因此在体重增加是疗效的重要指标的儿童患者，高聚配方优于要素膳。

IBD 活动期应当减少膳食纤维摄入量，建议肠功能不全患者使用低聚配方或要素膳，此类型的肠内营养制剂目前国内有短肽型肠内营养剂及氨基酸型肠内营养粉剂 2 种。其中前者可用于消化道功能障碍及脂肪代谢有障碍的患者；后者的成分中包括谷氨酰胺，主要用于肠功能严重障碍、不能耐受高聚或低聚配方的患者，但渗透压高，易致腹泻。

2）低脂制剂能够提高 EN 诱导 CD 缓解的效果，但长期限制脂肪摄入量可能导致必需脂肪酸缺乏。研究证明鱼油 [ω-3 多不饱和脂肪酸（ω-3 PUFA）] 能够减轻 IBD 患者的炎症和降低抗炎药的剂量，同时能促进体重增加。但目前的研究结果并不支持常规应用 ω-3 脂肪酸，活动期 CD 患者使用特殊肠内营养配方（LCT/MCT 混合脂肪酸或者添加 ω-3 脂肪酸、谷氨酰胺、TGF-β）与普通配方肠内营养相比，对结局无显著影响。不推荐常规使用特殊肠内营养配方（A 级证据）。

3）谷氨酰胺是具有肠黏膜营养作用的必需氨基酸。动物模型和对患者的研究发现补充谷氨酰胺的 EN 配方能够减少肠道通透性损伤，预防肠黏膜萎缩，改善氮平衡。有研究显示补充谷氨酰胺可改善活动期 CD 的通透性和形态，但不改善临床结局。但目前已有的 RCT 研究认为肠内或肠外补充谷氨酰胺没有额外的获益。

4）益生菌治疗 IBD 的证据仍不充分，联合应用益生菌和益生元可能对 UC 和 CD 有益。

5）含有生物活性肽的肠内膳食配方可能得益于特定的生长因子和抗炎作用。有非对照研究发现富含 TGF-β_2 的膳食有助于改善儿童 CD 患者的诱导缓解和黏膜修复作用，并能减少炎症标志物水平。迄今尚无研究推荐将含 TGF-β_2 的整蛋白膳食作为诱导和维持 IBD 稳定期的辅助治疗手段。

6）IBD 患者专用配方：目前，适合 IBD 患者的专用 EN 配方较少。例如适合 CD 儿童患者的特殊多聚体配方 AL110，包括 14% 的酪蛋白、44% 的碳水化合物(葡聚糖)、脂肪(55.6% 的乳脂、13.9% 的玉米油、26.1% 的中链甘油三酯),此外还含有足量维生素和微量元素等。其能量密度为 0.7kcal/ml,渗透压为 312mOsm/L。适合大龄儿童、青春期及成人的营养需要。另有 2 种多聚体配方如 Modulen IBD 和 ACD004,均以酪蛋白为氮源,不含乳糖,能量密度较高(1.0kcal/ml),减少摄入容积。

(3)肠内营养疗程:以纠正营养不良为目的时,IBD 患者可以采用全肠内营养(EEN)和部分肠内营养(PEN)方式,治疗终点为营养正常。用于诱导活动期 CD 缓解时,儿童和青少年患者的疗程为 6~12 周,成人为 4~6 周。使用 EN 维持 CD 缓解时,可以采用 EEN 或 PEN。PEN 的推荐量为每日总能量需要量的 50% 以上。当 EEN 供给量低于每日总能量需要量的 60% 且持续 3 天以上时,应补充 PN。

(4)肠内营养途径:EN 方式包括以食物或营养液配方的形式通过口服或鼻饲管给予。当口服补充 EN 超过 600kcal/d 时建议管饲,预计管饲时间在 4 周内时建议使用鼻饲管。其中鼻胃管是最常用的管饲途径,适用于绝大多数患者。如超过 4 周或患者不耐受,推荐选择经皮内镜下胃造口术(PEG)。CD 患者使用 PEG 不增加胃瘘和其他并发症的发生风险。对胃内给予 EN 不耐受的 CD 患者,可以考虑幽门后部及空肠喂养。建议采取持续泵注的方法进行管饲,提高胃肠道耐受性,改善吸收,增加输注量。

2. 肠外营养

(1)适应证:目前的观点认为仅在 EN 存在禁忌或无法达到目标量(<总能量需要量的 60%)时推荐使用 PN。

1)不能耐受 EN 而又需要营养支持的患者(B 级证据)。

2)肠梗阻、腹泻或其他原因造成无法实施 EN。

3)CD 继发短肠综合征早期或伴严重腹泻。

4)高流量小肠瘘、高位内瘘无法进行 EN 的 CD 患者应该尝试短期肠道休息联合肠外营养支持疗法(B 级证据)。

5)肠瘘造成的腹腔感染未得到控制。

(2)肠外营养配方:按照非蛋白质热卡∶氮 =100~150kcal∶1g 的比例提供氮量。在总能量构成中,脂肪应占非蛋白质热卡的 30%~50%。不推荐使用 ω-6 PUFA 作为唯一的脂肪来源,以 PN 方式补充 ω-3 脂肪酸的有效性尚无得到研究证实,可选择中 / 长链脂肪乳或含有 ω-9 PUFA 的脂肪乳。无证据支持在 PN 中加入谷氨酰胺二肽或鱼油对 IBD 患者有益。

由于饮食缺乏、肠道丢失、治疗药物的影响造成 IBD 患者存在不同程度的维生素与微量元素缺乏。如 20%~60% 的 CD 患者及 0~46% 的 UC 患者有钙缺乏;50%~79% 的 CD 患者及 5%~20% 的 UC 患者有叶酸缺乏;50% 的 CD

患者缺乏铁、铜、锌、镁和硒，10%~44% 的 CD 患者及 30%~80% 的 UC 患者有铁缺乏；而维生素 B_1、维生素 B_2、维生素 B_6、维生素 B_{12} 以及维生素 A、维生素 E、维生素 K 均有不同程度的缺乏。

（3）肠外营养途径：首选经外周静脉穿刺的中心静脉导管或中心静脉穿刺置管输注 PN，只有在预计使用 PN 的时间较短（10~14 天）和 PN 的渗透压为 850mOsm/L 时方可采用外周静脉输注。

（二）SBS 患者

1. 肠外营养　在治疗的早期，TPN 是必需的。此期常有过量的水和电解质丢失，通过 TPN 多可获得充分的补充；在此期过早地进食不但不能吸收，还会加重腹泻及内环境紊乱、恶化病情。

（1）适应证：2008 年版中华医学会《临床诊疗指南：肠外肠内营养学分册》推荐意见为①急性期肠瘘及短肠综合征患者（经口或经肠内营养支持无法达到营养素需要量时）应予肠外营养支持（B 级证据）；②有肠道功能衰竭的短肠综合征患者应该接受家庭肠外营养（A 级证据）。

2009 年 ESPEN 认为，①大多数 SBS 患者切除术后的第 1 个 7~10 天需要肠外营养，但不一定单独给（C 级证据）；②在维持 / 稳定阶段，根据患者残留的小肠长度以及解剖类型（保留结肠与否），SBS 患者可能需要长期肠外营养（B 级证据）。

2001 年美国胃肠病学会（AGA）批准的肠外营养技术评论指出，短肠综合征发生不可逆性肠功能衰竭的患者，PN 支持属于"挽救生命（life saving）"的治疗，不需要 RCT 研究评价。在早期应为短肠综合征患者提供静脉补液和 PN 支持，对肠道功能已经无法代偿的患者应提供家庭 PN 支持。

（2）肠外营养配方：PN 的组分必须根据吸收障碍和肠道丢失情况，针对患者个人进行调整才能满足不同的需要（B 级证据）。根据理想体重计算营养素供给量，一般 TPN 需 20~30kcal/(kg·d) 的能量。

目前，对 SBS 患者并没有固定的配方，而是包括各种营养素，以避免某种营养组分缺乏，并促进蛋白质 / 能量效率（B 级证据）。SBS 患者的 TPN 应该由高能量的低脂成分组成，有充足的蛋白质供给量，其他碳水化合物、维生素、矿物质和微量元素也应按需添加，尤其注意补充钠、镁、锌、铁、维生素 B_{12} 和脂溶性维生素。总能量（包括蛋白质）应当为静息能量消耗（REE）的 0.85~1.5 倍。考虑到消化性的蛋白质丢失，应提供 1~1.5g/(kg·d) 的氨基酸以满足氮需求。与仅提供必需氨基酸相比，平衡型复方氨基酸能更有效地进行氮的代谢和吸收。理想情况下正或负氮平衡可通过 PN 纠正 [IIA]。热量应由 1/3 的脂肪和 2/3 的糖组成。推荐标准脂肪乳（20%）不宜超过 1g/(kg·d)，否则可能导致慢性胆汁淤积和肝纤维化进展至肝硬化。一般来说，TPN 的能量密度应达到 1kcal/ml, 心、肾功能不全者需谨慎使用。为补充经造口的丢失量, 应从 TPN 以外的其他通路输注补充。

婴幼儿 PN 中的葡萄糖剂量应从 5~7mg/(kg·min)开始, 逐渐以 1~3mg/(kg·min)增加, 直至达到目标剂量 12~14mg/(kg·min), 这样可促使内源性胰岛素释放逐步增加, 避免高血糖和尿糖。脂肪乳的剂量应从 1g/(kg·d)开始, 逐渐以 1g/(kg·d)增加, 直至达到目标剂量 3g/(kg·d)(婴幼儿)和 1~2g/(kg·d)(儿童)。氨基酸的剂量应逐步增加, 在 2~3 天内达到目标剂量。电解质的剂量应根据情况供给, 并及时进行调整。维生素和微量元素要经常补充, 并经常监测。

（3）肠外营养途径: 由于 SBS 患者的液体需要量较大, 而且使用 TPN, 依靠外周静脉很难满足长期大剂量静脉营养支持的需要, 因此从治疗的早期开始即应通过中心静脉导管进行营养支持。急性期治疗过程中应密切监测内稳态变化, 精确计算出入量, 保持尿量在 1 000ml/d 以上, 避免脱水或组织水肿。电解质和酸碱平衡监测应每 1~2 天 1 次, 必要时随时监测。

（4）肠外营养疗程: 静脉营养的目的是提供足够的营养维持生长并降低肝毒性。静脉营养应尽早开始, 短肠综合征患者大多需要 1 个月以上的肠外营养(PN)支持。残留的小肠长度 < 100cm 且结肠大部分切除患者所需的 PN 支持时间更长; 相反, 保留结肠的患者, 即使残留的小肠长度 < 50cm, 通常仍能够完全脱离特殊营养支持, 恢复正常饮食。

对于依靠静脉营养的时间 > 30 天, 并且心脏、肾脏、内分泌功能可以耐受葡萄糖溶液滴注速度改变的患儿, 推荐周期性静脉营养法, 即在小于 24 小时内供给全天的静脉营养素需要量。周期性静脉营养法的优点包括减少静脉置管的使用, 增加内脏蛋白的贮存, 降低超高胰岛素血症的发生率。回顾性研究发现, 周期性静脉营养组与持续性静脉营养组相比较, 静脉营养相关性肝病的发生率降低 3 倍。

2. 肠内营养　EN 是 SBS 治疗中的重要组成部分, EN 在肠道代偿过程中的作用已被证明, 缺乏 EN 可抑制肠道代偿性增生。SBS 患者的代偿程度取决于 EN 的成分和数量, 营养物质成分越复杂或消化吸收所需的工作量越大, 对肠道代偿的刺激就更有效。EN 的增加还能减少长期应用全肠外营养(TPN)的并发症, 改善 SBS 患者的生活质量。另外, EN 还可刺激胰酶、肠道消化酶和肠道激素释放, 从而促进肠道代偿和总体吸收能力。

（1）肠内营养时机: 由于长期 PN 不仅费用昂贵、易出现并发症, 而且不利于残留的肠道代偿, 因此即使在急性期, 如有可能也应尽早过渡到 EN 和经口摄入。但是, SBS 患者能否从 PN 过渡到 EN 主要取决于残留的肠管长度和代偿程度, 过早进食只会加重腹泻、脱水、电解质和酸碱平衡紊乱, 尤其食物刺激产生的明显分泌反应使此类问题更为明显,此时可能连胃肠分泌物也难以完全吸收。因此,SBS 患者在从 PN 过渡到 EN 时应十分谨慎。国外的经验是当患者的水、电解质和酸碱平衡稳定,腹泻量降至 2L/d 以下,并保留有 30cm以上的小肠时,可口服少量相对等渗的液体,同时放置鼻饲管,开始 EN 支持。在大量小肠切除后早期胃肠道功能尚未恢复而采用 TPN,残留的小肠过短而不适于实施 EN 的情况下,也应该每日经口或经肠给予小量的 EN 甚至 1~2ml营养素以刺激肠道代偿。

（2）肠内营养配方:总的来说,绝大多数稳定的成人 SBS 患者可吸收正常能量需要量的 1/2~2/3,因此食物摄入必须比正常多至少 50%,食物量的增加使得需进食 5~6 次 /d。2009 年 ESPEN 消化疾病肠内营养相关指南建议经口或管饲摄入 60kcal/（kg·d）的能量以维持体重稳定,保证能量平衡。超过半数的 SBS 患者经口摄入 200%~419% 的基础代谢率的能量后脱离 PN 支持。恢复期患者的能量消耗与健康人无差别,静息能量消耗约为 24kcal/（kg·d）。

由于短肠早期患者的消化吸收功能差,EN 开始时先应用以短肽类或单糖、氨基酸、脂肪酸为主要成分的制剂,这些制剂在肠道内几乎不需消化就能被小肠吸收。如果患者能够耐受,再逐渐使用或添加整蛋白制剂及膳食纤维。EN 中的蛋白质摄入量应为 1.5~2g/（kg·d）。如保留完整的结肠,提供大量碳水化合物可通过合成短链脂肪酸促进能量吸收。关于脂肪选择的推荐种类和量仍有争议,耐受量应根据个体调整。保留空肠和结肠但回肠切除 1m 以上者,限制脂肪摄入量可减少脂肪酸引起的腹泻。

无论患者是否保留结肠连续性,单独或与口服饮食联用肠内营养（EN）均已被证明可提高常量营养素的吸收。研究发现用聚合方案连续鼻饲喂养 SBS患者,与仅口服饮食者相比,蛋白质、脂肪和能量的吸收显著增加。其原因可能与肠道解剖结构改变有关。

另外需注意近端小肠切除的患者由于产生肠促胰激素的肠段被切除,往往有胰腺功能不全,需长期补充胰酶制剂。

（3）肠内营养途径:如果能够耐受,管饲饮食是最合适的选择。EN 可通过鼻肠管或造口方式实施,持续长时间滴注比脉冲式滴注能更好地耐受,使用输液泵控制滴注速度可提高患者对 EN 的耐受性,营养物质的吸收更多,渗透压引起的腹泻发生率更小。对婴幼儿和儿童,在管饲的同时必须少量经口饮食,防止养成不良饮食习惯。如果能耐受持续 EN,可逐渐缩短 PN 时间,转变为间断周期性 PN,最好控制为夜间进行 8~12 小时,以改善患者的生活质量。如果经口饮食后每周体重下降＜ 0.5kg,则表示患者残留的肠道已代偿和康复;如果经口饮食无法维持体重及营养状态,则需每周补充 2~4 次 PN。

（4）EN 时应从低容量、低浓度开始,循序渐进,最好经鼻胃管或造口管持续输注。随后逐渐提高滴注速度和营养液的浓度，一般从 1/4 浓度、1/4 量开始，逐渐增至全量。随着 EN 用量的逐渐增加而逐渐减少 PN 用量，如果单用 EN 能维持患者的体重及其他营养指标，则停止 PN，同时鼓励患者经口进食，逐渐减少 EN 用量，最终患者恢复至正常饮食。在开始尝试经口进食前，所有残留的小肠应该保持其连续性。口服膳食可由高碳水化合物的低脂饮食和容易消化的蛋白制品组成，少量多次进食(间隔 1 小时)，待肠道耐受后再逐渐增加摄入量。

(三)肠瘘患者

临床上由于肠瘘的发生原因及类型不同，产生的内稳态失衡、营养不良、感染及多器官功能障碍等病理生理改变也各不相同，肠瘘患者的营养支持方式以及对营养物质的需要量也存在较大的差异。目前认为，肠瘘患者的营养支持原则为在进行全面营养评定、判断患者的营养状态及营养不良类型的基础上，根据不同患者、不同疾病状态和时期、不同组织器官功能，以及肠瘘类型、肠道消化吸收功能及肠道有无梗阻等情况，选择合理的营养制剂及合适的营养支持途径，以达到最佳的营养支持效果。营养支持实施前首先应选择营养支持方式和途径，确定能量及营养物质需要量。

1. 肠外营养

(1)适应证：比较用与不用临床营养支持对肠瘘患者作用的随机对照研究较少。前瞻性非随机对照研究结果显示，PN 有益于肠瘘患者的疾病转归。禁食的肠瘘患者应在病程 7~14 天内开始较全面的营养支持。适应证包括：①无法获得肠内营养支持途径；②高流量瘘；③不能耐受肠内营养者。

根据中华医学会推荐意见，急性期肠瘘及短肠综合征患者(经口或经肠内营养支持无法达到营养素需要量时)应予肠外营养支持(B 级证据)。

肠瘘患者的营养支持途径选择的主要依据：①病情是否允许经胃肠道进食、患者的胃肠道功能是否紊乱；②胃肠道进食的供给量是否可以满足患者的需求；③患者有无肠外营养支持的禁忌；④营养支持时间的长短；⑤能否经外周静脉输注营养物质。

(2)肠外营养疗程：临床实践表明，围手术期营养支持可降低明显营养不良的肠瘘患者的术后并发症。近年来，文献资料荟萃分析(meta-analysis)显示，严重营养不良患者，尤其是严重创伤等应激状态的危重症患者往往不能耐受长时间的营养缺乏，应及早进行营养支持。术前营养支持的目的在于改善患者的营养状态，提高其对手术创伤的承受能力，减少或避免术后并发症和降低死亡率。目前认为，严重营养不良者、需进行大手术的营养不良患者是术前营养支持的主要适应证。术前营养支持应持续 7~10 天，更短时间的营养支持则难以达到预期效果。

2. 肠内营养

(1)适应证:肠瘘患者应用肠内营养的适应证包括①腹腔感染已被控制,溢出的肠液已得到有效引流;②有足够长的肠段(×100cm)可供消化吸收;③肠内有足量的胆汁、胰液等消化液与营养物混合。相反,在肠瘘早期、合并腹腔感染、肠麻痹、肠梗阻时则应禁用肠内营养。

(2)肠内营养配方:肠瘘患者进行肠内营养时如何选择营养制剂,应根据病情、配方特点、输注途径以及肠道功能而定。整蛋白具有刺激肠黏膜更新和修复的作用,更有利于肠道功能的维持。而危重症患者往往缺乏完整的消化能力,对整蛋白的耐受性较差,因此可选择多肽类或要素制剂。与肠外营养不同的是,机体对高热量的肠内营养液具有良好的耐受性,给予高热量的肠内营养后并未见到明显的并发症。相反,增加热量和蛋白质摄入量可以迅速增加体重,提高血清白蛋白浓度,显著改善营养状态,提高肠瘘的自愈率。

肠瘘患者因丢失大量消化液及胰酶,影响肠内营养物质的吸收。因此,肠内营养时添加胰酶制剂有助于肠瘘患者对脂肪、蛋白质和糖类的吸收,提高肠内营养物质的利用率,从而在一定程度上能尽早改善患者的营养状态。对于近端肠管长度<80cm的肠瘘患者,营养状态的维持不能仅靠使用胰酶制剂,还要依靠肠液回输或肠外营养支持。肠液回输有以下优点:能改善患者的营养状态,防止肠黏膜萎缩,减少机体水分丢失,有助于患者的内环境稳定,促进胆盐、内因子等物质再吸收,防止菌群移位,有助于患者脱离肠外营养。

(3)肠内营养途径:肠内营养具有符合生理、经济方便、促进肠蠕动、增进门静脉系统的血流及促进胃肠激素释放等优点,更重要的是保护肠黏膜及其屏障功能,刺激IgA分泌,减少肠道细菌移位和保护宿主免疫功能等。临床研究发现,相同热量和蛋白质的肠内营养较肠外营养可更有效地改善肠瘘。对于胃和十二指肠瘘、低位肠瘘、管状瘘、唇状瘘经内堵或外堵恢复肠道连续性后均可行肠内营养。

肠内营养的最佳途径是口服,但口服的依从性往往很差,对于不能口服的患者可考虑管饲。临床上应根据肠内营养时间的长短及肠瘘部位等因素选择途径,可通过鼻胃管、鼻十二指肠管、鼻空肠管、胃造口或直接经高位瘘置管等方法进行肠内喂养。具体实施方法有:①肠内营养时间短的选用置管法,时间长的可选造口法;②高位肠瘘可应用瘘以下的肠段,只要瘘的远端有100cm以上的肠段可供消化吸收,且无消化道梗阻存在,即可通过瘘口向远端置管进行肠内喂养;③低位小肠瘘、结肠瘘等则可应用瘘以上的肠段,即通过经胃或近端空肠进行肠内喂养,一般不会明显增加瘘的流量,因为在瘘口上方还存在足够长度的正常小肠,能充分吸收给予的营养物质;④如有胆汁、胰液丢失,可收集起来进行回输,以减少消化液、电解质、有关消化酶及蛋白丢失；⑤如能通过内堵的方法恢复消化道连续性、控制肠液流出，则更有利于肠内营养的实施。

（4）肠内营养方法：为确保肠内营养安全输注，应从低剂量、低浓度、低滴注速度开始，逐渐增加营养液的浓度、剂量及滴注速度，同时密切监测消化道的耐受性。一般先增加用量，然后增加浓度。速度和浓度不应同时变动，对于不能耐受者，可将速度和浓度减少到能耐受的水平，再逐渐增加，每次加量后应有一定的适应期。部分患者在使用肠内营养后可以出现肠瘘量增多，也有部分肠瘘患者无法耐受肠内营养支持，有些肠瘘患者需要反复多次尝试应用肠内营养。但如果成功，对患者具有重要意义。因为它可以提供膳食纤维、精氨酸、谷氨酰胺、不饱和脂肪酸、核苷酸等营养物质，促进胃肠黏膜生长，增强其免疫及屏障功能。当肠内营养无法满足机体的营养素需要量时可辅以肠外营养支持。

（四）胰腺炎患者

在药物治疗处理的基础上，若患者发生低蛋白血症或某些脏器功能受损如成人型呼吸窘迫综合征、血性腹水、氮质血症等情况时，应尽早开始肠外营养支持，以便尽快抑制胰腺分泌功能，使它处于完全"休息"的状态，减少肠胰反射活动，减少或抑制肠道激素释放，减少吸收的营养物质对胰腺的直接刺激作用。

1. 肠内营养 在病情相对稳定及肠功能恢复后，应争取进行肠内营养，肠外过渡到肠内营养支持一般至少需 2 周的时间。若坏死性胰腺炎已进行过手术，并做了空肠造口，则通常在腹腔炎症稳定、胃肠功能恢复后经空肠造口进行肠内营养支持。在选用肠内营养液时，一般应选用低脂肪的要素饮食，维持患者的热量和氮源，同时减少胰腺分泌，使胰腺仍然处于相对"休息"的状态。然后视病情稳定情况可逐步过渡到整蛋白型配方或多聚体固定配方（polymeric defined formula），为今后逐步过渡到口服自然膳食打下基础。一般这一过程需 1 个月左右的时间，过早进入自然膳食往往容易引起急性胰腺炎复发。通常当患者能适应全蛋白营养液后，体重多能维持或有所增加，伤口能愈合。

除能充分满足患者所需的营养素外，还能提高患者的免疫功能，进一步稳定患者的内环境，间接降低肠道细菌移位，减少发生肠源性感染，降低病死率。一般在胰腺炎急性发作后 2 周或手术后 2 周开始试行肠内营养较为合适。在正式开始肠内营养之前，应向肠道内滴入生理盐水及葡萄糖溶液，使胃肠道有一个适应的过程，肠内营养液的浓度、剂量、速度应缓慢增加，直至患者能适应。是否必须进行空肠喂养目前尚无定论，就胰腺外分泌最小化而言支持空肠喂养。近期发表的 2 项随机研究对鼻胃管和鼻空肠管在重症急性胰腺炎患者中的应用进行比较,在这些研究中鼻胃管和鼻空肠管都是安全的。

2. 肠外营养 全肠外营养可以避免胰腺外分泌。一些前瞻性随机临床研究比较急性胰腺炎患者肠内营养和肠外营养支持的效果,结果显示对轻至中度急性胰腺炎患者的临床结局没有明显影响。TPN 没有改变疾病过程,但是价格昂贵、导管相关性感染的并发症更多、住院时间更长。近年来,研究越来越清楚地显示这些并发症和过度喂养有关。因此,近年来营养支持策略从肠外营养转为肠内营养。

第四节 药学监护要点

一、患者状况评估

1. IBD 患者 在由医师或护士对患者进行营养风险筛查的基础上,对营养风险 ≥ 3 分者进一步进行营养状态评估,以此作为营养支持疗法的依据。参照第七章第四节中"急性肾衰竭患者的营养支持与药学监护"中的药学监护要点。其中对于营养状态评估,中华医学会消化病学分会炎症性肠病学组建议采用患者参与的主观全面评定(patient-generated subjective global assessment,PG-SGA)量表作为主观评定工具。参考 PG-SGA 量表结果,可以将 IBD 患者的营养状态分为重度营养不良(9 分)、中度营养不良(4~8 分)和营养正常(0~3 分)。

2. SBS 患者 SBS 早期患者处于高代谢状态,营养素需要量相差很大,此时应采用间接测热法确定患者的能量需要量,并以测定结果作为营养支持的依据。对于代偿期患者,可采用静息能量消耗估算每日热量需要量,同时需考虑活动量和吸收不良因素。

3. 肠瘘患者 营养状态是影响肠瘘患者预后的重要因素,通过评估肠瘘患者的营养状态,可确定患者是否存在营养不良及其程度、类型,以指导制定营养支持方案,监测营养支持效果,从而减少不合理营养支持所致的并发症,降低死亡率,保证治疗安全。

(1)营养状态评估:包括主观与客观两部分。主观部分是根据以往的身体健康状况和患病后的病史判断体重变化、食欲改变、胃肠道吸收功能等。客观部分包括静态和动态 2 种测定方法。静态营养评定包括人体测量指标如身高、体重、理想体重、三头肌皮褶厚度、上臂肌周径、白蛋白及其他现在用于评估慢性营养不良的一些指标。动态营养评定包括体重、氮平衡、3- 甲基组氨酸、血浆氨基酸谱和一些半衰期较短的内脏蛋白。用于营养评定的理想蛋白质应具备代谢池小、合成速度快、生物半衰期短、血管内外比例高、对蛋白质和能量平衡改变反应有较高的特异性等优点。目前尚无一种蛋白质符合上述要求，最常用的是血浆白蛋白、运铁蛋白或前白蛋白。

（2）病史信息：能够提供体重丢失速度和程度及肠瘘患者的摄食情况、禁食时间等，新近体重丢失＞10%（3 个月内）标志着严重的蛋白质 - 能量营养不良。病史还可提供患者既往的饮食特点、患病后的食欲改变情况、肠瘘发生时间、开始禁食时间及距入院治疗或营养支持开始时间的长短。

（3）体检：通过体检可以发现皮肤干燥、有无鳞屑及萎缩、肌肉消耗、凹陷性水肿、压疮、肌肉强度丧失等。同时还可见特殊营养素缺乏症，如毛囊性皮炎（维生素 A 缺乏）、多发性神经炎（维生素 B_1 缺乏）、口炎和舌炎（盐酸和维生素 B_{12} 缺乏）、巨幼细胞贫血（维生素 B_{12} 和叶酸缺乏）、毛细血管脆性增加和出血点（维生素 C 缺乏）、肌肉内出血（维生素 K 缺乏）。腹水和腹内脏器肿大常与低蛋白血症有关。总之，营养不良患者的主要变化是功能和生化紊乱及躯体消耗。

（4）多频生物电阻抗分析：是用于测定机体的总液体量及细胞内外液体组成进而测定非脂肪群的人体组成评定法，其不仅用于健康人群，也适用于肠瘘患者。并且发现肠外瘘患者入院初期人体组成的连续性变化特点，以及体细胞群比人体体重指数对治疗干预具有更高的敏感性。在支持治疗初期，快速改善的首先是机体的总液体分布，而不是非脂肪群或脂肪群。

在营养状态评估的基础上，尚须考虑营养支持是从机体组成相对正常状态开始，还是从恶病质或肥胖状态开始，然后按需进行维持或恢复机体细胞群的营养治疗。在肠外瘘患者，当肠液丢失量较大时，营养不良是主要病理生理改变之一，且常常是在营养补充不足一段时间后才开始治疗，故进行肠外瘘患者的营养支持疗法时应在维持当时营养素需要量的同时逐步补充以往的丢失量。在任何情况下，治疗目标应是预防营养不良的发生，而不是在营养评定显示出问题后才予以纠正。

4. 胰腺炎患者　对 AP 患者，首先进行一般情况评估，对无营养不良的 MAP 患者只需短期禁食，并给予糖电解质输液治疗以维持水、电解质平衡。对有营养风险的 MSAP 或 SAP 患者需进行营养状态评估，以此作为营养支持疗法的依据。一般情况下 AP 患者入院后，由医师对患者作出疾病严重程度的诊断，临床药师作为 NST 的成员，在医师对 AP 患者疾病判断的基础上，与医师根据患者的营养评定情况共同确定患者是否需要营养支持，对于存在危险因素的患者选择营养支持疗法方案，并进行疗效评价。一般情况评估和营养风险筛查参照第七章第四节中"急性肾衰竭患者的营养支持与药学监护"中的药学监护要点。

二、营养支持疗法方案的干预

1. IBD 患者

（1）营养配方的选择：对于 IBD 患者，所选择的 EN 与 PN 配方组成与其他疾病基本一致。虽然大多数营养制剂在常规用法时比较安全的，但由于 IBD 患者在营养状态尤其是肠道功能方面的特殊性，临床药师应当关注根据患者的具体情况选择或调整营养配方，有助于达到个体化治疗的目的。还应当注意，CD 和 UC 对营养吸收的影响各不相同。

1）克罗恩病：由于疾病多累及小肠，因而患者存在消化和吸收功能不全。吸收功能不全的范围与程度与炎症累及的范围和严重程度有关。如果仅仅是回肠远端被炎症累及，那么除维生素 B_{12} 会有吸收障碍外，其他营养物质的吸收一般不受影响。如果回肠大部被炎症累及，脂肪的吸收就会受到严重影响。如果小肠上段被炎症累及，那么蛋白质、脂肪、碳水化合物、矿物质、维生素等的吸收均会产生障碍。同时，未消化的食物排入大肠影响水的重吸收。因此对于 CD 患者，应根据所累及的肠段个体化选择营养配方，适当补充维生素 B_{12}、维生素 D 以及钙、磷、镁等。

2）溃疡性结肠炎：通常仅累及结肠，消化和吸收功能一般不受影响，因此营养不良在 UC 病例中并不多见。而对药物治疗无效的慢性活动期患者及无法进行手术的患者，营养支持是必要的。营养支持作为一线治疗并无充分的依据，但对于严重的急性 UC，有证据表明 EN 作为辅助治疗手段比 PN 更加经济、有效，且不良反应更少。值得注意的是，UC 常有大肠段的炎症，会影响水分的吸收而能导致腹泻，因此采取低纤维、低渣的营养配方可能更为有利。

（2）剂量和疗程：参照第七章第四节中"急性肾衰竭患者的营养支持与药学监护"中的药学监护要点。

2. SBS 患者　了解残留的小肠长度可预测长期所需的液体／营养支持疗法（表9-3）。

表 9-3　SBS 患者的肠道长度与营养支持选择

空肠长度/cm	空肠-结肠吻合	空肠造口术后
0~50	PN	PN+PS
51~100	ON	PN+PS*
101~150	无	ON+OGS
151~200	无	OGS

注：PN 为肠外营养；PS 为静脉输注氯化钠输液（±镁）；ON 为口服（或肠内）营养；OGS 为口服（或肠内）葡萄糖／氯化钠溶液。*空肠长度为 85~100cm 时可能只需 PS。

3. 胰腺炎患者

（1）营养配方的选择：现在一般是先给予标准配方营养液，如果患者不能耐受，则试用肽类配方营养液，再逐渐过渡到整蛋白制剂。为减少炎症细胞因子产生、保护肝功能、减轻免疫抑制，应尽量减少长链脂肪乳的使用，建议应用中/长链脂肪乳、结构脂肪乳或加用鱼油脂肪乳。

（2）给药途径：MSAP 或 SAP 患者常先施行 PN，待患者的胃肠动力能够耐受后及早（发病 48 小时内）实施 EN，EN 供给量不足或存在禁忌证（如长期肠梗阻）时同时可以补充 PN。对于 EN，大多数 AP 患者是可以管饲营养的，经胃、十二指肠供给的混合食物可刺激胰腺并引发大量胰酶分泌，而空肠营养对胰腺分泌的刺激作用较小，EN 途径需根据患者的实际情况进行选择。对于 PN，经颈静脉单独注射糖、蛋白质和脂肪均不会刺激胰腺的外分泌。

（3）剂量和疗程：参照第七章第四节中"急性肾衰竭患者的营养支持与药学监护"中的药学监护要点。另外还应关注营养液的滴注速度，无论是 PN 还是 EN，滴速快慢可能会导致不同的临床结果。

关于营养制剂的疗程，特别在 PN 治疗中，使用时间过长可能会对肝肾功能造成影响，临床药师应加强对患者的临床体征和实验室指标的监测以避免此类情况的发生，并尽快过渡为 EN。对于 EN 患者一旦幽门梗阻缓解、疼痛不再复发、并发症得到控制，就应积极尝试经口正常进食和进食营养补充物。

三、治疗效果评价

1. IBD 患者　IBD 患者的营养支持疗法可以采用动态营养评定及其他疗效评价，同时也对疾病活动程度进行动态评估。IBD 患者因疾病、创伤或手术的影响造成大量含氮成分流失而又未得到足够的补充，是负氮平衡的重要原因。通过氮平衡测定可间接反映在营养支持疗法中个体对外来含氮物质的吸收利用率。

具体参照第七章第四节中"急性肾衰竭患者的营养支持与药学监护"中的药学监护要点。

2. SBS 患者

（1）水、电解质平衡与生化指标：SBS 患者的临床评估包括水、钠、镁及营养状态评估。水钠缺乏（最常见于空肠造口术患者）可能会导致口渴、低血压以及肾前性衰竭，随机尿样中的钠浓度＜10mmol/L 可早期提示钠衰竭。空肠造口术后的 SBS 患者，尤其是瘘口引流量大的患者常见镁元素不足，血清镁＜0.6mmol/L 可致症状产生。

初始应每 1~2 天监测血清肌酐、钾和镁、尿钠水平,后减至每周 1 或 2 次。如果长期在家,应每 2~3 个月检查 1 次。

(2)体重等营养状态评估:每日监测体重和出入量平衡(包括造口的引流量)十分重要。突然的体重减轻、直立性低血压、低尿量会致水钠不足,如情况严重,可见血清肌酐和尿素上升。

3. 胰腺炎患者　AP 患者的营养支持疗法可以采用动态营养评定及其他疗效评价,同时也对疾病活动程度进行动态评估。如营养支持的目的(纠正营养不良或 SAP 并发症缓解)已达到,可考虑停用;营养支持疗法不能奏效时,应及时查明原因;疗效评价指标具体参照第七章第四节中"急性肾衰竭患者的营养支持与药学监护"中的药学监护要点。

四、不良反应的监护和处理

1. IBD 患者　如前所述,对 IBD 患者的营养支持疗法主要采取 EN 方式,少数情况下也采用 PN 方式。EN 与 PN 治疗时的常见并发症与不良反应如第五章和第六章所述。IBD 患者营养支持疗法的最常见的不良反应是腹胀、腹泻、恶心、呕吐,而且可能与 IBD 的症状相混淆,或与甲硝唑等 IBD 常用治疗药物的不良反应相类似,需注意相鉴别。腹泻常发生于 EN 开始时或使用高渗营养液时,少数患者因胃肠道不适而被迫停用 EN,严重者可引起脱水。除加强给予 EN 后的监护外,还可采取一些减轻腹泻的常规措施。对伴有严重营养不良的 IBD 患者或肠黏膜萎缩患者还应从低浓度、小剂量开始逐步适应;因 CD 患者肠内可能缺乏足够的脂肪酶而造成吸收不良,可选择低脂含量的制剂逐步使患者适应,并可在 EN 液中加入胰酶制剂同时输入;并且 IBD 患者腹泻时不应当采用复方地芬诺酯、盐酸洛哌丁胺等止泻药,因为这些药物减慢肠蠕动,可能因抑制肠蠕动导致肠梗阻、巨结肠和中毒性巨结肠。

2. SBS 患者　在很大程度上依赖 PN 支持得以生存,而长期 PN 可产生各种并发症,甚至可能危及生命。因此,防治 PN 相关并发症在整个治疗过程中起十分重要的作用。相关并发症的防治详见相关章节,这里仅介绍 SBS 患者所遇到的最常见的问题。

(1)导管性并发症:中心静脉导管相关性感染与导管堵塞是 SBS 患者长期肠外营养时最常见的较严重的并发症。应当指出的是,SBS 并发肠系膜缺血的患者发生导管血栓的风险大于平均水平,且更有可能会进展为上腔静脉(SVC)或下腔静脉(IVC)综合征,因此应考虑予以抗凝治疗。合并心房颤动的 SBS 患者罹患栓塞的风险更大。由于肝素与骨质疏松症的进展有关,因此应尽可能地在肠道功能恢复后给予口服华法林。

（2）肝脏损害：肝脏损害也是 SBS 患者长期 PN 时的常见并发症之一，原因与长期过高的能量供给，葡萄糖、脂肪与氮量的供给不合理，胆汁淤积及某些营养制剂中的某些成分有关。过多的热量，无论是以糖或脂肪供能的超量输入，特别是过量的葡萄糖进入体内后不能被完全利用，而转化为脂肪沉积于肝内，引起脂肪肝。早期的肝损害往往是可逆性的，主要表现为血清 GPT、GOT 及 AKP 等不同程度的升高，部分患者同时出现总胆红素和结合胆红素增高，停用 PN 或减少用量后肝功能大多可恢复正常。但是长时间不适当的 PN 可造成严重的肝损害，导致肝硬化，重者可引起肝衰竭及死亡。通过长期低热量、低营养素摄入，同时保持经口进食有助于减少肝脏损害的发生。

3. 肠瘘患者　部分肠瘘患者因肠瘘发生早期的高分解代谢及其后的大量消化液丢失没有得到及时、合理的补充，使机体内储存的营养物质消耗殆尽，同时也消耗机体的结构和功能蛋白，如内脏蛋白及心、肺、肾、肝、胰等实质性脏器细胞、肌肉细胞、肠黏膜细胞等，患者表现为蛋白质 - 能量营养不良。由于大量蛋白质丢失，使机体脏器实质性萎缩、功能受损，肠黏膜萎缩，酶和激素合成受到抑制。此时如果进行不恰当的营养支持或营养物质摄入过多、过快，均将加重脏器功能损害，导致再喂养综合征的发生。临床表现主要为低磷、低镁、低钾及糖代谢异常和水平衡失调，并进一步影响机体各脏器功能，严重时使多器官功能衰竭而危及生命。

实际上，喂养过度比喂养不足对免疫系统的潜在性损害更大。肠瘘患者由于长期禁食，肠道黏膜萎缩和消化酶减少、肠道屏障功能受损及肠道菌群失调，恢复肠内营养时肠道由于不能耐受，需要时间适应，许多患者出现恶心、腹泻，血浆磷下降，磷从细胞外进入细胞内，由于蛋白质合成的需要对磷的需要量明显增加，结果是造成多器官功能障碍，呼吸、心脏功能衰竭，心律失常，嗜睡，横纹肌溶解，精神错乱，癫痫发作，昏迷，红细胞形态改变，白细胞功能障碍。营养物质供给量过大、速度过快可导致机体的胰岛素分泌增加，促进肝糖原合成，抑制脂肪酸氧化利用，降低葡萄糖合成和糖异生作用，导致低血糖等并发症的发生。一般体重丢失 20% 且合并电解质紊乱的肠瘘患者均容易发生再喂养综合征。

再喂养综合征的最好处理方法是预防，首先要注意易引起再喂养综合征的高危人群，在营养支持实施前先要纠正电解质失衡，慢慢恢复循环容量，密切监测心脏功能。营养支持应从低剂量开始，循序渐进，同时应密切监测水、电解质平衡及代谢反应。营养支持时应根据目前的体重状况逐渐达到所需的能量及蛋白质目标量，一般需 3~4 天。营养支持开始后应持续补充钾、镁、磷等与蛋白质合成有关的电解质，还要充分补充维生素，特别是与能量代谢密切相关的 B 族维生素。密切监测血浆磷、钾、镁及液体出入量,尤其是在肠内营养支持开始的第 1 周,这样可以避免高胰岛素血症、细胞内电解质转移及临床上再喂养综合征的发生。对于已经存在心脏或肺功能不全的恶病质、严重低蛋白血症患者,再喂养时很容易发生充血性心力衰竭,应密切监测。

4. 胰腺炎患者　对 AP 患者的营养支持疗法主要采取 EN 方式,少数情况下也采用 PN 方式。EN 与 PN 治疗时的常见并发症与不良反应如第五和第六章所述。

AP 患者往往伴有高脂血症,给予脂肪时需定期监测血液甘油三酯水平。甘油三酯在 10~12mmol/L 以下是可以耐受的,但血脂水平最好能控制在正常范围内。

酒精性胰腺炎患者普遍缺乏维生素 B_1,需增加补充量,建议经静脉途径额外补充。

在疾病发展过程中,由于胰岛 β 细胞分泌胰岛素不足,于是糖尿病的发生难以避免,故对于营养配方需设置一定的比例,避免糖类过多摄入而造成高血糖,部分患者可用胰岛素控制血糖。

抑肽酶常见血小板减少、凝血因子减少、白细胞增多等不良反应,如临床发现上述不良反应,需权衡利弊选择使用抑肽酶。

五、药物相互作用

1. IBD 患者

(1)糖皮质激素对营养支持疗法的影响:糖皮质激素治疗用于诱导 IBD 患者进入缓解期,是 IBD 的重要治疗药物之一,但长期大量应用可能发生许多不良反应,其中部分与营养治疗相关。由于激素对体内代谢过程的影响,部分患者可能出现糖耐量异常或骨质疏松症。有研究以 BCM 作为营养状态及机体组成的重要指标,发现泼尼松龙治疗后 BCM 显著下降,而这一作用在泼尼松龙停用后仍然存在,对女性患者的作用尤为显著。这些不良反应可能影响营养支持疗法及其效果评价,在糖皮质激素应用与营养支持疗法同时进行时需要加强对相关指标如血糖的监测,必要时调整营养配方组成,如注意补充维生素 D 与钙,以保证治疗效果。

(2)柳氮磺吡啶对叶酸的影响:SASP 在结肠内由细菌分解为 5-ASA 和磺胺而发挥作用,后者与叶酸存在竞争性抑制作用,引起叶酸吸收不足,加上由于饮食摄入不足、肠道丢失增加造成叶酸缺乏。据统计 50%~79% 的 CD 患者及 5%~20% 的 UC 患者有叶酸缺乏,因此在进行营养支持时应当注意加强监测,并及时提醒医师注意叶酸的补充。

（3）IBD 患者常用药物对营养吸收的影响

1）IBD 患者服用 SASP 后可能有恶心、呕吐、胃纳减退、腹泻等胃肠道刺激症状。除强调餐后服药外，也可分成小量多次服用，甚至每小时 1 次，使症状减轻。美沙拉秦等的不良反应较 SASP 少且轻，但与糖皮质激素合用可能增加胃部不良反应。

2）15%~30% 的病例服用甲硝唑后出现不良反应，以消化道反应最为常见，包括恶心、呕吐、食欲缺乏、腹部绞痛，可能影响营养素的摄入。

3）IBD 患者反复发作的腹泻可引起水和电解质大量丢失，临床上为及时纠正水和电解质紊乱常使用氯化钾口服或静脉滴注补钾。氯化钾常见胃肠反应，表现为恶心、呕吐、腹泻、腹痛。片剂包括缓释片有引起消化道溃疡和出血的报告。

2. SBS 患者

（1）奥美拉唑可以在十二指肠 / 空肠上段吸收，仅当保留空肠长度 < 50cm 时可能影响吸收。

（2）由于洛哌丁胺与肠壁的高亲和力，易为肠壁吸收，几乎全部经肝脏代谢，具有和明显的首过效应，原型药物的血药浓度很低，故 SBS 患者的给药剂量较大。

（3）SBS 患者对大多数药物都不能完全吸收，因此给药量要比正常剂量高很多或静脉给药。对于一些治疗指数较低的药物，如华法林和地高辛需加强监测。

（4）患者服用华法林时，监测血清国际标准化比值（INR）时的采血时间与脂肪乳的输注时间应保持固定。

3. 胰腺炎患者

（1）奥曲肽可抑制生长激素、胰高血糖素及胰岛素分泌，在开始用奥曲肽时胰岛素应适当减量，以后再根据血糖调整。

（2）乌司他丁应避免与加贝酯制剂混合使用。

临床药师可根据表 9-4 实施监护记录。

表 9-4　消化系统疾病患者的营养支持疗法监护表

姓名		性别		年龄		病区		床号		住院号	
住院时间：		年　　月　　日				出院时间：		年　　月　　日			
诊断						治疗目的					
营养素摄入 （△肠内　□肠外）			治疗第　天			治疗第　天			治疗第　天		药学监护

续表

	普通膳食	是□　否□	是□　否□	是□　否□	
△□	脂肪乳 /（ml/d）				1. 药学评估
△□	葡萄糖 /（ml/d）				
△□	氨基酸 /（ml/d）				
△□	水溶性维生素 / 支				
△□	脂溶性维生素 / 支				
△□	多种微量元素 / 支				
△□	甘油磷酸钠 / 支				2. 疗效监护营养状态 □ 好转 □ 不明显 □ 恶化
△□	总量 /(ml/d)				
能量摄入	平均总能量（糖 + 脂）				
	平均总氮 g/（kg · d）				
出入量	入量 /(ml/d)				
	出量 /(ml/d)				
合并使用的药物					3. 药物相互作用
辅助检查指标					
体重 /kg					
腹泻状况					

续表

血糖 /（mol/L）				4. 其他注意事项
血脂 /（mmol/L）				
血红蛋白 /（g/L）				
白蛋白 /（g/L）				
前白蛋白 /（mg/L）				
肌酐 /（μmol/L）				
尿素氮 /（mmol/L）				
不良反应（症状及处理结果）				
药师：_____				

（杨婉花　陈禾凤　黄菁菁　高　申　田　泾）

参 考 文 献

[1] 中华医学会消化病学分会炎症性肠病学组. 炎症性肠病诊断与治疗的共识意见（2012年·广州）. 中华内科杂志, 2012, 51(10): 818-831.

[2] 龚剑峰, 钮凌颖, 虞文魁, 等. 克罗恩病的围手术期营养支持. 肠外与肠内营养, 2009, 16(4): 201-204, 208.

[3] UENO F, MATSUI T, MATSUMOTO T, et al. Evidence-based clinical practice guidelines for Crohn's disease, integrated with formal consensus of experts in Japan. Journal of gastroenterology, 2013(48): 31-72.

[4] 中华医学会消化病学分会炎症性肠病学组. 炎症性肠病营养支持治疗专家共识（2013·深圳）. 中华内科杂志, 2013, 52(12): 1082-1087.

[5] 中华医学会. 临床诊疗指南: 肠外肠内营养学分册（2008 版）. 北京: 人民卫生出版社, 2009.

[6] BROWN A C, RAMPERTAB S D, MULLIN G E. Existing dietary guidelines for Crohn's disease and ulcerative colitis. Expert review of gastroenterology & hepatology, 2011, 5(3): 411-425.

[7] SANDHU B K, FELL J M, BEATTIE R M, et al. Guidelines for the management of inflammatory bowel disease in children in the United Kingdom. Journal of pediatric

gastroenterology and nutrition, 2010, 50(Suppl 1): S1-S13.

[8] VANEK V W, SEIDNER D L, ALLEN P, et al. A.S.P.E.N. position paper: clinical role for alternative intravenous fat emulsions. Nutrition in clinical practice, 2012(27): 150-192.

[9] MEIERA R, OCKENGAB J, PERTKIEWICZ M, et al. ESPEN guidelines on enteral nutrition: pancreas. Clinical nutrition, 2006, 25(2): 275-284.

第十章　神经系统疾病营养支持疗法与药学监护

　　神经系统疾病是指发生于中枢神经系统、周围神经系统、自主神经系统的以感觉、运动、意识、自主神经功能障碍为主要表现的疾病，又称神经病。

　　神经系统疾病患者的营养障碍问题比较普遍。凡是患者出现意识和精神障碍、认知障碍、神经源性呕吐、神经源性延髓麻痹、神经源性呼吸衰竭以及严重的并发症时，均可因营养素摄入困难和／或营养代谢障碍而增加营养风险，从而加重原发病。近年来，针对神经系统疾病的治疗也包括改善患者的营养情况，早期的营养及代谢支持治疗研究在不断深入和发展。对于危重症患者，营养支持的目的是提供代谢所需要的能量与营养底物，维持组织器官的结构与功能。加强营养及代谢支持治疗能纠正患者的代谢紊乱，增强机体的抵抗力，改善预后，降低病死率。

第一节　疾 病 简 介

一、脑 卒 中

　　脑卒中是指由于脑部供血受阻而迅速发展成的脑功能损失，又称脑中风或脑血管意外，是一种突然起病的脑血液循环障碍性疾病。脑卒中会对大脑组织造成突发性损坏，通常发生在向大脑输送氧气和其他营养物的血管爆裂之时，或发生在血管被血凝块或其他颗粒物质阻塞之时。如果神经细胞缺乏足够的氧气供给，几分钟内就会死亡。接着，受这些神经细胞控制的身体功能也会随之失去作用。由于死亡的大脑细胞无法替换，因此脑卒中造成的后果通常是永久性的。

　　脑卒中分为 2 种类型：一种是缺血性脑卒中，是由血栓或栓塞造成的缺血，约占 80%。缺血性脑卒中是指局部脑组织因血液循环障碍，缺血、缺氧而发生的软化坏死。主要是由于供应脑部血液的动脉出现粥样硬化和血栓形成，使管腔狭窄甚至闭塞，导致局灶性急性脑供血不足而发病；也有因异常物体(固体、液体、气体)沿血液循环进入脑动脉或供应脑血液循环的颈部动脉,造成血流阻断或血流量骤减而产生相应支配区域的脑组织软化坏死者。前者称为动脉硬化性血栓形成性脑梗死,后者称为脑栓塞。另一种是出血性脑卒中,是由出血造成的,又可分为颅内出血和蛛网膜下出血2种亚型。出血量决定脑卒中的严重程度,出血性脑卒中的死亡率大大高于缺血性脑卒中。

脑卒中通常发展迅速(数秒到数分钟),但亦可以是进程缓慢的一种症状。部分患者在初期会有轻微的症状,如记忆减退、感受能力(听觉、视觉等)衰退、神志不清、行为异常;若未能尽快得到适当的治疗,可引发严重后果,对患者造成不可逆转的伤害。脑卒中的症状和受损部位有关,因此症状呈多样性。缺血性脑卒中通常只影响受阻动脉附近的脑组织。出血性脑卒中影响局部脑组织,但由于出血及颅内压增高,往往也影响整个大脑。

脑卒中的发生和转归是多因素的,其中机体营养状态直接影响脑卒中的转归。研究认为脑卒中合并营养不良是导致不良结局的独立危险因素,它导致卒中后病死、残疾、感染等并发症发生率升高,住院时间延长,治疗费用增高等。脑卒中患者伴营养不良的比例较高,尤其在中至重度脑卒中、吞咽障碍及老年患者中营养不良更为多见。早期营养支持有改善脑损伤患者的预后及减轻残疾的趋势。一些欧美国家所颁布的脑卒中管理指南和专家共识都推荐对所有脑卒中患者进行营养基线评定并采取措施纠正或改善脑卒中患者的营养障碍。因此应用合理的营养支持,积极改善患者的营养状态非常重要。

二、痴　呆

痴呆是各种原因导致的持续性和获得性智能损害综合征,患者在无意识障碍的情况下出现2种或2种以上的高级皮质功能损害,包括记忆、语言、视空间、定向、思维、理解、学习、计算和判断功能等,同时可伴有精神行为异常或人格改变。常见的痴呆原因包括阿尔茨海默病(Alzheimer's disease, AD)、血管性痴呆(vascular dementia, VD)、路易体痴呆(dementia with Lewy body)、额颞叶痴呆(frontotemporal dementia)。

随着社会老龄化,痴呆患者越来越多。其中,阿尔茨海默病(AD)是老年期痴呆的最常见类型,占老年期痴呆的60%~70%。随着年龄增长,阿尔茨海默病的患病率升高,在发达国家已经成为继心脏病、恶性肿瘤、卒中之后老年人死亡的第4位原因。AD多隐袭起病,表现为进行性智能衰退,包括记忆减退、认知障碍,多伴有人格改变。神经病理大体表现为脑皮质萎缩,以颞叶、额叶、顶叶为主,特征性组织病理表现主要有老年斑、神经原纤维缠结、海马锥体细胞颗粒空泡变性和神经元缺失。老年斑是含β淀粉样蛋白、衰老蛋白1、衰老蛋白2、α_1-抗糜蛋白酶、载脂蛋白E、α_2-巨球蛋白和泛素等物质的细胞外沉积物。神经原纤维缠结是含过磷酸化 τ 蛋白和泛素的细胞内沉积物,其主要成分是 β 淀粉样蛋白和 τ 蛋白。

目前 AD 的确切病因尚不明确。已有的研究结果提示,AD 的发生除与衰老、遗传、所受的教育水平低下有关外,还可能与神经递质系统功能障碍密切相关。研究显示,AD 患者的脑内存在广泛的神经递质水平和递质受体数量下降,如乙酰胆碱、氨基酸、单胺系统及神经肽类等,其中最为明确的是乙酰胆碱和谷氨酸减少。导致上述变化的病因不明,可能与脑外伤、兴奋性氨基酸的毒性作用、外源性中毒(如铝、锌等微量元素中毒)、炎症反应、氧化应激、自由基损伤、雌激素减少有关。

痴呆患者与营养之间有密切的关系。痴呆患者由于摄入不足(食欲减退、经口摄入不足或根本不会进食)和能量消耗增加(难以控制的活动),导致营养不足的发生风险增加。营养不足的直接后果是加速痴呆的进展,影响预后和导致病死率增加。

第二节　常用治疗药物

一、脑卒中常用治疗药物

1. 抗血小板药　动脉粥样硬化是缺血性脑卒中的最重要的危险因素之一,动脉粥样硬化斑块早于 20~30 岁时即可形成。在炎症和高血压等因素的影响下,血管内皮受损,表达血管细胞黏附分子,促使白细胞(单核细胞和 T 淋巴细胞)迁移至受损的内皮并进入内膜,启动并保持局部炎症反应。单核细胞转化为巨噬细胞后吸收脂质成为泡沫细胞;T 淋巴细胞表达炎症细胞因子,促使巨噬细胞、内皮细胞及平滑肌细胞增殖,在血小板和纤维蛋白的参与下最终形成粥样斑,导致血管管径变细、血流受阻。但实际上血管狭窄 70% 以上才会出现症状,而动脉粥样硬化斑块急性破裂是脑血管事件和死亡的主要原因。

(1)环氧合酶抑制剂:大多数患者首选环氧合酶抑制剂阿司匹林(ASA)。ASA 是目前缺血性脑卒中一级与二级预防的主要药物,其作用机制是不可逆性地抑制血小板环氧合酶活性,从而阻止血栓素 A_2 形成。ASA 口服后 15~20 分钟血药浓度即达峰值,40~60 分钟血小板抑制效应达到最大,小剂量(50mg/d)与大剂量(1 500mg/d)的效能似无差异,美国 FDA 推荐的剂量为 50~325mg/d。ASA 作为一级预防药物,可降低缺血性脑卒中高危患者的发病率,但可能增加颅内外出血的风险;卒中后 48 小时内应用 ASA 能预防复发,从而达到二级预防的目的。

（2）磷酸二酯酶抑制剂：磷酸二酯酶抑制剂的缓释制剂双嘧达莫（DPA）（200mg）联合应用小剂量阿司匹林（25mg）可加强其药理作用，2次/d。

（3）腺苷二磷酸受体拮抗剂：有条件者、高危人群或对阿司匹林不能耐受者可选用腺苷二磷酸（ADP）受体拮抗剂氯吡格雷，常用剂量为75mg/d。

（4）血栓素 A_2（TXA_2）合成酶抑制剂：频繁发作短暂性脑缺血时也可考虑选用血栓素 A_2（TXA_2）合成酶抑制剂奥扎格雷静脉注射。

2. 抗凝血药

（1）华法林：适用于心源性的短暂性脑缺血发作（TIA）患者。凡有心房颤动，又有 TIA 的患者选择华法林治疗，常用剂量为 2.5mg/d。定期检测 PT、KPTT，并控制 INR 在 2.0~2.5。

（2）肝素：可应用低分子量肝素 4 100U 皮下注射，2 次/d，10 天为 1 个疗程；或用普通肝素静脉持续输注。

（3）降脂治疗：颈内动脉斑块，内膜增厚或颅内动脉狭窄者可使用他汀类调血脂药，常用药物有辛伐他汀 20mg/d。

3. 降纤药物 尿激酶能直接作用于内源性纤溶系统，能催化裂解纤溶酶原成纤溶酶，后者不仅能降解纤维蛋白凝块，亦能降解血液循环中的纤维蛋白原、凝血因子V和凝血因子Ⅷ等，从而发挥溶栓作用；还能提高血管 ADP 酶活性，抑制 ADP 诱导的血小板聚集，预防血栓形成。

应用此类药物如果能达到溶栓的目的是最为理想的，可是全身静脉用药时往往需要大剂量，有时会造成出血的危险性。现在多向患者推荐使用介入治疗，就是通过导管将药物直接注入梗死部位来溶栓，但采取此治疗方法前后都要做 1 次脑血管造影，这本身就又有一定的风险，何况介入治疗要求患者在发病后的 6 小时内进行，有时往往已错过时机。

4. 钙通道阻滞剂 这类药物可以扩张脑血管，增加脑血流量。血管平滑肌收缩和舒张主要依赖肌浆中的钙离子浓度变化，而肌浆中的钙离子浓度取决于细胞外钙离子流入的多少。当肌浆内的钙离子浓度升高达到一定水平（$> 10^{-7}$mol/L）时，通过钙和钙调蛋白相结合，并激活肌球蛋白，促使与肌动蛋白相互作用，最终导致血管平滑肌收缩。如果流入的钙离子过多，血管即发生持续性痉挛，这种异常情况如发生在脑血管，轻者发生短暂性脑缺血，重者导致脑卒中。而钙通道阻滞剂能阻滞钙离子跨膜内流，从而可消除或缓解平滑肌收缩，使脑血管扩张、血流量增加。可选用如尼莫地平 20~40mg/次，3 次/d；盐酸氟桂利嗪 5mg/次，1 次/d。

5. 扩容药物

（1）羟乙基淀粉40氯化钠注射液：是一种合成的血浆扩容剂，常用6%溶液 250~500ml 静脉滴注，1~2 次/d，24 小时内不超过 1 000ml，7~10 天为 1 个疗程。不需做皮试。

（2）低分子右旋糖酐：为许多脱水葡萄糖分子的聚合物，常用剂量为 10% 溶液 250~500ml 静脉滴注，1~2 次 /d，24 小时内不超过 1 000ml，7~10 天为 1 个疗程。注射前先用 0.1ml 药液做皮试，阴性者才可使用。

6. 其他药物

（1）丹参注射液：2ml（含生药 4g）加入 5% 葡萄糖溶液 40ml 中静脉注射，2 次 /d；或复方丹参注射液（1ml 含生药丹参和降香各 1g）4~16ml 加入 5% 葡萄糖溶液或低分子右旋糖酐 250ml 中静脉注射，1 次 /d；也可肌内注射 2~4ml/d。均以 1~2 周为 1 个疗程。

（2）川芎嗪注射液：一般以 40~80mg 加入 5% 葡萄糖溶液或生理盐水 500ml 中静脉滴注，1 次 /d，7~10 天为 1 个疗程。

（3）血栓通注射液：以 2~5ml（1ml 含 50mg）加入 50% 葡萄糖溶液 20~40ml 中静脉注射，或加入 5%~10% 葡萄糖溶液 500ml 中静脉滴注，1 次 /d；也可肌内注射，1~2 次 /d。

（4）复方丹参片：4 片 / 次，3 次 /d。

二、痴呆常用治疗药物

目前多为对症治疗，尚无能通过停止或逆转 AD 的病理改变而起到根本性治疗作用的方法。凡不能根本改变 AD 患者的分子生物学异常的治疗均为对症治疗，迄今痴呆多为对症治疗。

1. 胆碱酯酶抑制剂 对早、中期痴呆患者有一些效果，虽不能治愈，但可延缓痴呆进展。其作用是能抑制神经突触内的乙酰胆碱降解，增加乙酰胆碱含量。

（1）他克林（tacrine，THA）：主要作用是抑制乙酰胆碱酯酶（AChE），降低细胞内的淀粉样前体蛋白（APP）水平和减少 β 淀粉样蛋白分泌。不良反应为肝脏损害（25%）及胃肠道不适（不能耐受大剂量），要求在治疗的前 4 个月每周监测肝功能。最大剂量为 160mg/d，分 4 次口服。

（2）多奈哌齐（donepezil）：此药的作用时间较长（70 小时），只需使用 1 次 /d。不良反应较少，没有肝毒性，胃肠道不适仅见于 10% 的患者。起始剂量为睡前口服 5mg，6 周后可增至 10mg。

（3）毒扁豆碱（physostigmine）：2.0~2.5mg/ 次，4 或 5 次 /d，进食后服用，胃和十二指肠溃疡患者忌用。

（4）石杉碱甲（huperzine A）：是从传统中药蛇足石杉中提出得到的，属于可逆性胆碱酯酶抑制剂，易通过血脑屏障，具有促进记忆再现和增强记忆保护的作用，对中老年人良性记忆障碍及脑器质性疾病引起的记忆障碍和智能障碍有较好的效果。用法为 10μg/次，2 次 /d；或 150μg/次，2 次 /d。

新药利凡斯的明（rivastigmine）、美曲磷脂（metrifonate）、加兰他敏（galanthamine）以及毒扁豆碱缓释片尚处于试验阶段。

2. 毒蕈碱受体激动剂　因为患者的毒蕈碱受体（特别是 M_1 受体）相对保存，海马和皮质中含有丰富的 M_1 受体，可应用毒蕈碱受体激动剂直接激活突触后的乙酰胆碱受体且可能降低 β 淀粉样蛋白分泌及增加神经生长因子合成。这类药物有占诺美林（xanomeline）、milameline、SB202026 等。

3. 抗氧化药　自由基是代谢过程中的"副产品"，易于损伤细胞膜和组织。抗氧化药能防止由自由基导致的细胞毒性损害。此类药物有维生素 E，国外推荐剂量为 2 000U/d；还有褪黑素（melatonin）、EGB 银杏制剂（761）以及艾地苯醌（idebenone）。

4. 单胺氧化酶抑制剂　因单胺氧化酶随年龄趋向老年化而有所增加，因此有学者将其列为抗氧化药的范畴。代表药物有司来吉兰（selegiline），此药可与维生素 E 联用，但不能与选择性 5- 羟色胺再摄取抑制剂（SSRI）合用。

5. 雌激素替代治疗（ERT）　可延缓痴呆的发生，可改善痴呆患者的认知缺陷。雌激素可以改善海马的葡萄糖运送，促进神经元的生存能力和突触的完整性，增加胆碱吸收及脑血流，还能通过由 APP 所形成的 β 淀粉样蛋白含量降低来减少神经元损伤。

6. 抗炎药　鉴于痴呆患者脑内的老年斑周围有小胶质细胞增殖，为炎性免疫反应的改变，主张应用非甾体抗炎药（NSAID），如布洛芬、阿司匹林、萘普生与吲哚美辛等。

7. 神经生长因子　神经生长因子（NGF）不能透过血脑屏障，需经脑室内导管或安装注射泵给药，或可刺激 NGF 受体，或是经刺激中枢神经系统内其他细胞的间接作用来产生 NGF。如 AIT-082 与艾地苯醌可使脑内生成 NGF。

8. 钙通道阻滞剂　神经元内钙超载易致人死亡，防止钙内流可作为一种治疗方法。这类药物有氟桂利嗪、尼莫地平等。

9. 兴奋性氨基酸　谷氨酸能改善脑的代谢和病理异常，N- 甲基 -D- 天冬氨酸（NMDA）受体是谷氨酸受体的亚型，能改善学习和记忆。

10. 膜稳定药物　神经节苷脂能增进神经细胞的可塑性和改善细胞膜的稳定性，还能抑制 β 淀粉样蛋白引起的细胞激肽释放。

11. 改善脑循环药物　能改善脑缺血、缺氧，增加脑血流量，既有利于防治衰老，又促进记忆和智能恢复。此类药物有心脑灵（seniovita），可改善与缓解脑供应不足、脑卒中、心绞痛、高血压、高血脂、头晕、耳鸣、肢体麻木、四肢运动障碍、睡眠障碍、记忆减退及精神障碍等症状，用法为 1~2 片 / 次，3 次 /d，饭前服用；丁咯地尔（buflomedil）改善脑血液循环，改善脑干和耳蜗的供血状况，对缺血性脑血管病和血管性痴呆有效，用法为口服 150mg/ 次，2 或 3 次 /d；或 200mg 加于 5% 葡萄糖氯化钠溶液 50ml 中静脉滴注，连用 14~20 天。

12. 脑细胞代谢活化药物　有提高智能、增强记忆和抗衰老作用。吡拉西坦是 β- 氨基丁酸环状衍生物，是促进思维和增加记忆的药物。该药促进大脑蛋白质合成和增加肌激酶活性，增进大脑对磷脂及氨基酸的吸收、能量转换、保护并修复脑神经细胞，提高大脑对葡萄糖的利用和能量储存，有利于脑组织对氧的摄取和利用，促进智能恢复和延缓衰老。用法为 0.8~1.2g/ 次，3 次 /d；或 4~12g 加于 5% 葡萄糖氯化钠溶液 250~500ml 中静脉滴注，10~30 天为 1 个疗程。吡硫醇 200mg/ 次，3 次 /d。氨基酸低分子肽注射液 2~4ml 肌内注射，2 次 /d；或 10ml 加于 5% 葡萄糖氯化钠溶液 500ml 中静脉滴注，10~30 天为 1 个疗程。三磷酸胞苷二钠 10~20mg 肌内注射，1 次 /d；或 100mg 加于 5% 葡萄糖氯化钠溶液 500ml 中静脉滴注，1 次 /d，连用 7~14 天。

第三节　营养支持疗法方案

一、营养支持疗法的目的

1. 脑卒中　吞咽障碍和意识障碍是脑卒中患者较为常见的临床症状，因而患者通常无法自主进食，一般需要接受被动的营养支持疗法，从而保证患者的能量和营养素供给量。随着我国近年来临床医疗技术的不断进步，在重症脑卒中患者的临床治疗过程中，营养支持疗法逐渐发挥出较为重要的作用，进而对患者的预后和康复起到明显的促进作用。

脑 - 肠之间存在双向神经调节通路，称为脑 - 肠轴（brain-gut axis，BAG）。脑 - 肠轴在调节胃肠运动、分泌、血液及水和电解质转运方面都有重要作用。卒中后，脑 - 肠轴功能受损导致胃肠功能紊乱及肠黏膜屏障破坏。卒中后急性胃肠损伤的发生及其严重程度可影响营养物质的摄入与吸收。急性脑卒中患者可参考欧洲重症医学会对重症患者急性胃肠损伤所推荐的急性胃肠损伤评估，给予不同的营养治疗。

2. 痴呆　根据痴呆和进食障碍的程度，给予合理的饮食营养补充，以延缓痴呆发展的病理过程，尽可能地维持身体各器官、组织的功能。

（1）增加蛋白质供给量：应保证生理价值高的优质蛋白，其中动物性优质蛋白应占蛋白质总量的 50% 左右。

（2）减少脂肪和碳水化合物供给量。

（3）增加维生素供给量：维生素 C 和维生素 E 为天然抗氧化、抗衰老的保护剂,B族维生素参与三大营养物质的代谢,是多种重要的酶类的辅酶,在阿尔茨海默病患者应增加供给量。

(4)其他:减少钠盐摄入量,适当增加钙、镁等供给量。

二、营养配方组成

1. 脑卒中　对卒中急性期、亚急性期和康复期各阶段的营养素需要量尚缺乏详细的评估证据。1985年WHO提出的计算基础能量消耗的公式(Schofield公式)用来估算人群的能量需要量,脑卒中患者的基础能量消耗约高于正常人的30%,建议能量摄入量为19.28~30kcal/(kg·d)。欧洲公共健康委员会制定的住院患者营养管理指南推荐蛋白质摄入量至少为1g/(kg·d),存在分解代谢过度的情况下(如有压疮时)应将蛋白质摄入量增至1.2~1.5g/(kg·d);当蛋白质摄入量满足需要时,碳水化合物和脂肪的比例可各自占总能量的50%~65%和20%~30%。膳食物纤维尽可能达到25~30g/d,并适当补充维生素、矿物质和微量元素。

脑卒中患者合并感染时,应根据个体化需求适当增加能量摄入量。心、肺、肾功能不全时需要控制液体入量,可采用高能量密度的营养配方。2013年美国糖尿病协会颁布的有关糖尿病成人患者营养治疗的指南推荐,当糖尿病患者合并重症急性疾病需要管饲时,可采用标准肠内营养配方(50%的碳水化合物)或低碳水化合物配方(40%~50%的碳水化合物)。

2. 痴呆

(1)脂肪酸:饱和脂肪酸、胆固醇水平与痴呆呈正相关,多不饱和脂肪酸与痴呆呈负相关。饱和脂肪酸和胆固醇可增加氧化应激,促进β淀粉样蛋白沉积及影响细胞膜功能,导致认知水平下降。反式不饱和脂肪酸也会增加AD风险,但卵磷脂和多不饱和脂肪酸可减少AD风险。长链ω-3脂肪酸是一种富含于鱼肉中的长链不饱和脂肪酸,其主要成分二十二碳六烯酸参与神经元细胞膜形成,摄入较多的ω-3脂肪酸会降低AD的发生率。

(2)维生素:B族维生素是多种重要的能量代谢酶的辅酶,参与多种营养生化代谢。维生素B_1、维生素B_2、维生素B_6、维生素B_{12}及烟酸、叶酸缺乏导致认知功能受损。足量的维生素B_{12}和叶酸可降低血清同型半胱氨酸水平,保护认知功能。

维生素E、维生素C是身体内源性抗氧化应激物质。维生素E存在于细胞膜、维生素C存在于细胞质内,摄入足量的维生素E、维生素C可减少AD发生。维生素A是脂溶性维生素,它通过清除氧自由基及过氧化物,减少脑内的不饱和脂肪酸氧化,从而起到抗氧化应激作用,保护脑细胞及认知功能。维生素D有潜在的血管保护作用,可以减少痴呆发生,维生素D缺乏可能与所有因素的痴呆相关。

（3）矿物质与微量元素：低血钙可使甲状旁腺素分泌增加，促进钙在脑内沉积，通过影响线粒体及自由基代谢导致脑细胞凋亡和坏死，促进老年斑和神经原纤维缠结形成。缺锌会影响神经递质活性，由于自由基清除功能降低，使老年斑形成增多，加速脑老化。铝具有低毒性，血清中的铝含量增加会导致老年斑和神经原纤维缠结形成，使认知功能受损。其他微量元素如硒、锰、铜可清除自由基，对脑细胞有不同程度的保护作用。镁离子可以改善痴呆患者的症状，与盐酸美金刚合用能提高对症状的改善以及神经保护作用。

三、使 用 方 法

1. 脑卒中　当患者的循环量和水、电解质与酸碱失衡得到初步纠正后，即应开始营养支持疗法，一般在治疗开始后的 24~48 小时进行。由于肠外营养时肠黏膜缺乏营养素刺激，出现血供减少、黏膜萎缩，导致肠道菌群失调和肠黏膜屏障受损，因此当卒中后患者如果胃肠功能能够耐受时，应首选肠内营养。只有在有严重的胃肠功能障碍，无法使用胃肠途径进行喂养或单用肠内营养短期内无法达到目标量时才给予肠外营养。

（1）肠内营养

1）肠内营养方法：肠内营养途径主要有鼻胃管、鼻空肠管、经皮内镜下胃造口术和经皮内镜下空肠造口术。卒中后出现吞咽障碍，营养风险筛查（NRS）评分＞3 分应行管饲。卒中后吞咽障碍患者因鼻胃管置管困难或需长期（＞4 周）肠内营养往往采取最常见的方式，主要有鼻胃管及经皮内镜下胃造口术（PEG）。喂养或普通膳食（feed or ordinary diet, FOOD）试验显示，早期肠内营养支持可降低患者死亡率，早期鼻饲的效果优于 PEG。因此，当患者的循环量和水、电解质失衡初步纠正后即应开始营养支持疗法，一般在治疗开始后的 24~48 小时进行。早期营养支持可改善机体营养情况、减少感染、改善近期神经功能。

2）肠内营养配方：患者经确诊存在吞咽障碍，于入院后 72 小时内即施行鼻饲管喂养，持续 10 天以上。开始鼻饲时采用短肽型肠内营养制剂，采用持续输注方式，首日用量为 500ml，以后每 1~2 天增加 500ml，直至达到患者所需的用量。开始时滴速为 40~60ml/h，若无胃肠道不良反应，2~3 天后增速至100~125ml/h。若患者无腹胀、腹泻等胃肠道不良反应，则逐渐过渡到鼻饲整蛋白型肠内营养制剂，直至患者恢复经口饮食或出院。

（2）肠外营养：常规最低液体摄入量为 1 500ml/d，能量需要量按照20~35kcal/（kg·d）的标准计算，选用葡萄糖、脂肪乳、复方氨基酸及丙氨酰谷氨酰胺和微量元素等,配制成营养袋通过中心静脉输入。

2. 痴呆

(1)肠内营养:部分阿尔茨海默病患者因病不能或不愿摄取自然膳食,或摄食量不足以满足生理需要,在胃肠道功能允许的条件下可采用肠内营养支持。

1)适应证:①因中枢神经系统紊乱、知觉丧失、咽反射丧失、食管运动障碍等而不能吞咽或吞咽困难者;②严重的口腔疾患、牙齿及牙周疾病而不能咀嚼者;③营养素需要量增加而摄食不足的阿尔茨海默病患者,如大手术、严重感染、甲状腺功能亢进、恶性肿瘤及化疗/放疗等;④伴有胃肠道疾患不能摄取自然食物者,如炎性肠病、胰腺疾病、肝脏疾病、吸收不良综合征患者等,或伴有功能性消化不良、厌食症等的阿尔茨海默病患者;⑤部分合并糖尿病、COPD、肾脏疾病、心血管疾病等,因疾病本身的影响,加之胃肠动力减弱、功能紊乱等,需采用特殊疾病专用肠内营养支持以替代自然食物作为营养补充。

2)肠内营养方法:最常见的方式有鼻胃管及经皮内镜下胃造口术,其中PEG的生存率高于放置鼻胃管者。

(2)肠外营养

1)适应证:因胃肠功能障碍、胃肠道梗阻、出血、严重的肠道吸收功能障碍、严重腹泻、顽固性呕吐、重症急性胰腺炎等导致不能采用肠内营养的阿尔茨海默病患者应借助肠外营养支持。

2)肠外营养配方:痴呆晚期患者推荐管饲喂养,有条件情况时采用PEG。

(3)营养配方的选择:关于肠内营养液的选择,一般开始时先选择较易消化和吸收的肠内营养液,然后渐进至以整蛋白为氮源的肠内营养液。对部分合并糖尿病、COPD、肝肾功能不良的阿尔茨海默病患者等,需采用特殊疾病专用制剂。以合并糖尿病的阿尔茨海默病患者为例,应采用低能量密度(0.75~0.9kcal/ml)、高单不饱和脂肪酸产热比、以多糖为碳水化合物的主要来源、含可溶性膳食纤维的糖尿病专用制剂进行肠内营养支持。应注意包括谷氨酰胺、精氨酸、ω-3 PUFA、可溶性膳食纤维、中链甘油三酯(MCT)等特殊营养物质的添加和应用。

(4)给药途径:严重痴呆患者可通过管饲加强肠内营养,以改善营养状态,最常见的方式有鼻胃管及经皮内镜下胃造口术。其中PEG的生存率高于放置鼻胃管者,PEG可减少误吸及吸入性肺炎,解决因进食困难所致的营养不良,可延长痴呆患者的生存时间,推荐用于痴呆晚期患者。

第四节　药学监护要点

一、患者状况评估

1. 脑卒中

（1）营养状态评估：目前对脑卒中患者还没有特异性的营养风险筛查系统，一般联合应用人体测量参数综合评估，包括体重指数、人体测量（三头肌皮褶厚度、上臂肌围等）、血浆蛋白测量（血清白蛋白、前白蛋白和运铁蛋白）、淋巴细胞计数和氮平衡。如果这些指标低于特定人群的范围，就被认为存在营养风险或营养不良。

（2）营养素需要量评估：对卒中急性期、亚急性期和康复期各阶段的营养素需要量尚缺乏详细的评估证据。卒中后应激状态、吞咽障碍、进食减少、代谢率增高、胃肠功能紊乱、情绪及食欲低下、感染、糖尿病等的存在使得患者的营养状态恶化。研究认为，脑卒中患者的基础能量消耗约比正常人高 30%，建议能量摄入量为 20~30kcal/kg，蛋白质摄入量至少为 1g/kg，存在分解代谢过度者应增至 1.2~1.5g/kg；当蛋白质摄入量满足需要时，碳水化合物和脂肪的比例可分别占总能量的 50%~65% 和 20%~30%；膳食纤维尽可能达到 25~30g/d，并适当补充维生素、矿物质和微量元素。

2. 痴呆　及时发现 AD 患者存在的营养不良，通过营养量表筛查 AD 患者的营养不良情况，尽早干预。对于长期禁食、胃动力严重障碍、创伤后或大手术后胃肠功能恢复较慢或恢复不良的阿尔茨海默病患者，肠内营养支持的开始时间和诱导时间应适当延长，均为 4~6 天或更长，尤其是从小肠供给营养液者。诱导过程中仍需由肠外营养予以支持和补充，即以肠外营养逐渐过渡到肠内营养。

二、治疗效果评价

1. 营养状态评估

（1）体重：至少每月测量 1 次体重。

（2）血糖：对血糖增高的患者应根据血糖变化，调整营养制剂的滴注速度以及胰岛素的输注剂量。胰岛素输注初始每 1~2 小时 1 次，血糖稳定后每 4 小时检测血糖 1 次，血糖正常患者每周检测 1~3 次血糖。脑卒中患者的血糖控制目标为 < 10.0mmol/L。

（3）血脂：每周检测 1 次血脂。缺血性脑卒中患者的血脂增高时强化他汀类调血脂药治疗，药物治疗后 2 周复查。

（4）血清蛋白：血清蛋白正常的患者每周至少检测 1 次，特别注意前血白蛋白的变化，血清白蛋白＜25g/L 时可输注人血白蛋白。

（5）液体出入量：每日记录 1 次液体出入量。

（6）血清电解质和肾功能：正常患者每周检测 1~3 次，异常患者至少每日检测 1 次。

（7）消化道症状：每 4 小时记录 1 次恶心、呕吐、腹胀、呕血、便血等症状与体征。

（8）饲管深度：每 4 小时检查 1 次鼻胃管深度，正常情况下从鼻尖到耳垂、再从耳垂到剑突的距离为 45~55cm。

（9）胃潴留液：每 4 小时抽吸 1 次胃潴留液，观察总量、颜色和性状，疑为消化道出血时即刻送检。

2. 神经功能缺损程度评价　患者分别在入院第 1、第 10 和第 21 天时进行美国国立卫生研究院卒中量表（NIHSS）评分；在第 30 天时对住院患者和已出院患者（通过随访）进行日常生活能力评定和分级。

三、不良反应的监护和处理

1. 脑卒中　避免管饲患者出现胃肠道不耐受的方法包括：①严格控制肠内营养的起始速度，建议从 10~20ml/h 起始，根据耐受情况逐渐增加速度；②没有严格禁忌的患者可以将头部抬高 30°~45°，以减少吸入性肺炎的发生；③选择管径较细的鼻胃管，可减少膈肌刺激；④严重低蛋白血症患者存在肠壁水肿，导致开始输注时出现腹泻，可根据临床情况纠正低蛋白血症的同时给予肠内营养；⑤避免长期使用广谱抗生素；⑥防止喂养液污染；⑦对实施管饲的危重症患者，推荐使用肠内营养输注泵控制速度；⑧控制血糖可提高患者对肠内营养的耐受性；⑨遵循浓度由低到高、容量由少到多、速度由慢到快的原则，并注意保持适宜的温度；⑩推荐乳糖不耐受患者使用无乳糖配方，避免使用含短链碳水化合物的制剂。每 4~6 小时监测胃潴留量，可以帮助发现患者是否存在误吸风险。胃潴留量＞200ml 的患者可使用促胃肠动力药，＞500ml 的患者应暂停喂养。对有误吸风险的患者，推荐使用空肠喂养，并同时给予胃肠减压。对于便秘患者，推荐使用含膳食纤维的配方。

以肠内外联合营养应该可以克服单纯肠外营养或肠内营养的弊端。早期合理的肠内外联合营养支持可以改善脑卒中后营养状态恶化，减少感染发生，有利于脑卒中康复。

2. 痴呆　阿尔茨海默病患者常见的肠内营养支持并发症与青壮年基本相同，如腹胀、腹泻、腹痛、胃潴留、恶心、呕吐、误吸、鼻咽部溃疡、管腔堵塞、高血糖症、低血糖症、高氨血症等，但其发生率均较青壮年者为高，应特别注意。

　　应特别注意的是,阿尔茨海默病患者因常常处于昏睡与昏迷状态,失去吞咽功能,咽部感觉迟钝,对于反流至口腔的胃肠液无力再吞咽而吸入气管,造成肺部损害。在伴有胃食管反流的阿尔茨海默病患者中更易发生吸入性肺炎。当患者吸入含有肠内营养液的胃肠道分泌液时,因肠内营养液的 pH 偏低,对支气管肺组织有强烈的化学刺激作用,引起气管及肺组织水肿,从而继发感染而形成肺炎,降低肺泡交换氧的能力,减弱患者清除支气管分泌物的能力,从而形成恶性循环,不及时处理会影响患者生命。

　　有许多方法可防止吸入性肺炎的发生,包括:①将患者置于半卧位进行肠内营养的滴注;②经常检查胃潴留情况,必要时停止滴注营养液或减慢滴注速度;③呼吸道原有病变时,可考虑行空肠造口,再行肠内营养支持;④必要时选用渗透压低的营养液。

　　一旦出现误吸现象,应立即停用肠内营养,并将胃内容物吸净;立即从气管内吸出液体或食物颗粒;即使小量误吸,亦应鼓励患者咳嗽,咳出气管内的颗粒;若食物颗粒进入气管,应立即行气管镜检查,并清除所有食物颗粒;行静脉输液消除肺水肿;适当应用抗生素治疗肺内感染。

(刘皋林　陈　赟　席宇飞　朱冠华)

参 考 文 献

[1] 宿英英,崔丽英,蒋朱明,等. 神经系统疾病与营养支持. 中国临床营养杂志,2008(5): 265-267.

[2] VIZZINI A, ARANDA-MICHEL J. Nutritional support in head injury. Nutrition, 2011, 27 (2): 129-132.

[3] 金意,鞠忠,乔大伟,等. 缺血性与出血性脑卒中危险因素对比分析. 中国公共卫生, 2008, 24(3): 285-286.

[4] 毛中臣,付志新. 早期联合肠内肠外营养支持治疗对重症脑卒中预后的影响. 中国实用神经疾病杂志, 2011, 14(21): 78-80.

[5] 中国卒中患者营养管理专家共识组. 中国卒中患者营养管理专家共识. 中华内科杂志, 2007, 46(5): 428-429.

[6] 李美英,夏峰,苏建华,等. 肠内营养支持对急性重症脑卒中患者预后的影响. 临床神经病学杂志, 2008, 21(3): 171-173.

[7] KAMPHUIS P J, WURTMAN R J. Nutrition and Alzheimer's disease: pre-clinical concepts. European journal of neurology, 2009, 16(1): 12-18.

[8] BUELL J S, DAWSON-HUGHES B, SCOTT T M, et al. 25-hydroxyvitamin D, dementia, and cerebrovascular pathology in elders receiving home services. Neurology, 2010, 74(1): 18-26.

[9] GRANT W B. Does vitamin D reduce the risk of dementia. Journal of Alzheimer's disease, 2009, 17(1): 151-159.

[10] OZTURK S, CILLIER A E. Magnesium supplementation in the treatment of dementia patients. Medical hypotheses, 2006, 67(5): 1223-1225.

[11] 王任直, 连伟, 任祖渊, 等. 急性神经性损伤和疾病的经肠营养. 肠外与肠内营养, 1998, 5(1): 40-43.

[12] 中国神经外科医师协会神经创伤专家委员会, 中华医学会创伤学分会神经创伤专业学组. 神经外科危重昏迷患者肠内营养专家共识. 中华创伤杂志, 2010, 26(12): 1057-1059.

第十一章 呼吸系统疾病营养支持疗法与药学监护

第一节 疾病简介

呼吸系统疾病是指局限于呼吸系统的疾病,主要病变在气管、支气管、肺部及胸腔,轻者多咳嗽、胸痛、呼吸受影响,重者呼吸困难、缺氧甚至呼吸衰竭而致死。多数慢性肺部疾病患者存在营养不良,而营养不良将导致呼吸器官的结构和功能异常,影响疾病的预后。与营养不良相关的呼吸系统疾病及状态主要为慢性阻塞性肺疾病(chronic obstructive pulmonary disease, COPD)、急性呼吸窘迫综合征(acute respiratory distress syndrome, ARDS)和机械通气患者。

一、慢性阻塞性肺疾病

慢性阻塞性肺疾病(COPD)是一种具有气流受限特征的疾病,气流受限不完全可逆,呈进行性发展,与肺部对烟草烟雾等有害气体或有害颗粒的慢性炎症反应增强有关。COPD 主要累及肺部,但也可引起全身症状。COPD 与慢性支气管炎和肺气肿密切相关。慢性阻塞性肺疾病是一常见病,患病人数多,病死率高。近期的流行病学调查显示,我国 40 岁以上的人群患 COPD 者约占 8.2%。

二、急性呼吸窘迫综合征

急性呼吸窘迫综合征(ARDS)是指肺内外的严重疾病导致以肺毛细血管弥漫性损伤、通透性增强为基础,以肺水肿、透明膜形成和肺不张为主要病理变化,以进行性呼吸窘迫和难治性低氧血症为临床特征的急性呼吸窘迫综合征。ARDS 是急性肺损伤发展到后期的典型表现。该病起病急骤,发展迅猛,预后极差,死亡率高达 50% 以上。

三、机 械 通 气

机械通气是在呼吸机的帮助下,以维持气道通畅、改善通气和氧合、防止机体缺氧和二氧化碳蓄积,为使机体有可能度过基础疾病所致的呼吸功能衰竭,为治疗基础疾病创造条件。机械通气是利用机械装置来代替、控制或改变自主呼吸运动的一种通气方式。

第二节 常用治疗药物

一、慢性阻塞性肺疾病常用治疗药物

用以治疗 COPD 的药物主要是缓解症状和减少气流阻塞,主要用于预防和控制症状,减少急性加重的频率和严重程度,提高患者的运动耐力和生命质量。根据疾病严重程度逐步增加治疗,如没有出现明显的药物不良反应或病情恶化,则应在同一水平维持长期的规律治疗。

1. 支气管扩张剂 支气管扩张剂可松弛支气管平滑肌、扩张支气管、缓解气流受限,是控制 COPD 症状的主要治疗措施。短期按需应用可缓解症状,长期规则应用可预防和减轻症状、增加运动耐力。与口服药物相比,吸入剂可直接作用于患病部位、不良反应小,因此多首选吸入治疗。主要的支气管扩张剂有 β_2 受体激动剂、抗胆碱药及茶碱类药物。

定期使用短效支气管扩张剂价格便宜,但不如使用长效制剂方便。联合应用不同作用机制与作用时间的药物可以增强支气管扩张作用,减少不良反应。联合应用 β_2 受体激动剂、抗胆碱药和/或茶碱,可以进一步改善患者的肺功能与健康状况。

(1) β_2 受体激动剂:短效制剂有沙丁胺醇和特布他林等,数分钟内起效,15~30 分钟达到峰值,疗效持续 4~5 小时,主要用于缓解症状,按需使用。长效制剂有沙美特罗和福莫特罗,作用持续 12 小时以上,使用方便,患者的依从性好。长效 β_2 受体激动剂未必起效比短效制剂慢,吸入福莫特罗后 1~3 分钟起效。长效 β_2 受体激动剂对 COPD 患者的长期治疗有益,不仅缓解症状,还可提高患者的生活质量与活动耐力,但较少单独使用。

(2) 抗胆碱药:主要药物有异丙托溴铵和噻托溴铵等。异丙托溴铵可阻断 M 胆碱受体,吸入后起效较短效 β_2 受体激动剂慢,但其持续时间长,30~90 分钟达最大效果,可维持 6~8 小时,不良反应小,长期吸入可改善 COPD 患者的健康状况。噻托溴铵可选择性地作用于 M_3 和 M_1 受体,作用长达 24 小时以上,长期使用可增加深吸气量,减低呼气末肺容积,进而改善呼吸困难,提高运动耐力和生命质量,也可降低急性加重频率。

(3) 茶碱类药物:可解除气道平滑肌痉挛,在 COPD 中应用广泛。还可改善心输出量、舒张全身和肺血管、增加水盐排出、兴奋中枢神经系统、改善呼吸肌功能及某些抗炎作用。

2. 抗感染药物　吸入激素治疗对进行性肺功能下降患者没有明显的作用,只适用于有症状伴有一秒用力呼气容积(FEV$_1$)占预计值 % < 50% 且有临床症状及反复加重的 COPD 患者。此外,不推荐长期使用全身性激素治疗,只限于重度 COPD 加重患者的短期治疗。

二、急性呼吸窘迫综合征常用治疗药物

ARDS 的治疗至今尚无特效的方法,目前主要是根据其病理生理改变和临床表现进行多靶点针对性治疗及呼吸功能替代性治疗。积极治疗原发病,特别是控制感染,改善通气和组织供氧,防止进一步的肺损伤和肺水肿是目前治疗的主要原则。

1. 抗感染药物　严重感染是引起 ARDS 的首位高危因素,也是 ARDS 死亡的最主要的原因。对 ARDS 并发感染的患者应结合血、尿、痰细菌培养和临床情况,选择有效的抗生素治疗,在得到细菌培养结果之前可经验性用药。此外,在危重症患者抢救过程中应严格无菌操作,以减少医院内感染。

2. 肾上腺糖皮质激素　肾上腺糖皮质激素可作用于 ARDS 的多个发病环节,可缓解病情,但也可能增加感染的机会。不主张常规应用,危及生命时可短期应用 1~2 天后立即停药。但对急性胰腺炎、误吸、多发性骨折等并发的 ARDS,在积极治疗原发病的同时,仍主张应用肾上腺糖皮质激素治疗。常用剂量为地塞米松 20~30mg/d,疗程宜短。

3. 非皮质醇类抗炎药　此类药物主要有布洛芬、吲哚美辛和氯芬那酸等,宜早期应用。

第三节　营养支持疗法方案

营养不良可减弱呼吸肌强度,改变通气能力及损害免疫功能,引起肺功能下降。肌肉组织是呼吸功能、运动能力及生活质量的重要决定因素。营养不良会损害骨骼肌的有氧代谢,通过减少糖分解酶及氧化酶,导致磷酸肌酸及糖原耗尽。乳酸酸中毒增加通气需求而加重呼吸肌负担。营养状态恢复能改善受损的肺功能,可以促进患者疾病恢复。

一、呼吸系统疾病与营养不良的关系

呼吸系统疾病与营养不良两者之间互相影响,呼吸系统疾病容易导致患

者营养不良,反之营养不良又会加重呼吸系统疾病的程度。乳酸酸中毒增加通气需求而加重呼吸肌负担,还会加快肌肉分解。慢性低氧会通过刺激钙依赖蛋白质水解来影响肌肉代谢。能量消耗增加、膳食能量摄入不足、蛋白质分解大于合成,导致患者的肌肉消耗,进而导致骨骼肌损伤和功能障碍、肌肉萎缩、结构改变、体重丢失和瘦体重下降。

营养不良时,机体为了纠正这一状态,会自发调整激素分泌。胰高血糖素和糖皮质激素分泌增多,促进糖原分解与糖异生途径,进而导致血糖升高,易引发感染等并发症。此外,由于营养不良,机体会动员骨骼肌等组织蛋白分解补充能量摄入不足,因而机体蛋白分解增加也会导致呼吸肌功能减弱,加重呼吸系统疾病。由于机体的蛋白合成小于分解,导致血浆蛋白水平下降,无法维持正常的胶体渗透压,从而引起水肿并加重疾病。伴随营养不良,机体还会动员脂肪分解,导致酮体生成增加,造成代谢性酸中毒,加重呼吸负担。

二、营养支持原则

营养支持可改善患者的呼吸肌功能,增加对疾病的抵抗能力。《慢性阻塞性肺疾病诊治指南(2021年修订版)》中,慢性阻塞性肺疾病患者常存在营养不良及心理障碍。通过营养干预可改善患者营养状况、总体重、运动能力和一般健康状况。营养支持的要求应达到理想体重,同时避免摄入高碳水化合物和高热量饮食,以免产生过多的二氧化碳,对不能进食者需经胃肠补充要素饮食或给予肠外营养。营养支持的目的为正氮平衡,对稳定期的COPD患者,最佳受益的营养支持疗法是少量多次的肠内营养。对ARDS患者,营养支持的目的为在维持机体代谢的同时,避免超负荷能量供给加重应激的代谢紊乱并发症。

三、呼吸系统疾病营养支持的组成

1. 总能量的估算 总能量的估算可参考BEE公式或简便计算方式。对于COPD患者的目标为提供每日所需总能量的90%~110%即可获得正氮平衡;而对于ARDS患者可适当减少总能量摄入量,在其早期给予"允许性低能量"的能量供给原则,待病情平稳后再逐步增加每日能量供给量;对于机械通气患者,由于存在呼吸肌被动运动,甚至短期抵抗,每日热量总需求应较REE增加10%~15%。

2. 蛋白质需要量的确定 计算总能量后,需确定患者的蛋白质需要量,以便计算非蛋白质热卡。呼吸系统疾病患者的蛋白质需要量同普通患者,即0.8~1.2g/(kg·d);也可参考前文提及的根据应激情况选择蛋白质摄入。对于急性呼吸功能障碍患者可适量增加蛋白质摄入量,如维持热氮比为 100：1~150：1。

3. 非蛋白质热卡的分配　营养物质在转化为能量的过程中生成的 CO_2 与消耗的 O_2 之比称为呼吸商(respiratory quotient,RQ)。碳水化合物、蛋白质和脂肪的呼吸商分别为 1、0.8 和 0.7,碳水化合物的比例越高,产生的 CO_2 就越多,肺通气负荷越大,对呼吸系统疾病的影响越重。因而为减轻呼吸系统的负担,应适当调整碳水化合物与脂肪的功能配比。建议 COPD 患者的碳水化合物与脂肪供能比为 2：3~1：1。基本原则为高脂肪、低碳水化合物,但必需葡萄糖的供给也是必要的,因脂肪代谢也需葡萄糖参与。对于机械通气患者,如为 I 型呼吸衰竭时,摄入过多的脂肪乳会加重气体弥散障碍,可参考普通患者的配比,即脂肪乳占非蛋白质热卡的 30%~40%;如为 II 型呼吸衰竭,则应减少二氧化碳的生成,即参考 COPD 的配比。对于肠内营养制剂的选择,可优先考虑选取脂肪供能比高的品种。

4. 其他营养素　除补充三大能源物质外,也应根据患者情况补充电解质、微量元素等营养素,需要量同普通患者。此外也可补充与特异性营养支持有关的营养成分,如精氨酸、谷氨酰胺、ω-3 脂肪酸等。近年研究表明,ω-3 脂肪酸的补充可抑制炎症反应,并可使肺动脉压下降,改善肺血管通透性。

5. 营养支持途径　目前的观点认为早期肠内营养可发挥促进肠功能恢复、维护肠黏膜屏障功能、预防肠道细菌移位、加强免疫调控功能、调整肠道微生态等作用。有研究表明,在胃肠功能正常的情况下肠内营养对 COPD 患者具有更多优势。ARDS 患者尽早营养支持有益于减轻高分解代谢带来的营养不良,利于原发病控制。全肠内营养组较全肠外营养组获得更佳的正氮平衡,有时也会肠内营养联合肠外营养,而等胃肠功能恢复后肠内营养再逐渐取代肠外营养。

第四节　药学监护要点

一、患者状况评估

慢性呼吸系统疾病患者存在体重丢失和运动能力减退,因而早期而正确地对此类患者进行营养风险筛查,进而进行营养评定至关重要。而处于呼吸系统疾病急性期时,也存在经验性地给予营养支持干预。

在给予营养支持之前,应尽早对上述呼吸系统疾病患者进行营养风险筛查和营养状态评估,以便尽早对符合营养支持的适应证的患者进行营养支持疗法,稳定机体能量代谢需要,纠正负氮平衡。对于已行营养支持的患者,应每周对患者进行营养状态评估,以便及时调整营养支持方案。

二、并发症的监护

1. 肠内营养制剂导致的并发症 包括消化道并发症、机械性并发症和代谢性并发症。

(1)消化道并发症:腹泻是肠内营养最为常见的并发症,腹泻的发生往往与肠内营养使用不当(如温度过低、滴注速度过快、乳糖不耐受、乳糜泻等)有关,可以通过合理应用及更换适宜的制剂(如含纤维素的制剂)避免或减少其发生。

(2)机械性并发症:误吸易导致吸入性肺炎,严重的可危及生命。为了降低误吸风险,可将患者的床头抬高30°~45°,并在喂养结束后保持30分钟。胃潴留易发生胃食管反流,使得误吸风险增高。

(3)代谢性并发症:肠内营养所引起的代谢性并发症较肠外营养少。

2. 肠外营养制剂导致的并发症 肠外营养支持疗法的并发症包括置管并发症、输注并发症和代谢性并发症。其中与临床药师相关的常见代谢性并发症如下:

(1)电解质紊乱:如低钾血症、低镁血症、低磷血症。

(2)血糖代谢异常:如高血糖与低血糖均有报道,与输注的葡萄糖总量、滴注速度过快和胰岛素用量相关。

(3)韦尼克脑病:长期输注肠外营养液而给予维生素不足时,则易引起维生素 B_1 缺乏导致的韦尼克脑病。

(4)肝胆功能异常:长期肠外营养支持疗法易导致肝功能异常,通常在1~2周内出现血清肝脏酶系升高和胆汁淤积,常为短期的轻度升高,应尽早开启肠内营养。

(5)肠黏膜萎缩:长期肠外营养由于肠道空闲导致肠黏膜萎缩甚至肠道屏障受损,进而引起细菌移位、全身炎症反应等症状。临床上可使用谷氨酰胺制剂或尽可能地给予少量肠内营养预防。

(赵 彬 张翠莲 梅 丹)

参 考 文 献

[1] 索博特卡. 临床营养基础. 4版. 蔡威,译. 上海:上海交通大学出版社,2013:455-464.

[2] 中华医学会重症医学分会. 呼吸机相关性肺炎诊断、预防和治疗指南（2013）. 中华内科杂志, 2013, 52（6）: 524-543.

[3] 梅丹, 于健春. 临床药物治疗学: 营养支持治疗. 北京: 人民卫生出版社, 2017: 86-104.

[4] BRIAN K A, ROBIN L C, MICHAEL E E, et al. Applied therapeutics: the clinical use of drugs. 10th ed. New York: Wolters Kluwer/Lippincott Williams & Wilkins, 2013.

第十二章　内分泌系统疾病营养支持疗法与药学监护

　　内分泌系统疾病是内分泌腺或内分泌组织本身的分泌功能和 / 或结构异常时发生的综合征，还包括激素来源异常、激素受体异常和由于激素或物质代谢失常引起的生理紊乱所发生的综合征。这类疾病主要有糖尿病、垂体疾病、甲状腺疾病、肾上腺疾病、甲状旁腺疾病及骨质疏松症等。由于内分泌系统疾病的特殊性，需要营养支持与药学监护的疾病主要以糖尿病为主，故本章着重介绍糖尿病患者的营养支持疗法与药学监护。

第一节　糖尿病疾病简介

　　糖尿病是以高血糖为特征的一组代谢性疾病，由胰岛素分泌缺陷和 / 或胰岛素作用缺陷所引起，以慢性高血糖伴碳水化合物、脂肪和蛋白质代谢障碍为特征。糖尿病时长期存在的高血糖导致各种组织，特别是眼、肾、心脏、血管、神经的慢性损害和功能障碍。

　　糖尿病的病因十分复杂，与多种因素相关。不仅不同类型的糖尿病的病因之间有显著性差异，甚至同种类型的糖尿病都可能具有不同的病因，其中包括种族与遗传因素、长期过度摄食、肥胖因素、精神因素、自身免疫。

　　糖尿病的临床表现典型时，患者往往出现空腹高血糖症；而临床表现不显著时，则于糖耐量减低后被确诊。故依据空腹血糖、随机葡萄糖和 / 或口服葡萄糖耐量试验可进行诊断。

　　大部分糖尿病患者可按照病因分为 1 型和 2 型糖尿病。相对于 2 型糖尿病而言，一般情况下 1 型糖尿病起病较急，且患者群体常为青少年和儿童，常出现典型的"三多一少"症状，具体表现为多饮、多尿、多食和体重减轻。有时一些患者会出现生长过慢、身体虚弱和消瘦的反应，并且 1 型糖尿病易发生酮症酸中毒的急性并发症，常表现为多饮、多尿、恶心、呕吐等。2 型糖尿病患者群体常为中老年人和肥胖的人，同时年龄较大的 2 型糖尿病患者易发生糖尿病非酮症高渗性昏迷,也极易发生心脑血管疾病,典型的症状包括多饮、多尿、食欲改变、体重减轻和反复性低血糖。

第二节　糖尿病常用治疗药物

糖尿病患者的主要表现为血糖升高,所以胰岛素、胰岛素促泌剂、胰岛素增敏剂等是治疗糖尿病的有效药物。

一、胰　岛　素

自1921年从动物胰腺中提取出胰岛素并成功用于治疗高血糖患者以来,胰岛素一直是糖尿病的主要治疗药物。胰岛素是胰岛 β 细胞分泌的一种蛋白多肽类激素,它能促进细胞对葡萄糖的摄取,增加糖原、脂肪酸和蛋白质合成,将体内多余的葡萄糖转化为糖原和甘油三酯等能量储存形式。

1. 动物胰岛素　包括牛胰岛素和猪胰岛素。优点是疗效确切、价格便宜,但容易发生过敏反应或胰岛素抵抗。目前,临床上常用的动物胰岛素为猪胰岛素。

2. 人胰岛素　是利用重组 DNA 技术生产的,与天然胰岛素有相同的结构和功能,纯度更高,不良反应更少,但价格较贵。按作用时间分为短效、中效和长效3种。

（1）短效胰岛素:是最常用的一种普通胰岛素,皮下注射、肌内注射或静脉注射后解聚为单体小分子发挥作用。皮下注射后20~30分钟起作用,2~4小时达峰浓度,持续5~8小时,一般在餐前30分钟皮下注射。提前进餐时间易导致血糖控制不佳,延后则易发生低血糖。

（2）中效胰岛素:又称低精蛋白锌胰岛素,起效时间为1.5~4小时,6~10小时达作用高峰,作用持续18~24小时。中效胰岛素皮下注射后缓慢平稳地释放,致低血糖的风险较短效胰岛素小,一般与短效制剂配合使用,提供胰岛素的日基础用量,与短效胰岛素配合使用时多在晚上注射。也可单独使用,多分为早、晚2次注射。当剂量较大时,达作用高峰时间会延迟,作用持续时间也会延长。

（3）长效胰岛素:即精蛋白锌胰岛素,为含有鱼精蛋白与氯化锌的胰岛素混悬液,振摇后应能均匀分散。皮下注射后,在注射部位逐渐释放出游离胰岛素而被吸收。注射后3~4小时开始生效,12~24小时达作用高峰,药效持续时间可达24~36小时。

3. 胰岛素类似物　是利用重组 DNA 技术,对人胰岛素的氨基酸序列进行修饰而生成的,具有与普通胰岛素不同的结构、理化性质和药动学特征。

与动物胰岛素和人胰岛素相比,发生低血糖的风险更小。包括速效和超长效2种胰岛素类似物。

(1)速效胰岛素:比普通胰岛素的结构更松散。皮下注射后起效时间为10~20分钟,最大作用时间为注射后1~3小时,降糖作用持续3~5小时。餐前注射吸收迅速,达峰时间短,能更有效地控制餐后血糖。患者使用时间更灵活,通常与中长效胰岛素合用。现有品种有门冬胰岛素、赖脯胰岛素、赖谷胰岛素。

(2)超长效胰岛素:起效时间为1.5~2小时,皮下注射后可24小时保持相对恒定的浓度,无明显的峰值出现。一般于睡前注射,不易发生夜间低血糖以及体重增加等不良反应。常用品种包括甘精胰岛素、地特胰岛素。

4. 预混胰岛素 将短效制剂和中效制剂以不同的比例混合,其作用时间在两者之间,一次注射后作用持续时间长达16~20小时。其中短效成分起效迅速,可较好地控制餐后血糖;中效成分缓慢持续释放,起替代基础胰岛素分泌的作用。

二、胰岛素促泌剂

1. 磺酰脲类 主要作用于胰岛β细胞膜上的磺酰脲受体,关闭细胞膜钾离子通道,导致细胞膜电位改变,开启钙离子通道,使钙离子内流,促使胰岛素分泌增加。本品仅适用于胰岛尚存一定功能的2型糖尿病患者。

2. 非磺酰脲类 具有氨基酸结构,能快速促进胰岛素分泌,降低2型糖尿病患者的糖化血红蛋白和餐后血糖。

三、胰岛素增敏剂

胰岛素增敏剂不仅能增强所分泌的胰岛素质量,增强受体活性,可间接保护胰岛功能,增强降糖效果;而且在预防和治疗糖尿病并发症、代谢综合征方面也具有重要意义。胰岛素增敏剂主要指噻唑烷二酮类药物(也称格列酮类),激活过氧化物酶体增殖物激活受体γ,改善胰岛素信号转导,以提高外周组织对胰岛素的敏感性,增加脂肪组织的葡萄糖氧化,增加肌肉组织对葡萄糖的摄取和利用,使肝糖输出减少而降低血糖。

四、减少糖来源的药物

1. α-葡糖苷酶抑制剂 主要是抑制小肠刷状缘葡糖苷酶活性,抑制双糖、多糖转化为单糖,使食物中的糖不易吸收,从而降低餐后血糖。目前主要药物有阿卡波糖、伏格列波糖和米格列醇。

2. 双胍类 通过减少糖原生成和增加葡萄糖的外周利用,从而降低血糖。临床上应用的主要有二甲双胍，其临床应用最广泛，是肥胖型糖尿病患者的首选药物。

第三节　营养支持疗法方案

一、营养支持疗法的目的

糖尿病营养支持的主要目的是改善患者的营养状态，维持患者良好的代谢状态，使血糖尽可能达到或接近正常水平，降低各类并发症的发生风险，改善患者的临床结局。

高血糖可导致酮症酸中毒、非酮症高渗性昏迷、脱水及高脂血症等并发症，通过损害机体免疫功能而增加患者感染的发生率。因此，在糖尿病的营养支持中应特别强调对血糖的控制。长期有效地控制血糖可以明显延缓或减少糖尿病患者的远期并发症发生，提高患者的生活质量。

若机体遭受严重创伤或手术时，营养不良使糖尿病患者更易发生感染且感染更难控制，受压后压疮或溃疡的发生率增高且伤口难以愈合。合理的营养支持可以取得良好的效果。

二、营养配方组成

糖尿病患者的营养支持疗法可以选择肠内营养（EN）和肠外营养（PN）方式。

1. 蛋白质　目前未有足够的证据表明糖尿病患者的蛋白质摄入量相对于正常人有所不同，故仍选用健康成人的每日膳食供给量标准，即 0.8~1.0g/kg，能量比为 10%~20%。目前也无证据表明摄入正常量的蛋白质与糖尿病肾病的发生和发展相关。虽有研究表明高血糖状态可加速蛋白质分解，因此有学者主张增加糖尿病患者的蛋白质摄入量，但长期高蛋白和低糖类摄入的安全性和有效性尚不明确。若肾小球滤过率降低或确诊为糖尿病肾病，则需将蛋白质摄入量降至 0.6g/kg，该水平的蛋白质摄入量可能延缓肾小球滤过率降低。

2. 脂质　糖尿病肠内营养支持中脂肪控制的主要问题是调整脂肪酸的类型和脂肪总量，提高单不饱和脂肪酸（MUFA）供能比，并限制饱和脂肪酸（SFA）和胆固醇摄入量。

美国糖尿病协会提出的基于证据的脂肪推荐量标准为若蛋白质功能比为 10%~20%，则 80%~90% 的热量来自脂肪和糖类；SFA 和多不饱和脂肪酸（PUFA）供能比均应 < 10%，其余 60%~70% 的热量来自 MUFA 和糖类。对

于体重和血脂正常者,限制脂肪产能比 < 30%;其中 SFA 和 PUFA 产能比均应 < 10%,剩余部分(为 10%~15%)由 MUFA 提供。胆固醇摄入量 < 300mg/d。对于低密度脂蛋白增高者,应进一步限制 SFA 供能比 < 7%,且胆固醇摄入量 < 200mg/d。对于甘油三酯和极低密度脂蛋白胆固醇增高者,适量增加 MUFA 摄入量,限制 SFA 供能比 < 10%,同时减少糖类供能比至 50% 以下。

3. 碳水化合物　过去碳水化合物(CHO)占总能量的比例很低,先后从 30%、40% 和 50% 一直提高到当前的 60%~65%。但这对每个糖尿病个体所选用的比例有一定的差异,而且将糖尿病患者在过去常处于饥饿状态下进行纠正。通过临床研究,也认识到提供一定量的碳水化合物有利于胰岛功能恢复,且与提高对胰岛素的敏感性有关。

4. 微量元素　微量营养素对糖尿病病情缓解、减少并发症及促进糖尿病患者增寿都有较好的作用。β- 胡萝卜素有较强的抗氧化及调节免疫功能的作用;维生素 E 是强抗氧化剂,长期补充不仅能抑制氧化应激,有助于糖尿病的控制,还能预防和延缓糖尿病并发症的发生;维生素 C 是有效的抗氧化剂,大剂量维生素 C 有降血糖作用。糖尿病患者因存在对食物摄入量的限制,临床上经常存在某些维生素缺乏,如维生素 B_1、维生素 B_2 缺乏;特别对老年糖尿病患者,存在 B 族维生素缺乏。

5. 水　糖尿病患者因血糖增高,出现高渗性利尿,致尿量增加,刺激口渴中枢而出现多饮症状。患者有明显的口渴感能及时喝水补充,但在症状缓解后,患者少喝水或甚至不喝水的现象存在,人体对水的摄入不足。老年糖尿病患者对口干的反应较差,缺水状态更加明显。水的补充主要是经肠内补充。

6. 膳食纤维　糖尿病患者的养身健体十分重要。膳食纤维可吸附葡萄糖,能使其吸收减慢,并抑制升糖激素分泌,可充分发挥体内胰岛素的作用,预防血糖升高与糖尿病。

7. 谷氨酰胺　Borel 等发现,谷氨酰胺可增加胰岛素介导的葡萄糖利用,降低血糖,建议将谷氨酰胺作为营养支持时的辅助用药。

8. 生长激素　较大剂量的重组人生长激素可使血糖升高,其原因为葡萄糖氧化和向组织细胞转运受到抑制,而肝脏的葡萄糖输出和氧化则不受影响,因此造成高血糖和高胰岛素血症。如在肠内营养支持时同步使用生长激素,应密切监测血糖变化,相应增加胰岛素用量。

三、使 用 方 法

1. 肠内营养　糖尿病患者肠内营养支持的目的是供给适量的能量,将血糖控制在基本接近正常水平。肠内营养较少引起高血糖反应,鉴于绝大部分糖尿病患者仍具有完整的或部分消化道功能，因此对糖尿病患者，营养支持应首选肠内营养途径，EN较少引起高血糖反应。

（1）适应证

1）经口摄食不足或不能经口摄食且胃肠道有功能的糖尿病患者首选肠内营养。

2）糖尿病患者在严重感染、手术、创伤或败血症等状态下糖代谢紊乱会急剧恶化，出现高血糖等代谢性并发症，在进行PN支持的同时往往需要EN支持。对这类患者短期营养支持的目的并非寻求热量平衡，应允许这些患者的摄入量低于常用量。

3）无肝肾功能障碍的住院糖尿病患者EN支持的适应证和营养需求评估与非糖尿病患者基本相同，但对于肥胖患者应适当减少热量供给量。

（2）肠内营养方法

1）用肠内营养泵经空肠插管，24小时持续均匀输入。

2）靠重力经胃管持续滴入。

3）间歇少量分次滴入（口服摄入），一般每2~4小时1次，每次50~250ml。

由于输入速度、频度和剂量不同，单位时间内输入体内的CHO量也不同，故这几种方法对血糖的影响程度各异，24小时持续输入时血糖波动最小。

EN的供给原则为从小剂量、低浓度、低速度、低频度开始，逐渐增加剂量，直至达到目标能量供给量。有条件者应选择糖尿病专用特殊EN配方，利于血糖控制。

处于应激状态的糖尿病患者和采取空肠饲喂者应选择持续不间断输入；对病情稳定者可采用重力滴入法或间歇少量分次滴入（口服摄入）。

（3）肠内营养配方：相对于通用型肠内营养配方，专用于糖尿病患者的肠内营养配方有以下几种。

1）用果糖或木糖醇取代部分葡萄糖：果糖的血糖指数低于葡萄糖和麦芽糖糊精，它从小肠的吸收速度低于后两者，而肝脏对果糖的摄取与代谢在很大程度上不依赖胰岛素。木糖醇作为一种蔗糖代替物可在磷酸戊糖循环中独立代谢，也不依赖胰岛素的作用。

2）MUFA含量增高：在三大产热营养素中，脂肪供能比可增高至50%，而MUFA产热占脂肪产热的60%~70%，对改善糖尿病患者的血糖、血脂具有多个方面的作用。

3）添加可溶性膳食纤维：一般剂量为20~30g/d，可较好地控制餐后血糖，改善高胰岛素血症。高纤维膳食降低餐后血糖的主要机制是纤维可使膳食黏稠度增高，减慢胃排空速度和跨小肠黏膜静水层弥散，使纤维在小肠的转运时间长,延缓碳水化合物的吸收。此外,可溶性膳食纤维在结肠内经细菌发酵后可分解为短链脂肪酸,很容易被结肠黏膜吸收,成为不依赖胰岛素而利用的能量。

4)蛋白质可来自整蛋白、短肽和游离氨基酸。

5)用改良木薯淀粉作为 CHO 的主要成分:通过氢键而聚集成分子量较大的物质或形成脂肪 - 淀粉复合物,减慢淀粉酶水解淀粉的速度,可明显降低糖尿病患者的餐后血糖和胰岛素升高幅度。

在应用糖尿病专用肠内营养配方时,应常规监测患者的血糖,及时发现和纠正高血糖或低血糖。病情平稳需要营养支持的患者的血糖应严格控制在 5.5~8.3mmol/L,而处于应激状况下的患者的血糖则应控制在 5.5~11.1mmol/L。只有血糖得到控制,才能保证肠内营养支持的安全性和有效性。

2. 肠外营养　糖尿病的肠外营养应用已成为传统医学的重要组成部分。糖尿病患者长期控制饮食,导致营养不良或营养素摄入不平衡。当患者无法采用 EN 支持或采用 EN 支持无法满足患者的营养素摄入量时,可采用肠外营养支持。

(1)适应证

1)在严重感染、手术、创伤及烧伤等高分解高代谢的应激状态下,机体无法有效提供和利用大量营养底物而出现高血糖等并发症,可使用全肠外营养(TPN)支持。

2)患者存在食管动力障碍、糖尿病性胃轻瘫、便秘、腹泻等症状。

3)需要血液透析的患者在 EN 不足以供给的情况下,透析中 PN 可作为 EN 的补充。

(2)肠外营养方法:中心静脉或外周静脉 24 小时持续输注。实施 PN 支持须遵循个体化原则,合理的营养支持有助于保持血糖稳定、避免血糖过高或过低,同时保证能量和基本营养素摄入量。

(3)肠外营养配方:相对于非糖尿病患者的 PN 配方有以下特点。

1)正常人的葡萄糖耐受能力为 0.5g/(kg·h),在 TPN 支持时,机体经适应后,葡萄糖耐受能力可增至 1.2g/(kg·h)。因此,在正常机体的 TPN 支持中,体重 50kg 以上的患者可接受 600~1 400g/d 葡萄糖。婴儿和年轻人的葡萄糖代谢率最大,随年龄增长,葡萄糖的代谢利用率下降。

2)增加外源性胰岛素的补充,每 4~6g 葡萄糖给予 1U 普通胰岛素,有时需更多的胰岛素,需根据血糖、尿糖监测结果进行调整。当外源性胰岛素加入全营养混合液中时,为避免胰岛素过量所引起的低血糖,可将计算所需的胰岛素总量的 2/3 加入营养液中,再根据临床监测结果皮下注射胰岛素补充量。

3)脂肪乳是当前被认为较理想的一种提供能量、生物合成碳原子及必需脂肪酸的静脉制剂,糖尿病患者 TPN 时脂肪乳可提供更多的能量,改善氮平衡。脂肪乳需要与葡萄糖合用,脂肪所供给的能量以占总能量的 50% 为宜,常用量为 1~2g/(kg·d),高代谢状态下可适当增加。

4)对于合并糖尿病的术后患者,如需肠外营养支持,推荐采用"允许性低摄入"方案。迄今为止,国内外尚无统一的、被广泛接受的低热量摄入标准。根据哈佛大学 Beth Israel Deaconess 医疗中心的经验,胃肠道或胸腔术后患者,尤其是术后最初几天内,平均热量供给量为 22~24kcal/(kg·d)。对年龄偏大、长期蛋白质-能量营养不良且活动量不大者应该减少热量供给量;对年龄较小、有复合性外伤者,受伤前营养状态良好,且病后有较严重的系统性炎症反应者可适当增加热量供给量。

(4)使用肠外营养的患者的血糖管理规范

1)接受肠外营养治疗的糖尿病患者在发生感染性并发症时与非糖尿病患者相比,需增加 5 倍量的胰岛素。

2)血糖水平应控制在 5.55~8.33mol/L(100~150mg/dl)。

3)糖尿病患者的葡萄糖摄入量 < 100~150g/d。对于接受过胰岛素、口服降血糖药治疗,或者空腹血糖 > 11.11mol/L(200mg/dl)的糖尿病患者,葡萄糖摄入量不能超过 100g/d。

4)胰岛素的起始剂量为 0.1U/g 葡萄糖;如果是高血糖患者,则为 0.15U/g 葡萄糖。

5)开始肠外营养支持的 3 天内,每 6 小时测 1 次尿糖,每日测 1 次血糖。

6)糖尿病非酮症高渗性昏迷多见于老年人,在有糖尿病、尿毒症和严重应激状态下,营养液输注太快、糖浓度相对过高而使血糖骤升所致。一旦发生应立即停输营养液,补充低渗盐水和钾,应用外源性胰岛素,但要防止血糖下降过快。应用肠外营养支持时人体内源性胰岛素分泌量相对增加,若突然停用肠外营养支持疗法,而体内的胰岛素仍处于高水平状态,就有可能发生严重的低血糖。为了避免上述情况,在准备停用肠外营养时应先逐渐减量或用等渗糖进行过渡,然后完全停用。

第四节 药学监护要点

一、患者状况评估

对糖尿病患者应该及早进行营养指标检测和营养评定,以指导制定营养治疗计划。及时的营养评定和营养治疗将有助于避免各种糖尿病并发症的发生,以此作为营养支持疗法的依据。一般情况下糖尿病患者入院后,由医师或护士对患者进行营养评定,临床药师作为营养支持小组的成员,对患者进行较全面的营养评定可以发挥临床药师在治疗团队中的作用,在充分掌握患者状况的基础上,对于存在危险因素的患者选择营养支持疗法方案,并进行疗效评价。

1. 一般情况评估 参照第七章第四节

2. 营养风险筛查 参照第七章第四节。

3. 营养状态评估 进行营养治疗前应充分考虑到糖尿病患者可能存在营养不良,并对其营养与代谢状态作出正确评估,这是选择最佳营养支持疗法方案的前提。营养状态评估包括主观与客观两部分,迄今为止对营养不良的评价没有金标准,尚无一项指标能够准确、全面地评价营养状态。对于近期体重丢失达 10%~20% 的患者,如有中度或重度应激就应接受营养治疗。急性应激患者的分解状态常会持续 6~10 天以上,可有 20% 的体重丢失,故应迅速及时进行营养支持。

二、营养支持疗法方案的干预

1. 营养配方的选择 营养配方的合适选择包括安全、有效和经济 3 个方面。对于糖尿病患者,所选择的 EN 和 PN 配方组成与其他疾病基本一致。大多数营养制剂在常规用法时比较安全,临床药师应当关注根据患者的具体情况选择或调整营养配方,有助于达到个体化治疗的目的。

2. 给药途径 绝大部分糖尿病患者具有完整的消化道功能,营养支持途径应首选肠内营养。肠内营养制剂中降低碳水化合物的入量,增加脂肪所占的比例,有助于避免餐后高血糖的发生。不能管饲或不能耐受管饲的患者可用肠外营养。若行肠外营养,需要根据患者情况选择外周静脉或中心静脉输注肠外营养液,不同的静脉对液体渗透压的耐受程度不同。

3. 剂量和疗程 营养治疗中营养制剂的剂量一般反映在能量的给予上,不同年龄、不同身高和体重、不同疾病状态的患者其能量需要量是不一样的,尤其是在 PN 中,能量的计算尤为重要(参见第二章第二节)。另外还应关注营养液的滴注速度,无论是 PN 还是 EN,滴速快慢可能会导致不同的临床结果。

关于营养制剂的疗程,特别在 PN 治疗中,使用时间过长可能会对肝肾功能造成影响,临床药师应加强对患者的临床体征和实验室指标的监测以避免此类情况的发生。

三、治疗效果评价

糖尿病的营养支持疗法可以采用动态营养评定及其他疗效评价,同时也对疾病活动程度进行动态评估。如营养支持的目的已达到,可考虑停用;营养支持疗法不能奏效时,应及时查明原因;营养支持用于维持缓解时,可长期使用。

1. 营养状态动态评估　参照第七章第四节。

2. 体脂和体细胞群(BCM)　参照第七章第四节。

3. 糖尿病患者的血糖控制　目标值为空腹血糖 4.44~6.66mmol/L,睡前血糖 5.55~7.77mmol/L,糖化血红蛋白 < 7%。应激状态下住院患者的血糖可保持在 5.55~11.1mmol/L,而对病情平稳者则希望血糖稳定在 5.55~8.33mmol/L。

4. 其他指标　血浆蛋白包括白蛋白、运铁蛋白、前白蛋白、视黄醇结合蛋白等;肌酐 - 身高指数;尿羟脯氨酸指数;机体免疫功能检测等也可用于评估营养支持疗法的效果。

四、不良反应的监护和处理

绝大部分糖尿病患者具有完整的消化道功能,营养支持途径应首选肠内营养。肠内营养制剂中降低碳水化合物的入量,增加脂肪所占的比例,有助于避免餐后高血糖的发生。不能管饲或不能耐受管饲的患者可用肠外营养。

1. 加强对营养液配制过程的监控,保证按照正确的操作规程进行,保存时注意采用无菌技术防止污染。

2. 配制的营养液尤其是在冰箱中保存后,要在输入前复温到 30~40℃为宜。

3. 实施管饲必须考虑饲管的类型及部位、喂饲方法及速度、肠内营养制剂的配方等。如果选择经鼻胃管喂养,应采取持续不间断的给予方式。对于病情稳定的患者,重力滴注就可以获得较好的效果。以等渗低速为起点(30ml/h),再逐渐缓慢增加,多数患者可以耐受空肠喂养。有重度胃轻瘫的患者则可经空肠造口或胃造口管实施。

4. 1 型糖尿病以及合并严重感染、创伤、大手术和急性心肌梗死等的 2 型糖尿病必须接受胰岛素治疗。

5. 患者的胰岛素需要量受多种因素影响,如食品量和成分、病情轻重和稳定性、患者肥胖或消瘦、活动量、胰岛素抗体、受体激素和亲和力等。所以,胰岛素用量、胰岛素类型和给予方式(如皮下注射、静脉滴注等)主要根据血糖控制情况来调节。胰岛素与营养液混合输注时有一定量的胰岛素会

黏附于输液袋或输液管上,所以配制营养液后及时输注及密切监测血糖较为
重要。

五、相 互 作 用

1. 果糖对营养支持的影响　果糖的水溶解度很高,适于管饲。但进食浓
度过高可因小肠吸收不完全而引起腹痛、腹泻,长期大量摄入果糖还可能使
甘油三酯升高,对胰岛素的敏感性下降,故有其副作用。1998 年,美国糖尿病
协会建议果糖用量应小于总能量的 20%。还有研究者认为,果糖所能提供的
能量较少,不能满足患者的需求,部分患者在使用过程中发生遗传性果糖不
耐受,导致发生危及生命的并发症的风险增加。对于有乳酸酸中毒风险的危
重症患者,果糖的应用必须更加谨慎。基于以上各种缺陷,目前不推荐应用
果糖。

2. 木糖醇对营养支持的影响　木糖醇不依赖胰岛素代谢,所以使用木糖
醇会导致机体内的葡萄糖和胰岛素浓度较低。由于剂量限制以及需要长时间
监测,目前不推荐每日应用。

3. 脂肪对营养支持的影响　糖尿病肠内营养中的脂肪由长链甘油三酯
(LCT)和中链甘油三酯(MCT)提供。应注意 MCT 的生酮作用远强于 LCT,故
不宜用于糖尿病酮症酸中毒患者。应用 MCT 超过 1 周时应密切注意血、尿酮
体变化,并需补充 LCT,使其所含亚油酸的供能比达到 3%~4%。

4. 胰岛素输入方式对营养支持的影响　随手术创伤应激程度的增加和
消退,糖尿病患者对胰岛素的需要量可能有较大的波动,需随时调整,且高
分子输液袋可吸附胰岛素而降低其效价。因此,在糖尿病围手术期 TPN 支持
时,提倡将外源性胰岛素用微量的注射泵持续定量注入,可根据血糖监测结
果随时调整胰岛素剂量。在临床实践中,有时需输注某种非糖溶液,此时需
暂停胰岛素输入。

(刘皋林　张　渊　石卫峰　武　鑫)

参 考 文 献

[1] 张勃烨,赵霞. 严重烧伤合并 2 型糖尿病患者营养支持一例. 中华临床营养杂志,2010,
18(5):322.

[2] SANZ-PARIS A, CALVO L, GUALLARD A, et al. High-fat versus highcarbohydrate enteral
formulae: effect on blood glucose, C-peptide, and ketones in patients with type 2 diabetes
treated with insulin or sulfonylurea. Nutrition, 1998(14): 840-845.

[3] SCHREZENMEIR J. Rationale for specialized nutrition support for hyperglycemic patients.

Clinical nutrition, 1998, 17(Suppl 2): 26-34.

[4] MECHANICK J I, CHIOLERO R. Special commentary: a call for intensive metabolic support. Current opinion in clinical nutrition and metabolic care, 2008, 11(5): 666-670.

[5] 李宁, 于健春, 蔡威, 等. 临床肠外肠内营养支持治疗学. 北京: 中华医学电子音像出版社, 2012: 391-398.

[6] MCMAHON M M, NYSTROM E, BRAUNSCHWEIG C, et al. A.S.P.E.N. clinical guidelines: nutrition support of adult patients with hyperglycemia. Journal of parenteral and enteral nutrition, 2013, 37(1): 23-36.

第十三章 创伤应激患者营养支持疗法与药学监护

第一节 疾 病 简 介

应激反应（stress response，SR）指机体突然受到强烈的伤害性刺激（如创伤、重度烧伤、大手术、大失血、严重感染、中毒、缺氧及休克等）时产生的包括神经内分泌和功能代谢反应在内的一系列变化。应激反应是机体对外界刺激的一种非特异性防御反应。应激反应的持续时间短时不会对机体产生有害影响，但强烈且持续时间长的应激反应会对机体造成严重损害，甚至危及生命，此时转变为病理现象。这些病理现象可累及交感-肾上腺髓质系统、内分泌系统、免疫系统、单核吞噬细胞系统、凝血系统、循环系统和呼吸系统。如严重的应激反应可以导致脏器缺血、缺氧及全身炎症反应综合征（SIRS），甚至引发多器官功能障碍。

本章以烧伤应激为例。临床上多见的有烧伤后应激性溃疡（stress ulcer，SU）、应激性高血糖（stress hyperglycemia，SH）、应激性心律失常（stress arrhythmia，SA）所致的机体损害。SU 多发生在严重烧伤后的 48 小时以内，是由应激源诱发的急性胃肠黏膜损害，少有或没有炎症的特点。在危重烧伤早期，烧伤创面大量渗出、疼痛、恐惧等强烈的刺激致机体内脏缺血、缺氧，胃黏膜血流量减少，细胞能量代谢障碍，会削弱胃黏膜屏障，特别是严重烧伤休克期的低血流灌注会更严重地导致胃黏膜屏障损伤，胃黏膜屏障损伤是SU 发病的必要条件。胃酸和 H^+ 的作用一直被认为是溃疡发病和 SU 加重的重要因素，但 SU 期间胃酸一般不高，甚至减少。由于胃黏膜屏障受损，H^+ 浓度虽不高，但仍可逆行性扩散，出现胃壁内酸化。SH 是危重烧伤患者早期的共同特征，但是持续时间长，可发生高渗血症、高渗性利尿、全身脱水。当血糖 > 33mmol/L 时可使细胞内严重脱水引起意识障碍、抽搐、中枢性高热，甚至导致颅内出血，使病情加重，死亡率增加。SH 主要是由于应激时交感-肾上腺髓质系统兴奋可产生一系列代谢和功能改变，促进糖原分解，升高血糖。SA 是应激反应的主要心血管系统效应，应激激素适当增高，具有代偿意义。但如果应激源持续存在,大量内源性去甲肾上腺素和肾上腺素持续性升高还可能引起致命性心律失常和心肌坏死,导致病情进一步恶化,甚至引起难治性休克。

烧伤后应激反应是一系列体液、代谢、免疫和营养异常,其水平与烧伤创面的深度和面积成正比。严重烧伤后的代谢改变可分为 3 个阶段:①休克或清醒期;②急性分化代谢期或感染期;③顺应性合成代谢期或康复期。高代谢反应是烧伤后应激反应的重要表现,其是导致大面积烧伤患者死亡率增高的主要原因。这种高代谢常伴随着蛋白质分解加速、体重下降,机体处于负氮平衡状态,必须迫使内源性组织蛋白储备动员加速才能满足异常增高的能量需要量,并将引起功能细胞群缩小,不但使伤口愈合延迟,而且削弱抵抗感染的防御机制,甚至引起多器官功能障碍,最终导致死亡率增高。因此,针对这种高分解、低合成的代谢特点,及时提供全面的营养支持就显得特别重要,合理的营养支持是提高大面积烧伤患者的治愈率的关键。

第二节　常用治疗药物

抑制胃酸分泌类药物和胃黏膜保护剂类药物是目前临床控制 SU 的最有效的药物。SH 早期应用胰岛素能够迅速、有效地控制血糖水平。烧伤后的 SA 以窦性心动过速最为常见,烧伤面积超过 50% 的患者几乎都曾有过窦性心动过速的经历,其性质多数是功能性的。β 受体拮抗剂及强心药在临床上常应用于窦性心动过速导致的 SA。

一、抑制胃酸分泌类药物

1. H_2 受体拮抗剂　H_2 受体拮抗剂对于预防和治疗应激性溃疡及出血有肯定的疗效。目前应用最多的 H_2 受体拮抗剂是西咪替丁和法莫替丁。H_2 受体拮抗剂可阻断胃壁细胞膜上的组胺 H_2 受体,抑制腺苷酸环化酶,减少环磷酸腺苷(cAMP)合成和胃酸分泌。但也有报道提出,H_2 受体拮抗剂并不一定是预防烧伤后应激性溃疡发生的最佳选择,因为持续、过度的胃液 pH 升高应警惕引起反流性胃炎。

2. 质子泵抑制剂　对重症烧伤患者,可考虑质子泵抑制剂作为一线药物,预防应激性溃疡的发生。质子泵抑制剂如奥美拉唑、兰索拉唑、泮托拉唑等可选择性地抑制活动性分泌胃酸的壁细胞。

3. 生长抑素　生长抑素是一种多肽内分泌制剂,是人体内自然合成的能发挥抑制分泌作用的多肽类激素,可抑制胃酸分泌,减少门静脉与胃肠黏膜血流,保护胃黏膜对抗应激导致的损害,这些作用有利于控制应激性溃疡。

二、胃黏膜保护剂

在抑制胃酸的基础上可加用不影响胃酸分泌的黏膜保护剂如硫糖铝。有报道前列腺素可选择性地增加胃肠黏膜易发应激性溃疡的区域的血流,对胃肠黏膜亦有保护作用,用于治疗应激性溃疡有良好的效果。

三、胰　岛　素

高血糖降低人体对感染的防御能力,必须将血糖浓度控制在正常或接近正常水平。烧伤后应激性糖尿病的处理与一般外科糖尿病的处理相同,即在足够量的胰岛素的控制下继续给予高营养素摄入量。胰岛素剂量受病情、饮食热量和成分及感染等因素影响,一般开始治疗的前几天每次餐前试用胰岛素 4~8U,总量不超过 20U/d,以后根据餐前尿糖试验结果调整胰岛素用量。尿糖阴性时胰岛素剂量不变或减为 4U;尿糖每增加 1 个 +,胰岛素剂量相应增加 4U。在切痂、植皮手术前必须将血糖降至接近正常水平。一般认为血糖不宜超过 10mmol/L,尿糖应控制在 2 个 + 以下。在静脉输入的葡萄糖溶液中,按 3~5g 葡萄糖中加入 1U 胰岛素。

四、β 受体拮抗剂

当心率超过 140 次 /min,而且伴有胸痛、心悸等不适,或者影响心输出量时如心音减弱、脉压较小等情况,则需要对心肌给以保护。β 受体拮抗剂可以对抗肾上腺素及去甲肾上腺素兴奋心肌的作用,因而减慢心率、降低心肌张力、减少心肌耗氧。常用药物有酒石酸美托洛尔 50mg/ 次,每 8 小时 1 次,口服后 15 分钟即可见效,维持 5 小时以上;普萘洛尔片 10mg/ 次,3 次 /d,或普萘洛尔注射液 2.5~5mg 加入 5% 葡萄糖溶液 100ml 中缓慢静脉滴注。

五、强　心　药

如果休克经复苏补液已得到缓解,而心率仍超过 160 次 /min(小儿为 180 次 /min),可使用地高辛或去乙酰毛花苷等,以维持心率在 120 次 /min(小儿为 140 次 /min)以下。去乙酰毛花苷的常用方法为 0.4mg 加于 25% 葡萄糖溶液 40ml 中缓慢静脉注射,第 1 天达饱和量 1.2~1.6mg,以后维持剂量为 0.4mg/d。

第三节　营养支持疗法方案

一、创伤营养支持疗法方案

1. 营养支持疗法的目的　创伤（trauma）是指机械性致伤因子所造成的损伤，为动力作用造成的组织连续性破坏和功能障碍。创伤应激后机体出现一系列代谢变化，表现为静息能量消耗（REE）增高、高血糖、糖异生作用增强、蛋白质分解增强、脂肪动员加快、负氮平衡和机体细胞总体水平下降。此外，肝脏合成急性时相蛋白（C反应蛋白、纤维蛋白原、淀粉样A蛋白、铜蓝蛋白等）也增加。机体在创伤应激时会出现神经内分泌功能、炎症细胞因子产生和高代谢分解的改变，蛋白质分解代谢高于合成代谢，结果导致机体无足够的能量和氮源及其他营养素等来修复组织。

2. 营养配方组成

（1）总能量：中至重度受伤或伤害严重程度评分（ISS）为25~30分的患者必须接受根据Harris-Benedict方程计算为25~30kcal/（kg·d）或120%~140%的预计基础能量消耗（BEE）的总能量。

在严重头部受伤或格拉斯哥昏迷评分（GCS）< 8分的患者中，非药理性瘫痪者必须接受约为30kcal/（kg·d）或约为140%的测量的静息能量消耗（MREE）的总能量，瘫痪者必须接受约为25kcal/（kg·d）（约100%的MREE）的总能量。

在脊髓损伤后的最初2周内，四肢瘫痪者必须接受20~22kcal/（kg·d）的总能量的营养治疗（按Harris-Benedict方程计算的结果，为预计BEE的55%~90%），截瘫者必须接受22~24kcal/（kg·d）的总能量的营养治疗（根据Harris-Benedict方程计算的结果，为预计BEE的80%~90%）。

（2）蛋白质：大多数受伤患者需要约1.25g/（kg·d）的蛋白质。

（3）糖类：对于烧伤患者，糖类摄入量不能超过5mg/（kg·min）[约为25kcal/（kg·d）]，非烧伤性创伤患者可能需要更少。超过这个范围可能使患者容易发生与过度营养治疗相关的代谢性并发症。尚无充分的证据推荐危重症患者采用低剂量碳水化合物联合胰岛素治疗。对未加选择的危重症患者，不应早期添加肠外营养和静脉补充大剂量葡萄糖。

（4）脂肪：维持在总能量的30%，烧伤或创伤患者在急性期脂肪应零摄入或尽量少摄入，可最大限度地降低感染的发生率，缩短住院时间。必须认真监测静脉滴注的脂质或脂肪摄入量，并将其维持在总能量的30%以下。建议降低ω-6脂肪酸/大豆油脂肪乳的剂量。

（5）益生菌：基于3项1级和20项2级研究结果，推荐危重症患者使用益生菌。

（6）谷氨酰胺：基于1项1级研究，强烈建议肠外与肠内途径联合补充大剂量谷氨酰胺不适用于存在休克与多器官功能衰竭的危重症患者。

3. 使用方法

（1）经口摄食是首选途径。

（2）躯体和腹部严重钝器伤和穿透伤以及严重头部受伤而接受胃肠管营养治疗的患者，直接小肠通道是获得成功的营养治疗的必要条件。大多数头部损伤患者由于胃轻瘫的关系，其胃内营养治疗可能最早要在伤后约3或4天获得成功。这部分有小肠通道的患者能耐受小肠内营养治疗。如果早期肠内营养治疗不可行或不能被耐受，则必须实行肠外营养治疗。对于有腹部穿透伤和钝器伤及建立小肠通道的患者，大多数患者在完成复苏并取得血流动力学稳定后可以实行肠内营养治疗。腹部创伤指数（ATI）评分较高的患者，特别是 ATI＞40分者，达到肠内营养治疗目标比率的增加速度要减慢一些。严重烧伤患者在复苏期间要尽可能早地实行肠内营养治疗，以预防或尽量减轻胃轻瘫；如果推迟胃内营养治疗时间，特别是推迟到18小时以后，则胃轻瘫的发生率可能升高。

（3）患者在受伤后不久，最好在获得血流动力学稳定和完成复苏后实行全肠外营养。在严重受伤的患者中，如果在第7天不能成功进行肠内营养治疗，则必须开始行肠外营养（PN）。在受伤后第7天不能耐受其肠内营养治疗目标比率为50%以上的患者，必须给予实行TPN，但在患者能耐受50%以上的肠内营养治疗时逐渐减量至完全停止使用。

二、烧伤营养支持疗法方案

烧伤后，机体对能量和蛋白质等营养素的需要量显著增加，如不加强合理的营养治疗，会导致感染等并发症，影响预后。烧伤后，体内会有大量的能量消耗，创面有大量的蛋白质渗出。烧伤后的代谢反应分为短暂的、代谢低下的低潮期及活动增强的高潮期，后者又分为分解代谢期及合成代谢期。

1. 营养支持疗法的目的　烧伤后的代谢反应主要指高潮期的分解代谢，包括安静状态下的代谢率增加，蛋白分解量、氮排出量增加，体重明显减轻，糖不耐受和脂肪动员增加。烧伤分解代谢期使用完全静脉营养可明显减少用血量，并使患者获得正氮平衡。静脉营养液以高渗葡萄糖（25%）和高浓度氨基酸溶液（4.25%）为主，长期应用必须补给必需脂肪酸，多种维生素及适量钾、镁、磷和微量元素（锌、铜、铁、碘），必需时加入胰岛素、ATP、辅酶A。

2. 营养配方组成

（1）总能量：烧伤面积为 20%~30% 的患者，其能量需要量不超过非烧伤患者所需的能量需要量。烧伤面积达 50% 以上的患者的每日能量需要量可按以下公式计算，即成人的每日能量需要量（kJ）=105×体重（kg）+167×烧伤面积（%）、8 岁以下儿童的每日能量需要量（kJ）=251×体重（kg）+146×烧伤面积（%）；热氮比以 150~200kcal：1g 为宜。

需要对烧伤创面进行频繁清创的烧伤患者必须在术中持续实行肠内营养治疗，因为这种营养治疗方式很安全，并可以更成功地达到有关能量和蛋白质的目标。

（2）蛋白质：在烧伤后的不同时期，机体对蛋白质的需要量有很大的差异。烧伤后 7~16 天时的蛋白质需要量最多，为 3.20~3.94g/（kg·d）。分解代谢旺盛期患者对蛋白质的需要量很大，应供给充足，宜占总能量的 20% 左右。成年烧伤患者的蛋白质摄入量应达到 120~200g/d，优质蛋白应占 70% 以上。烧伤患者的蛋白质需要量计算公式为成人的蛋白质需要量（g）=1.0×体重（kg）+3.0×烧伤面积（%）、儿童的蛋白质需要量（g）=3.0×体重（kg）+1.0×烧伤面积（%）。并发肾功能不全、消化功能严重紊乱，以及血液中的尿素氮异常升高时应适当减少蛋白质供给量。

另外，某些氨基酸具有特殊作用，也应适量补充。谷氨酰胺是应激状态下小肠黏膜的唯一能量来源，对于维持胃肠黏膜完整性及其正常功能、预防肠源性感染具有重要作用。甲硫氨酸可转变为半胱氨酸而具有解毒作用，可保护肝脏。甲硫氨酸的甲基可用于合成胆碱，有抗脂肪肝作用。色氨酸、苏氨酸、胱氨酸和赖氨酸也都有抗脂肪肝作用。精氨酸代谢后在肠道内产生较多的氮气，可抑制肠道细菌生长繁殖，预防患者发生肠源性感染。最近的研究认为，使用高浓度的支链氨基酸溶液可改善能量供给量不足，减轻分解代谢反应，促进蛋白质合成，恢复免疫功能。

（3）糖类：糖类是能量最丰富的来源，还具有保护肝肾功能、预防代谢性酸中毒和减缓脱水的作用，应供给糖类 400~600g/d。

（4）脂肪：脂肪要选择含必需脂肪酸、磷脂丰富的食物，如大豆制品和鸡蛋等，以满足组织细胞再生的需要。每日脂肪供给量可占总能量的 20%~30%，成年患者的供给量通常按 2g/（kg·d）计，重度烧伤者增至 3~4g/（kg·d）。急性期脂肪应摄入或尽量少摄入，并发胃肠功能紊乱及肝脏损害时需适当减少脂肪供给量。

（5）维生素：维生素需要量约为正常供给量的 10 倍，烧伤面积越大、程度越重，需要量越多。具体需要量见表 13-1。

表 13-1　烧伤患者的每日主要维生素需要量

烧伤面积 /%	维生素 A/U	维生素 B$_1$/mg	维生素 B$_2$/mg	维生素 B$_6$/mg	维生素 C/mg
< 30	10	30	20	2	300
30~50	20	60	40	4	600
> 50	30	90	60	6	900

（6）无机盐和微量元素

1）钠：在烧伤后血清钠常出现波动，休克期钠离子浓度下降，以后逐渐升高，烧伤后 10 天左右达到平衡。但也有患者在并发高渗性脱水或败血症时出现高钠血症。如果患者不发生水肿及肾功能障碍，可以不限制钠盐，每日从膳食中摄入食盐 6g 左右即可。

2）钾：在烧伤早期血钾升高，但在整个烧伤病程中由于尿中和创面渗出液均丢失钾，故较多出现低钾血症，常与负氮平衡同时存在。在供给大量蛋白质的同时需补充钾，以促进机体对氮的有效利用。每 1g 蛋白质分解代谢放出 0.5mg 钾，钾（mmol）：氮（g）最好为 5：1~6：1。

3）锌：机体含锌总量约 20% 分布在皮肤，多与蛋白质结合。烧伤时皮肤损害不仅直接丢失锌，蛋白质分解代谢也丢失锌。烧伤后尿锌排出量增加，甚至可持续 2 个月。口服硫酸锌可提高血清锌水平，缩短创面愈合时间，锌对创伤愈合具有明显的促进作用。口服补锌量一般应达到正常人推荐量的 10 倍。

4）磷：磷可使腺苷二磷酸（ADP）进一步磷酸化为腺苷三磷酸（ATP），对能量代谢很重要，血清磷降低时应立即补充。另外，对镁、铁、铜、碘等容易缺乏的元素也应及时补充。

（7）水：烧伤早期，大量水分从创面丢失，约为正常皮肤水分丢失量的 4 倍。对于严重烧伤患者，应供给水 2 500~3 500ml/d。一般肥胖者比瘦者的水分蒸发量更多。烧伤患者长期发热也蒸发很多水分。在给予高浓度的营养液时，更应多给患者饮水，以免引起高渗性脱水。

3. 使用方法

（1）口服营养是最主要的途径，不仅经济，而且营养素完全。面部深度烧伤结成焦痂，口周围植皮影响进食者，口唇周围烧伤后，瘢痕挛缩的小口畸形，有的仅容一指通过，以及口腔面部烧伤、口腔牙齿固定等妨碍进食的这些特殊部位烧伤患者，食物均应用高速捣碎机打碎或煮烂过箩，不经咀嚼即可下咽，以改善消化条件。

（2）管饲营养主要用于患者的消化功能良好，但有口腔烧伤（尤其是会厌烧伤），其他原因导致进食困难（如颜面、口周严重烧伤而张口困难），或老人、小儿进食不合作者。管饲部位有鼻饲、胃肠造口和空肠造口。严重烧伤早期胃肠功能紊乱，管饲可用要素膳（合剂将要素膳粉剂与大豆油乳剂以生理盐水稀释配制而成）。鼻饲硅胶管的管径为0.15~0.25cm，可将营养液借助输注泵于24小时持续滴入或间断滴入每2小时1次，每次150~200ml。用电脑装置控制进液的温度与速度；温度以37~38℃为宜，过冷易刺激胃肠蠕动不适，过热引起胃黏膜烫伤；速度开始宜慢，成人为40~50ml/h，1周以后逐渐加至50~60ml/h，过快、过急会造成反胃、呕吐；鼻饲液不可过浓，避免引起高渗性脱水。应保证水分摄入量，注意患者的消化情况，观察有无腹胀、腹泻及大便性状，据此以调整营养液的质和量。匀浆食物比较黏稠，滴入时必须用输注泵辅助。

（3）经口加管饲营养：在患者经口进食不能完全满足营养素需要量的情况下，可采用经口与管饲相结合的营养治疗。

（4）经口加经外周静脉肠外营养：采用经口营养或要素膳仍不能满足蛋白质和能量需要量时，可同时采用经外周静脉肠外营养。外周静脉输注的营养液应等渗或较等渗稍高，如果用5%葡萄糖和3%结晶氨基酸溶液，每1 000ml供给总能量1 260kJ（300kcal）或非蛋白质热卡（NPC）170kcal和4.4g氮，如同时输注脂肪乳，则更能提高NPC摄入量。

（5）肠外营养（PN）：对于肠内营养有禁忌证、4~5天内不能满足能量需要量、上消化道化学烧伤及烧伤面积超过40%的患者需要给予肠外营养，主要用于严重消耗而又不能采用经口/经肠营养的患者。应经常测定血糖和尿糖，以确定胰岛素用量；并加强护理，每日查尿氮及血尿素氮、血清电解质、血糖、尿糖，定期查肝功能及其他有关化验。注意真菌感染和全身性感染。

（6）肠外营养若采用深静脉置管，同一部位的置管时间不得超过7天（PICC除外）；如通过无感染创面置管，则不得超过3天。

（7）对接受营养治疗的烧伤患者应定期进行营养评定，若有可能可采用间接测热法每周测定1~2次患者的能量需要量，以决定需供给的能量。

三、危重症患者营养支持疗法方案

许多危重症患者存在明显的应激过程，在创伤后的最初阶段以代谢减少为特征的"退潮期"后，分解代谢激素如胰高血糖素、儿茶酚胺和肾上腺皮质激素分泌增加，出现胰岛素抵抗，以及细胞因子、氧自由基和其他局部介质增加等。危重症患者的代谢变化常表现为全身炎症反应。当这种反应过于剧烈或持续时间较长时就可能导致糖、脂肪和蛋白质代谢严重失调，出现代谢亢进和分解代谢增加,其中糖代谢变化尤为突出,机体会产生不同程度的胰岛素抵抗现象,表现为糖利用率下降、出现高血糖症,而任何程度的高血糖症都可能使感染性并发症发生率升高,从而导致疾病复发或加重。

1. 营养支持疗法的目的 危重症患者常无法自主进食,机体组织必须消耗自身能量贮备以满足能量需要。但不同于饥饿所致的自身消耗,营养治疗只能通过减轻能量-蛋白质负平衡而起到一定的补偿作用,不能扭转机体分解代谢状态。因此,对于危重症患者,营养治疗的目的是提供细胞、酶等代谢所需要的能量与营养底物,维持组织器官结构与功能。只有在恢复阶段才能够逆转负氮平衡。此外,某些特殊物质可能有助于调节代谢紊乱与免疫功能、增强机体抗病能力、改善预后。

2. 营养治疗时机 对危重症患者,维持机体水、电解质平衡属于挽救生命的治疗。而营养治疗不是急诊治疗,必须在血流动力学稳定(包括药物等治疗措施控制下)的情况下才能进行。危重症患者的营养治疗只有在生命体征稳定[血流动力学、呼吸功能稳定(包括药物、呼吸机等治疗措施控制下)]的情况下才能进行。

危重症患者[如大手术后、重症急性胰腺炎、重度创伤、急性生理学和慢性健康状况评价Ⅱ(APACHE Ⅱ)>10分的住院患者]在应激期内的代谢反应可导致瘦体重(LBM)急剧消耗,引起内脏功能受损及修复功能与免疫功能显著下降。严重应激后机体代谢率明显增高,体重丢失平均为0.5~1.0kg/d,发生营养不良(体重丢失≥10%)。多个RCT研究及系统评价证明,早期营养治疗有助于改善危重症患者的临床结局,在入ICU后的24~48小时开始营养治疗。对重症颅脑损伤患者早期营养治疗可能提高生存率,减少致残率。临床研究资料表明,延迟营养治疗将导致危重症患者迅速出现营养不良,并难以被以后的营养治疗所纠正。营养治疗不足及蛋白质能量负平衡将直接导致营养不良发生,并与血流感染相关,影响ICU患者的预后。因此,连续5~7天无法经口摄食达到营养素需要量的危重症患者应当给予营养治疗。而一旦早期EN不能改善营养不良,即可于3~5天起添加PN。

综上所述,营养治疗应遵循以下时机:①水、电解质与酸碱平衡紊乱基本纠正;②休克复苏后,循环及呼吸功能趋于稳定;③无大出血;④血糖平稳或在胰岛素控制下趋于平稳;⑤经初步处理或血液净化治疗,肝肾衰竭趋于稳定。

3. 营养治疗原则

(1)尽早治疗:在复苏早期、血流动力学尚未稳定或存在严重的代谢性酸中毒阶段,均不是开始营养治疗的安全时机;此外还需考虑不同原发病、不同阶段的代谢改变与器官功能的特点,在存在严重肝功能障碍、肝性脑病、严重氮质血症、严重高血糖未得到有效控制等情况下营养治疗很难有效实施,此时维持水、电解质平衡最为重要。在避开炎症早期的代谢抑制阶段后,尽早对危重症患者进行 EN 治疗,可阻断营养不良与免疫功能低下的恶性循环,避免因肠道细菌移位所致的严重感染及 MODS 发生,并有助于改善肠黏膜结构和功能,维持肠道完整性,预防应激性溃疡。

(2)宁缺毋滥,合理供给:在营养治疗开始时,营养素供给量应恰到好处,供给原则应是"量入为出,宁少勿过"。营养素供给量过多则增加患者的代谢负担,加重病情;供给量过少则对已处于危重状态的患者"雪上加霜"。

合理的能量供给量是实现重症患者的有效营养治疗的保障。在应激早期,合并有全身炎症反应的重症急性患者的能量供给量在 20~25kcal/(kg·d)被认为是大多数重症患者能够接受并可实现的能量供给量目标,即所谓的"允许性低能量喂养"。其目的在于避免营养治疗的相关并发症,如高血糖、高碳酸血症、胆汁淤积与脂肪沉积等。值得注意的是,对于 ICU 患者,营养素供给时应考虑到危重机体的器官功能、代谢状态及其对补充营养底物的代谢、利用能力。在肝肾功能受损的情况下,营养底物的代谢与排泄均受到限制,供给量超过机体代谢负荷,将加重代谢紊乱与脏器功能损害。重症患者的营养治疗应充分考虑到受损器官的耐受能力。对于病程较长、合并感染和创伤的重症患者,病情稳定后的能量供给量则需要适当增加,目标喂养量可达 30~35kcal/(kg·d),否则将难以纠正患者的低蛋白血症。

(3)全面支持,控制应激性高血糖:主动补充外源性胰岛素,控制血糖在正常水平;另外还需主动补充维生素、微量元素等。应激性高血糖是 ICU 患者普遍存在的问题。临床研究表明,任何形式的营养治疗均应配合使用胰岛素控制血糖。严格控制血糖水平(6.11~8.13mmol/L)可明显改善重症患者的预后,使机械通气时间、入 ICU 时间、多器官功能障碍综合征(MODS)发生率及病死率明显下降。

4. 营养配方组成　随着对严重应激后体内代谢状态的认识,降低非蛋白质热卡中的葡萄糖补充量、葡萄糖∶脂肪保持在 60∶40~50∶50,以及联合强化胰岛素治疗控制血糖水平已成为重症患者营养治疗的重要策略之一。

(1)糖类:糖类(葡萄糖)是非蛋白质热卡(NPC)的主要部分,临床常用的是葡萄糖。葡萄糖能够在所有组织中代谢,提供所需要的能量,是蛋白质合成代谢所必需的物质,是脑神经系统、红细胞等所必需的能量物质,需要量>100g/d。其他如乳果糖、山梨醇、木糖醇等亦可作为能量来源,其代谢过程不需要胰岛素参与,但代谢后产生乳酸、尿酸,输注量过大将发生乳酸(果糖、山梨醇)或尿酸(木糖醇)血症。

PN 时大量补充葡萄糖会加重血糖升高、糖代谢紊乱及脏器功能损害的风险。过多的能量与葡萄糖补充可增加二氧化碳的产生,增加呼吸肌做功、肝脏代谢负担和胆汁淤积发生等,特别是对合并有呼吸系统损害的重症患者。

(2)脂肪:脂肪乳是 PN 治疗的重要营养物质和能量来源,其提供必需脂肪酸(EFA)并携带脂溶性维生素,参与细胞膜磷脂的构成。中/长链脂肪乳(MCT/ICT)和长链脂肪乳(LCT)是目前临床上经常选择的静脉脂肪乳类型。LCT 提供 EFA,由于 MCT 不依赖肉碱转运进入线粒体,有较高的氧化利用率,更有助于改善应激与感染状态下的蛋白质合成。危重成年患者的脂肪乳用量一般可占 NPC 的 40%~50%,为 1.0~1.5g/(kg·d);高龄及合并脂肪代谢障碍的患者的脂肪乳补充量应减少。脂肪乳须与葡萄糖同时使用才有进一步的节氮作用。含脂肪的全营养混合液应在 24 小时内匀速输注;如脂肪乳单瓶输注时,输注时间应＞12 小时。

(3)蛋白质:一般以氨基酸溶液作为 PN 蛋白质补充的来源,静脉输注的氨基酸溶液含有各种必需氨基酸(EAA)及非必需氨基酸(NEAA),EAA 与 NEAA 的比例为 1:1~1:3。稳定持续补充蛋白质是营养治疗的重要策略。ICU 患者的人体测量结果提示,蛋白质(氨基酸)供给量至少应达到 1.2~1.5g/(kg·d)。高龄及肾功能异常者可参照血尿素氮及肌酐变化。重症患者进行营养治疗时的能量:氮可降至 100~150kcal:1g。

5. 使用方法 根据营养素补充途径,临床营养治疗分为 PN 治疗(通过外周静脉或中心静脉途径)与 EN 治疗(通过饲管经胃肠管途径)2 种方法。

(1)EN 治疗

1)应用指征:胃肠功能存在(或部分存在),但不能经口正常摄食的重症患者应优先考虑给予 EN,只有 EN 不可实施时才考虑 PN;重症患者在条件允许的情况下应尽早使用 EN。通常早期 EN 是指进入 ICU 后的 24~48 小时内,并且血流动力学稳定,无 EN 禁忌证的情况下开始的肠道喂养。重症患者往往存在胃肠动力障碍,EN 时容易导致胃潴留、呕吐和误吸,建议对不耐受经胃营养或有反流和误吸高风险的重症患者(包括胃潴留、连续镇静或肌松、肠道麻痹、重症急性胰腺炎患者或需鼻胃引流的患者)选择经空肠营养。重症患者头高位可以减少误吸及其相关肺部感染的可能性。经胃营养的患者应严密检查其胃潴留量,避免误吸风险,通常需每 6 小时抽吸 1 次潴留量。如潴留量≤200ml,可维持原速度;如潴留量≤100ml,应增加滴注速度到 20ml/h;如潴留量≥200ml,应暂时停止输注或降低滴注速度。

在 EN 输注过程中,以下措施有助于增加对 EN 的耐受性:对 EN 耐受不良(胃潴留＞200ml、呕吐)的患者可用促胃肠动力药;EN 开始时营养液的浓度应由稀到浓;使用动力泵控制速度,滴注速度逐渐递增;在饲管末端夹加温器,有助于患者对 EN 的耐受。

2)禁忌证:当重症患者出现肠梗阻、肠道缺血时,EN 往往造成肠道过度扩张,肠道血运恶化,甚至肠坏死、肠穿孔;严重腹胀或腹腔间室综合征时,EN 会增加腹腔内压力,高腹压将增加反流及吸入性肺炎的发生率,并使呼吸、循环等功能进一步恶化,在这些情况下应避免使用 EN。对于严重腹胀、腹泻,经一般处理无改善的患者,建议暂时停用 EN。

3)EN 途径选择与营养管放置:①经鼻胃管途径常用于胃肠功能正常、非昏迷以及经短时间管饲即可过渡到口服膳食的患者。优点是简单、易行,缺点是反流、误吸、鼻窦炎、上呼吸道感染的发生率增加。②经鼻空肠置管喂养。优点在于因导管通过幽门进入十二指肠或空肠,使反流与误吸的发生率降低,患者对 EN 的耐受性增加;但要求在喂养的开始阶段营养液的渗透压不宜过高。③PEG 是指在纤维胃镜引导下行经皮胃造口将营养管置入胃腔。优点是去除鼻管,减少鼻咽与上呼吸道的感染性并发症,可长期留置营养管。适用于昏迷、食管梗阻等长时间不能进食,但胃排空良好的重症患者。④PEJ是在内镜引导下行经皮胃造口,并在内镜引导下将营养管置入空肠上段,可以在空肠营养的同时行胃腔减压,可长期留置。其优点除减少鼻咽与上呼吸道的感染性并发症外,还可降低反流与误吸风险,并在喂养的同时可行胃和十二指肠减压,尤其适合于有误吸风险、胃动力障碍、十二指肠淤滞等需要胃和十二指肠减压的重症患者。

（2）PN 治疗

1)应用指征:不能耐受 EN 和 EN 禁忌的重症患者应选择 PN 治疗途径。主要包括胃肠功能障碍的重症患者;由于手术或解剖问题,胃肠禁止使用的重症患者;存在尚未控制的腹部情况,如腹腔感染、肠梗阻、肠瘘等。

2)禁忌证:早期复苏阶段,血流动力学尚未稳定或存在严重的水、电解质与酸碱失衡;严重的肝衰竭、肝性脑病;急性肾衰竭时存在严重的氮质血症;严重的高血糖尚未控制。有关营养治疗的临床研究显示,早期 EN 使感染性并发症发生率降低,缩短住院时间。危重症患者应首先考虑 EN,因为可以获得与 PN 相似的临床营养效果,而且在全身性感染等并发症发生及费用方面优于 PN。有关比较外科危重症患者营养治疗方式的系统评价与 meta 分析结果证实,80% 的患者可以完全耐受 EN,另外 10% 可接受 PN 和 EN 混合形式营养治疗;其余 10% 胃肠不能使用,可选择 PN。危重症患者的胃肠结构与功能可耐受 EN 时应该选择 EN。

应该指出,危重症患者肠内营养不耐受的发生率高于普通患者,有回顾性调查(MICU)显示,仅 50% 左右的接受 EN 的危重症患者可达到目标喂养量[25kcal/(kg・d)],系统评价的结论为对于合并肠功能障碍的危重症患者,PN是其综合治疗的重要组成部分。研究显示,危重症患者不能用 EN 提供营养且合并营养不良,如不给予有效的 PN 治疗,死亡风险将增加 3 倍。存在营养不良风险的患者接受 PN 可能有益,EN 供给量不足并存在营养不良风险的患者需要 PN。如经 EN 途径无法摄入足够的营养素,应考虑加用部分 PN。但近来关于肠外营养的 meta 分析指出,对于严重营养不良、高代谢状态、连续数周不能进行 EN 的患者实施静脉营养的有效性尚不确定。

　　比较危重症患者早期经胃或经十二指肠营养治疗的多项研究表明,经胃管饲是简单可行的方法,临床转归与经十二指肠营养治疗的患者相似,并且胃通道可以比十二指肠更迅速和容易建立。因此,胃内营养治疗是值得首先选择的营养治疗方式。同样,文献证据表明,对于肠功能存在的危重症患者,经胃管饲与经空肠管饲对改善临床结局无明显差别,但是对于胃、十二指肠功能障碍患者或具有高风险的危重症患者可以行空肠喂养。研究显示,经胃、十二指肠 EN 可刺激胰腺并引发大量胰酶分泌,而经空肠 EN 则无此作用,这些患者空肠喂养应该在严格的临床观察下进行。对能耐受 EN 且能达到近乎目标值的患者避免给予附加的肠外营养,通过肠内营养不能充分进食的患者应补充给予肠外营养;对不能耐受 EN 的患者,认为谨慎地给予同样浓度(能量)的肠外营养是有效的,但不能超过患者的营养素需要量,提供低能量的营养治疗可能有效。此外,对于存在严重胃潴留或胃食管反流的患者,辅助给予促胃肠动力药(甲氧氯普胺等)有利于改善胃肠动力。

　　补充外源性能量,在危重症初期给予 20~25kcal/(kg·d)会伴随着少量良好的效果,在合成代谢恢复期供给量为 25~30kcal/(kg·d);严重营养不良患者的 EN 达 25~30kcal/(kg·d),如未达到这个目标,应补充给予肠外营养。对于病程较长、合并感染和创伤的危重症患者,在应激与代谢状态稳定后能量补充需要适当增加,目标喂养量可达 30~35kcal/(kg·d),否则将难以纠正患者的低蛋白血症。近年来的多中心研究证明,切实可行的营养治疗管理方案有助于使更多的患者达到目标能量供给量和提高 EN 所占的比例,以及保证EN 的有效实施。氮平衡监测显示,EN 比 PN 的代谢效应好,更能促进正氮平衡。提示 EN 可抑制危重症患者的应激反应,减轻机体分解代谢,促进蛋白质合成。因此我们认为,只要患者的肠道功能允许,应尽早使用 EN;但对胃肠功能障碍、不能耐受胃肠营养的患者,可采用 PN,也可采取早期静脉营养,然后混合营养,逐步过渡到全肠内营养。

第四节　药学监护要点

一、患者状况评估

　　对于烧伤患者,在进行烧伤严重程度评估的基础上,还应根据烧伤严重程度进行营养风险筛查。对有营养风险者需进行营养状态评估,以此作为营养支持疗法的依据。一般情况下烧伤患者入院后,首先由医师或护士对患者进行烧伤严重程度评估,根据烧伤程度选择相应的抢救措施。指南(*Specific Guidelines for Disease-adults*)认为Ⅱ或Ⅲ度烧伤患者可能有营养风险,应该给予营养筛查以确定是否需要正规的营养评定和营养治疗计划。中华医学会临床指南认为体表面积 20% 以上的浅度烧伤或体表面积 10% 以上的深度烧伤应采取营养支持。

临床药师作为医院营养支持小组的成员,对患者进行较全面的营养评定可以发挥临床药师在治疗团队中的作用,在充分掌握患者状况的基础上,对于存在危险因素的患者选择营养支持疗法方案,并进行疗效评价。

1. 一般情况评估　参照第七章第四节。

2. 营养状态评估　由于烧伤伤情的特点,通常所用的营养筛查指标不一定适用于烧伤患者,所以目前尚缺乏满意的指标评估烧伤患者入院时的营养状态。除应对患者或其家属了解伤前饮食、体重、营养状态,以及有无疾病、水肿、腹水及营养缺乏外,主要需根据患者的烧伤严重程度设定患者的营养支持方案,重点在热量和蛋白质需求。

二、营养支持疗法方案的干预

1. 营养配方的选择　对于烧伤患者,烧伤创面修复需要蛋白质,所以需要高蛋白的营养液。至于特殊营养素,由于谷氨酰胺在严重烧伤患者血浆中的含量明显下降,应用肠内或肠外途径均可能有益。在监测、控制好血糖水平的条件下,伤后 1~2 周起应用重组人生长激素是安全的,可以促进创面愈合,并且并不增加患者死亡率和并发症。烧伤早期短肽制剂的应用更有利于肠内营养的实施,添加合生元的肠内营养有利于重度烧伤内毒素血症的改善。

2. 给药途径　创伤患者的临床诊疗指南指出对于中至重度烧伤患者应尽可能早地开始肠内营养,入院后尽可能早用管饲。对不能接受或虽能接受肠内营养支持,但不能满足营养需求者可采取肠外营养。但是迄今为止还未有足够的数据证明早期开始肠内营养相对于延迟开始的优越性。国内的专家普遍认为早期给予肠内营养的利益更多。但当严重烧伤早期出现血流动力学不稳定的情况时不能给予营养支持,否则会加重机体代谢紊乱,但可以给予少量肠内营养物质,目的是保护肠黏膜屏障;存在肠内营养的禁忌证或 4~5 天内不能满足能量需要量时应改用肠外营养。术中给予肠内营养(十二指肠)安全有效;采用同一部位的深静脉置管时间不得超过 7 天(PICC 除外);无感染创面置管则不得超过 3 天。

3. 剂量和疗程　营养治疗中营养制剂的剂量一般反映在能量的给予上,

不同年龄、不同身高和体重、不同烧伤严重程度的患者其能量需要量是不一样的；关于营养制剂的疗程，特别在肠外营养治疗过程中，使用时间过长可能会对肝肾功能造成影响，临床药师应加强对患者的临床体征和实验室指标的监测以避免此类情况的发生。

三、治疗效果评价

营养支持疗法可以采用动态营养评定及其他疗效评价，同时也对烧伤患者的恢复程度进行动态评估。如营养支持的目的已达到，可考虑停用；营养支持疗法不能奏效时，应及时查明原因；营养支持用于维持缓解时，可长期使用。

目前根据中华医学会指南，对于烧伤患者的治疗效果评价主要根据患者的体重变化和一些相关实验室检查进行。体重的动态测定是烧伤患者营养监测的一项重要指标（表 13-2），体重变化（%）=[通常体重（kg）– 实测体重（kg）]/通常体重（kg）。血清蛋白的动态测定结果是烧伤患者营养监测的较为方便而主要的指标（表 13-3），常用的血清白蛋白的半衰期较长，约 20 天，运铁蛋白为 8~10 天，前白蛋白为 2 天，视黄醇结合蛋白的半衰期仅 10~12 小时，它们在一定程度上可反映总体蛋白的变化。尤其前白蛋白的变化由于其半衰期短，是临床药师需要关注的。另外，营养不良和总淋巴细胞计数也相关（表 13-4）。

表 13-2　体重变化评定标准

时间	中度体重丢失 /%	重度体重丢失 /%
1 周	1~2	> 2
1 个月	5	> 5
3 个月	7.5	> 7.5

表 13-3　营养不良和血清蛋白的关系

营养状态		白蛋白 /（g/L）	运铁蛋白 /（g/L）	前白蛋白 /（mg/L）	视黄醇结合蛋白 /（mg/L）
正常		35~45	2.5~3	157~296	2~76
营养不良	轻度	28~34	1.5~ < 2.5	100~156	
	中度	21~27	1~ < 1.5	50~ < 100	
	重度	< 21	< 1	< 50	

表 13-4　营养不良和总淋巴细胞计数的关系

营养状态	总淋巴细胞计数 /（ ×10⁸/L ）
正常	＞ 20
轻度营养不良	12~20
中度营养不良	8~ ＜ 12
重度营养不良	＜ 8

四、不良反应的监护和处理

如前所述，对烧伤患者的营养支持疗法主要建议采取以 EN 方式为主，严重烧伤和特殊情况下采用以 PN 方式为辅。EN 与 PN 治疗时的常见并发症与不良反应如第五章和第六章所述。对于烧伤患者 PN 支持治疗的不良反应是我们临床药师需要关注的重点。

1. 糖代谢异常　表现为高血糖、糖尿和渗透性利尿。

2. 蛋白质代谢异常　一些氨基酸代谢异常的患者可能发生高血氨；输入过多的盐酸盐型结晶氨基酸可能发生高氯性代谢性酸中毒。

3. 脂肪代谢异常　长期无脂肪乳的肠外营养支持可出现必需脂肪酸缺乏；输入脂肪乳过多、过快可能发生高脂血症，偶见脂肪栓塞。

4. 肝脏和胆道并发症　肝功能异常、胆囊结石等。

对于 PN 的这些不良反应，临床药师需严密监测患者的水、电解质、酸碱平衡及肝肾功能、血糖等，发现异常及时与医师沟通并及时处理。一旦患者的胃肠道能接受营养治疗时，应即开始 EN 治疗。由于重症烧伤患者的抗生素使用时间长，二重感染的现象较为多见，真菌侵袭性感染的死亡率较高，所以对于 EN 与 PN 的配制，临床药师应严格监督营养液的无菌配制以及导管的无菌处理，关注与导管相关的感染性并发症，尽可能地防止发生二重感染的发生；如出现严重的感染与导管相关，则应立即拔管。

（郑　璇　高　申　田　泾）

参 考 文 献

[1] 杨宗城. 中华烧伤医学. 北京：人民卫生出版社，2008：771.

[2] 孙永华. 临床诊疗指南：烧伤外科学分册. 北京：人民卫生出版社，2007.

[3] ZHOU Y P, JIANG Z M, SUN Y H, et al. The effect of supplemental enteral glutamine on

plasma levels, gut function, and outcome in severe burns: a randomized, double-blind, controlled clinical trial. Journal of parenteral and enteral nutrition, 2003, 27(4): 241-245.

[4] PENG X, YAN H, YOU Z Y, et al. Glutamine granule-supplemented enteral nutrition maintains immunological function in severely burned patients. Burns, 2006, 32(5): 589-593.

[5] 韩春茂. 烧伤患者(成人)的营养支持指南. 中华普通外科学文献(电子版), 2008, 2 (1): 6-7.

[6] 索博特卡. 临床营养基础. 4版. 蔡威, 译. 上海: 上海交通大学出版社, 2013.

第十四章 肿瘤患者营养支持疗法与药学监护

第一节 概　　述

一、恶性肿瘤患者营养不良流行情况

恶性肿瘤是全球范围内的重大公共卫生问题,其死亡率呈逐年上升的趋势,已成为 21 世纪威胁我国人类生命健康和导致死亡的首位因素。恶性肿瘤患者并发营养不良及恶病质的发生率很高,有调查显示,40%~80% 的恶性肿瘤患者存在营养不良,且恶病质是导致约 20% 的肿瘤患者最终死亡的主要原因。大量研究证实,营养不良的发生率与肿瘤类型、部位、大小、分期、抗肿瘤治疗方法和个体敏感性相关。不同类型的肿瘤患者的营养不良发生率不同,变化范围为 9%~85%(表 14-1)。其中,胰腺癌患者的营养不良发生率最高,其次为食管癌、胃癌、头颈部癌、肺癌及结直肠癌,泌尿系统肿瘤患者的营养不良发生率最低。由上可见,消化系统肿瘤患者更容易面临营养不良的风险。另外,头颈部肿瘤患者因解剖部位特点易影响进食,也是营养不良的高风险人群之一;营养不良的发生在老年肿瘤和晚期肿瘤患者中也更常见,而其他肿瘤如乳腺癌、白血病和淋巴瘤发生营养不良的风险较低。

表 14-1　不同类型肿瘤的营养不良发生率

肿瘤类型	营养不良发生率 /%	肿瘤类型	营养不良发生率 /%
胰腺癌	80~85	肺癌	45~60
胃癌	65~80	结直肠癌	30~60
食管癌	60~80	妇科肿瘤	15
头颈部癌	65~75	泌尿系统肿瘤	10

二、恶性肿瘤患者营养不良发生的原因

恶性肿瘤患者营养不良发生的原因较为复杂,相关的发病因素间相互作用,共同促进营养不良的发生,主要包括以下几个方面:①肿瘤作为快速生长细胞,其自身分泌的细胞因子介导系统性炎症反应可导致营养代谢异常,表现为食欲下降、全身葡萄糖更新加快、胰岛素抵抗、脂肪和蛋白质分解加快,以及脂肪和肌肉组织进行性消耗,这是引起许多癌症患者食欲改变和体重丢失的重要原因。②肿瘤局部作用造成的影响与肿瘤位置和大小有关,如消化道肿瘤快速增长后可直接压迫或阻塞消化道,引起吞咽困难、疼痛、梗阻等不良反应,进而严重影响营养物质吸收。③抗肿瘤治疗(如放化疗)导致多种副作用发生(表14-2和表14-3)。化疗药物在抗肿瘤的同时极大地影响机体营养状态,可引起恶心、呕吐、食欲下降、乏力、黏膜炎、味觉改变、腹胀、腹泻等,造成肿瘤患者营养素摄入不足或丢失,进而引起营养不良;放疗在杀伤恶性肿瘤细胞的同时,对周围的正常组织或器官也不可避免地造成损伤,且在不同部位放疗产生的症状不同,这些症状使营养物质摄入量和吸收减少、营养状态恶化。④肿瘤患者的精神和心理因素,如抑郁、焦虑、失眠等可引起食欲下降,不利于营养物质吸收;其他还有医护人员对营养不良认识不足、患者家庭经济能力有限等均可造成营养不良的发生。

表 14-2　化疗药物对营养状态的影响

化疗药物	对营养状态的影响
顺铂、达卡巴嗪、氮芥、环磷酰胺、多柔比星、阿糖胞苷	严重呕吐、食欲下降
甲氨蝶呤、氟尿嘧啶、放线菌素 D	严重的黏膜炎
多柔比星、长春碱、博来霉素	严重的黏膜炎,甚至溃疡
伊立替康、甲氨蝶呤、氟尿嘧啶、放线菌素 D、阿糖胞苷	严重腹泻、脱水

表 14-3　放疗对营养状态的影响

放射部位	对营养状态的影响
颅内肿瘤	恶心、呕吐
头颈部肿瘤	吞咽困难、放射性黏膜炎、咽痛口干、口腔溃疡、味觉损伤
食管肿瘤	放射性食管炎、吞咽困难、食管疼痛
胸部肿瘤	吞咽困难、纤维化
腹部肿瘤	恶心、呕吐、溃疡、黏膜炎、腹泻、炎症、穿孔

三、营养支持在肿瘤治疗中的意义

营养不良及恶病质常常密不可分，而体重丢失作为恶病质的主要特点，已被广泛认为是影响肿瘤患者不良预后的明确指标之一。大量研究表明，营养不良可引起患者体重丢失、生活质量下降和生存时间缩短，还可导致对抗肿瘤治疗的反应下降而影响治疗效果，甚至引起各种并发症和死亡率增加。在一项纳入 907 名肿瘤患者的研究中，Nourissat 等报道体重下降与生活质量的各个方面密切相关，如机体功能、认知、社会关系、疲倦、恶心、疼痛、食欲下降和腹泻。另有研究报道，营养不良的肿瘤患者化疗时，体重丢失和低蛋白血症可明显增加化疗毒性。肿瘤患者一旦发生营养不良，则再住院率增加、住院时间延长、心境改变（如沮丧、焦虑、抑郁）和生活质量降低。

因此，对于存在营养不良或营养不良风险的肿瘤患者，为减少不良反应、提高生活质量及延长生存期，有必要积极给予合理的营养干预，以改善营养状态。大量研究证实，营养支持可提高营养不良肿瘤患者对放化疗治疗的耐受能力，减少不良反应发生，并可以减少大腹部手术的并发症，缩短住院时间，减少住院费用。另外，随机对照试验和前瞻性研究表明，对于可治愈性肿瘤，无论是否给予相应的抗肿瘤治疗，营养支持和抗癌症恶病质治疗能够明显提高患者的生存率。在肿瘤姑息性治疗阶段，营养支持还可提高患者及家属的生活质量。这些均表明营养支持在肿瘤治疗中起非常重要的作用，对此医护人员有必要密切关注肿瘤患者的营养状态，做到早发现、早预防，以便及时进行合理有效的营养治疗干预。

第二节　癌症恶病质

一、癌症恶病质的定义与分类

晚期肿瘤患者常常伴随恶病质发生，约 20% 的肿瘤患者最终直接死于恶病质，因此恶病质是肿瘤治疗的一个重要方面。目前，有关癌症恶病质的定义有不同说法，主要有以下几种：欧洲肠外肠内营养学会（ESPEN）指南指出，癌症恶病质（cancer cachexia）是一种复杂的综合征，其特点为严重的、慢性的、进行性的、不知不觉的体重降低，经常伴有畏食、早饱和乏力等表现，且对营养支持不敏感或部分敏感。这种癌症恶病质的定义相当全面，同时考虑主要临床表现和代谢特点，但在临床实践中实用性不强。除这种定义外，还有 2 个更客观的关于癌症恶病质的定义和分类。Fearon 等基于 170 例晚期胰腺癌体重丢失的患者提出癌症恶病质主要包括 3 个特点，即体重下降 ≥ 10%、营养素摄入量≤ 1 500kcal/d、CRP 浓度≥ 10mg/L。这个定义得到临床症状和病理生理特征的支持，并且能够被预后所验证，但它有一些缺点，包括不能按不同的严重性对患者进行分类；难以在无专业医师指导下评估出院癌症患者的饮食情况；还需要血液学检查，因此需要对患者进行二次评估。另外，Bozzetti 和 Mariani 提出将癌症恶病质定义为体重丢失≥ 10%，伴有或不伴有下列情况之一，如食欲缺乏、早期畏食和疲劳（图 14-1）。体重丢失≤ 10% 定义为前期恶病质。根据体重丢失的程度和上述症状的进展，Bozzetti 和 Mariani 等将癌症恶病质分为 4 个阶段，即阶段Ⅰ为体重丢失< 10%，无症状；阶段Ⅱ为体重丢失< 10%，伴 1 个或多个症状；阶段Ⅲ为体重丢失≥ 10%，无症状；阶段Ⅳ为体重丢失≥ 10%，伴 1 个或多个症状。

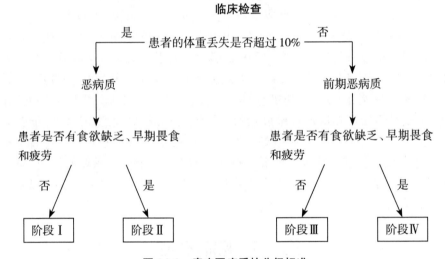

图 14-1　癌症恶病质的分级标准

　　此分类方法的研究共纳入 1 307 例肿瘤患者，其阶段分级越高，出现不良预后的可能性越大。该分类方法主要依据体重丢失和恶病质相关症状，因而使用方便，亦方便非专科医师或护士使用。此外，它可用于回顾性分析比较各种不同治疗方法对癌症恶病质的疗效，也有助于为体重丢失的肿瘤患者制定合理的营养干预方案。Kenneth Fearon 在《癌症恶病质的定义与分类：国际共识》中首次提出将恶病质诊断分为 3 期：恶病质前期，即体重下降≤ 5%并存在畏食或糖耐量减低等；恶病质期，即 6 个月内体重下降＞ 5%，或基础 BMI < 20kg/m² 者体重下降＞ 2%，或有肌肉减少症者体重下降＞ 2%；难治期，即预计生存＜ 3 个月，PS 评分低，对抗肿瘤治疗无反应的终末期。但这种方法目前还没有在临床上广泛应用，其实用性尚待进一步考察。

二、癌症恶病质的发生机制

癌症恶病质的发生机制比较复杂,是由多种因素构成的,主要机制如下:①营养素摄入量减少,可能因为肿瘤直接侵犯消化道,或通过释放细胞因子及类似的食欲抑制物等来干扰消化功能,从而影响营养物质吸收;②激活机体的炎症细胞因子进而导致代谢异常,包括机体对肿瘤反应性产生的炎症细胞因子如 IL-2、IL-8、TNF-α、INF-γ 等,以及由肿瘤组织产生的特异性水解因子如肿瘤脂质活动因子(LMF)和蛋白分解诱导因子(PIF)等,能诱导急性时相蛋白反应,当作用于肝脏时还可诱导 C 反应蛋白产生。肿瘤细胞自身分泌的细胞因子可在局部发挥作用,对碳水化合物、脂肪及蛋白质代谢产生影响(表 14-4)。肿瘤特异性水解因子 PIF 和 LMF 可直接促进蛋白质和脂肪分解。PIF 是一种存在于多种肿瘤恶病质患者尿液中的硫糖蛋白,能够通过 NF-κB 激活泛素化途径使骨骼肌降解。LMF 还能够通过下调脂蛋白脂肪酶加速脂肪分解或上调激素敏感性脂肪酶而使血浆游离脂肪酸增加。总之,这些因子均可向机体传递加强分解代谢的信号,而系统性炎症反应则会削弱食欲、减轻体重。

表 14-4　癌症恶病质时炎症细胞因子对碳水化合物、脂肪及蛋白质代谢的影响

细胞因子	碳水化合物	脂肪	蛋白质
IL-1	糖异生增加;葡萄糖清除加快	脂肪分解加快;脂肪酸合成增加;脂蛋白脂肪酶(LPL)合成减少	肝脏蛋白质合成增加
IL-6		脂肪分解加快;脂肪酸合成增加	肝脏蛋白质合成增加
TNF-α	糖异生增加;葡萄糖清除加快;糖原合成减少,分解加快 乳酸生成增加	脂肪合成减少	肌蛋白分解增加;肝脏蛋白质合成增加;蛋白质氧化增加
IFN-γ		脂肪合成减少,分解加快;LPL 的活性降低	

第三节　肿瘤患者的风险评估与营养需求

一、恶性肿瘤患者的营养风险筛查和评估

恶性肿瘤患者常出现营养不良的情况,营养不良通常伴随更差的生活质量及更高的发病率和死亡率。恶性肿瘤患者的营养治疗已成为恶性肿瘤多学科综合治疗的重要组成部分。要进行合理的营养治疗,首先需要正确评估每个肿瘤患者的营养状态,筛选出具备营养支持疗法适应证的患者,及时给予治疗。

(一)传统的营养评定

传统的营养评定通常包括体格检查、人体测量和血液生化检查,这是应用最广泛的评价方法。相应的指标有身高和体重、BMI、三头肌皮褶厚度(TSF)、上臂肌围(MAMC)、上臂围(MAC)及血清白蛋白、前白蛋白及运铁蛋白等。癌症恶病质常伴随机体的炎症反应激活,因此有时也需要测定血清CRP含量。

(二)营养风险筛查工具

PG-SGA 和 NRS 2002 已在肿瘤患者营养评定中被证实灵敏度和特异性高,因而成为临床上肿瘤患者营养状态评估的主体。

1. PG-SGA　PG-SGA 量表是根据 SGA 量表修改而成的一种使用较广泛的粗筛量表,与标准 SGA 量表相比,其具有较高的灵敏度和特异性,是美国营养师协会所推荐的应用于肿瘤患者营养筛查的首选方法。详见第二章第三节。

2. NRS 2002　欧洲肠外肠内营养学会(ESPEN)推荐采用 NRS 2002 对住院患者进行营养风险筛查。详见第二章第三节。

二、恶性肿瘤患者的代谢变化

恶性肿瘤患者常发生一系列代谢变化,包括能量消耗增加,蛋白质、脂肪、碳水化合物代谢异常,维生素及微量元素缺乏。

1. 能量　研究显示,肿瘤患者的能量代谢一般比正常者高约 10%,但并不会引起机体发生明显改变。肿瘤患者的体重丢失非常明显,其中除能量摄入量减少外,机体能量消耗增加也是一个重要因素。

2. 碳水化合物　肿瘤患者常见胰岛素分泌不足或外周组织对胰岛素产生抵抗,造成葡萄糖不耐受,主要表现为血糖水平升高、血糖清除减慢、葡萄糖转换增加及乳酸生成量增加。

3. 脂肪　肿瘤本身释放的脂溶性因子均可使脂肪分解加速、合成减少,

同时血清脂蛋白脂肪酶的活性降低,最终使血浆内的非必需脂肪酸水平非持续性升高,产生高脂血症。另外,由于食物摄入量减少与脂肪摄入有限,促发体重下降。

4. 蛋白质　肿瘤患者有不同程度的蛋白质缺乏,这与患者体内的蛋白质转换率增加、肝脏蛋白质合成增加而肌蛋白合成减少相关。肌蛋白分解使患者机体消瘦,体重下降。

5. 维生素　肿瘤患者可发生多种维生素缺乏,特别是抗氧化维生素,如β-胡萝卜素、维生素 C、维生素 E 等。此外,其他维生素如维生素 B_{12}、叶酸的含量也有不同程度的降低。

6. 微量元素　肿瘤患者体内的硒、锌含量降低,从而造成抗氧化能力和细胞免疫功能降低。此外,胃癌患者还可见到血钴和锰含量下降。

7. 水和电解质　肿瘤患者体内常见水及电解质紊乱,如脱水、低钠血症、低钙血症、低蛋白血症等。有严重水和电解质失衡的肿瘤患者还可出现严重腹泻或呕吐,同时部分晚期肿瘤患者约 10% 可出现高钙血症,还伴有血中的碱性磷酸酶升高、尿钙增加。

由于肿瘤患者存在这些代谢改变,特别是三大能量代谢异常(表 14-5),因此需评估患者的营养状态,根据患者的个体情况制定合理的营养治疗方案,以改变患者的营养状态,提高机体的抗氧化能力和免疫功能。

表 14-5　肿瘤患者的主要代谢改变

碳水化合物	脂肪	蛋白质
氨基酸、乳酸和丙氨酸糖异生增加;葡萄糖水平与再循环增加;胰岛素抵抗	脂肪分解加快、合成减少;LPL 的活性降低;丙氨酸和脂肪酸转化增加;血浆内非必需脂肪酸水平非持续性升高;血脂非持续性升高	肌蛋白分解增加、合成减少;肝脏蛋白质合成增加;全身蛋白质转化增加

三、恶性肿瘤患者的营养素需要量

(一)热量需要量

肿瘤患者的每日消耗量和正常人相差无几,卧床患者为 $20\sim25kcal/(kg\cdot d)$,非卧床患者为 $25\sim30kcal/(kg\cdot d)$。其中葡萄糖 $\leqslant 5g/(kg\cdot d)$,脂肪为 $0.5\sim1g/(kg\cdot d)$。

(二)糖脂比

肿瘤组织缺乏降解脂肪的关键酶,很少利用脂肪供能,而是依赖葡萄糖酵解获得能量。减少葡萄糖供给量可能减少肿瘤的能量来源。同时,肿瘤机体对葡萄糖的耐受性较差,因此不宜大量使用葡萄糖。脂肪供能宜占非蛋白质热卡的 30%~50%。

(三)蛋白质需要量

营养状态良好者可按 0.8~1.2g/(kg·d)供给;严重营养消耗者可达 1.5~2.0g/(kg·d)供给。

(四)水和电解质需要量

水一般按 30~40ml/(kg·d),同时遵循"量出为入""按缺补入"的原则,使尿量维持在 1 000~1 500ml/d,血清电解质维持在正常水平。老年人以及存在心、肺、肾等多器官功能衰竭的患者需防止液体过多。

第四节　化疗患者营养支持疗法

一、化疗患者营养支持的目标和原则

(一)营养支持目标

阻止营养不良进程,治疗营养不良;强化抗肿瘤治疗效果,增强抗肿瘤治疗的依从性;减少抗肿瘤治疗引起的不良反应;改善生活质量;纠正或延缓体重下降及蛋白质-能量营养不良。

(二)营养支持原则

1. 严重营养不良或因胃肠道障碍和其他代谢、药物、放疗等毒性因素预期患者饮食不足超过 1 周者应给予肠内或肠外营养支持,并尽可能地同时进行抗肿瘤治疗。

2. 营养良好或仅有轻度营养不良并预期自然饮食足够的癌症患者在手术或放化疗时无须特殊营养支持。

3. 无证据表明对放化疗无效的进展期癌症患者,肠外营养能产生有益作用。

二、化疗患者营养支持疗法指征

至今尚无临床研究证实营养支持对肿瘤生长有影响。对预期寿命超过 3 个月的患者,如存在营养风险或营养不良(营养不足),结合临床,即应给予营养支持。主要针对预计口服摄入量<预计能量消耗的 60% 且持续时间超过 10 天者,或预计不能进食时间超过 7 天者,或已发生体重下降者。

1. 肠内营养　化疗过程中常规的肠内营养对提高肿瘤细胞的敏感性无效,对降低化疗相关副作用也无效,因此不推荐使用。

2. 肠外营养　放疗、化疗或放化疗结合治疗的患者不推荐常规肠外营

养。如果患者营养不良,或感到 1 周以上的饥饿感,或无法实行肠内营养则推荐使用。

三、化疗患者营养支持疗法方式

(一)营养支持方式的选择

1. 没有一种营养支持方式适合所有患者,应根据每个患者的具体情况予以最适合的营养支持方式。

2. 遵循"只要肠道功能允许,首先使用肠道途径"的基本原则。

3. 肠道途径应视患者的消化和吸收功能情况按步骤进行。首先鼓励患者口服,不能口服或口服不足时管饲补充肠内营养。

4. 只有消化道高位梗阻、高位和高排量肠瘘、消化道严重出血、广泛黏膜炎症、严重肠功能紊乱或无法耐受肠内营养支持时方可考虑肠外营养支持。

5. 手术患者,预期术后需较长时间的营养支持者应尽可能术中经空肠造口置入营养管。

6. 需行较长时间营养支持的恶性肿瘤患者如无经腹手术的机会,尽可能采用借助经皮内镜下胃造口术或空肠造口术行肠内营养支持。

7. 对于化疗或放疗引发的胃肠道毒性,短期肠外营养比肠内营养的耐受性更好,能够更加有效地恢复肠道功能,阻止营养状态恶化。

(二)营养支持的能量配比及特殊成分

虽然肿瘤患者存在糖耐量异常和脂质氧化增加,故脂质可能是肿瘤患者更好的营养底物,但至今仅有几项国外研究采用肠外营养比较含或不含脂质的营养配方,且并未显示结果存在差异。因此,肿瘤患者可采用标准营养配方,无须肿瘤专用配方。原则上,老年恶性肿瘤患者的营养支持疗法方案与年轻人不加以区分。

肠内营养使用标准处方。目前随机临床试验结果显示,关于 ω-3 脂肪酸是否能够改善营养状态、提高机体功能仍存在争议,并且不太可能提高癌症患者的生存率。有初步研究显示,非小细胞肺癌及胰腺癌患者在化疗过程中使用富含 ω-3 脂肪酸的口服补充剂能够稳定体重、改善患者的生活质量,口服或肠内服用谷氨酰胺可降低化疗引发的毒性。

四、指南及专家推荐意见

1. 至今尚无证据表明肠外肠内营养对恶性肿瘤生长有何影响,因此,肿瘤不应影响患者接受肠外肠内营养的抉择。(D 级证据)

2. 恶性肿瘤患者营养支持的适应证包括已存在营养风险或已存在营养不良(营养不足),或预计患者不能进食时间长于 7 天;预计口服摄入不足

（＜预计能量消耗的 60%）长于 10 天；对于营养素摄入不足导致的近期体重下降超过 5% 的患者,应结合临床考虑有无营养支持指征。（D 级证据）

3. 药物治疗恶性肿瘤有恶病质的患者,给予孕激素可能改善食欲并提高其生活质量。（A 级证据）

4. 恶性肿瘤患者的营养制剂可采用标准配方。（D 级证据）

5. 对头颈部癌或食管癌患者,在放疗或放化疗期间应给患者提供详细的饮食咨询和口服营养补充（ONS）,以增加摄入量。（A 级证据）

第五节　放疗患者营养支持疗法

一、放疗患者营养支持疗法的目标和原则

肿瘤放疗患者营养不良的常见原因有头颈部肿瘤放疗后导致的口腔黏膜炎、咽部疼痛、食欲下降、味觉改变等反应,从而引起摄入不足;胸部肿瘤放疗后,放射性食管炎导致摄入不足;腹部肿瘤放疗后出现胃肠道黏膜损伤,引起食欲下降、恶心、呕吐、腹泻等反应,从而导致摄入不足或吸收障碍。放疗患者的这些副作用在放疗第 3~4 周出现,并可持续到放疗结束后 2 周以上;同时肿瘤疾病因素也影响患者的食欲或进食过程,从而导致营养不良,降低对治疗的耐受性,甚至患者出现治疗中断或提前终止,从而影响总体疗效。对于头颈部肿瘤和胃肠道区域的放疗患者,饮食指导和口服营养补充（ONS）可预防体重下降和放疗中断。

（一）营养支持目标

1. 评估、预防和治疗营养不良 / 恶病质。

2. 提高患者抗肿瘤治疗的耐受性和依从性。

3. 控制某些抗肿瘤治疗的不良反应。

4. 提高生活质量。

（二）营养支持原则

营养支持原则与肿瘤化疗患者相同。近年来的一项研究显示,接受放疗的结直肠癌患者通过营养支持疗法可以改善治疗成果、营养状态和生活质量。肠内营养可以帮助放射治疗的完成,避免治疗中断。

二、放疗患者营养支持疗法指征

在发生严重的黏膜炎或严重的急性放射性肠炎时,肠外营养的价值被广泛肯定。根据放疗后的口腔黏膜反应分级,对于 3 级及 3 级以上者都应积极给予营养治疗。而在亚急性或慢性放射性肠炎患者中,长期肠外营养也被广

泛认可。2006年德国的一项涉及152例接受联合放化疗的消化道、胰腺、卵巢和乳腺肿瘤患者的研究显示,加用肠外营养较单纯肠内营养在提高患者的食欲及生活质量评分方面有优势。

1. 肠内营养　推荐使用强化饮食建议及口服营养补充,增加饮食摄入量,阻止治疗相关的体重减轻和放疗中断。在放疗过程中不推荐常规肠内营养。

2. 肠外营养　存在严重的黏膜炎或严重的放射性小肠炎的患者推荐使用,对口服或肠内营养足够满足需求的患者不推荐使用。

三、放疗患者营养支持疗法方式

(一)营养支持方式的选择

选择肠内营养。如果阻塞性头颈部癌、食管癌存在吞咽困难或严重的局部黏膜炎,可考虑通过管饲进行肠内营养,包括经鼻和经皮2种途径。由于辐射可诱发口腔及食管黏膜炎,因此更推荐使用PEG。

(二)营养支持的能量配比及特殊成分

放疗患者的每日消耗量和正常人相似。放疗患者的一般状况要求为卡式评分(KPS)在60分以上,故以25~30kcal/(kg·d)来估算一般放疗患者的每日所需量。能量配比同化疗患者,普通标准配方即可。

低脂饮食能够避免肥胖,预防恶性肿瘤的发生。高纤维饮食能够降低结肠癌的发生风险,虽然证据不明,但研究仍在继续。饮食中添加谷氨酰胺、精氨酸、鸟氨酸等氨基酸可增强患者的免疫力,正调节免疫反应。目前已有研究证实,富含精氨酸、核糖核酸(RNA)及ω-3脂肪酸的饮食能够改善抗肿瘤活性,改善患者的预后。

四、指南及专家推荐意见

1. 对放疗患者的营养评定应在肿瘤诊断或入院时就进行(特别是放疗前和放疗过程中),并在后续的每次随访中重新评估,以便在患者发生全身营养不足前就给予早期营养治疗和干预。[2B类]

2. 放疗患者的每日消耗量和正常人相似。放疗患者的一般状况要求为卡式评分(KPS)在60分以上,故以25~30kcal/(kg·d)来估算一般放疗患者的每日所需量。[2B类]

3. 放疗患者选用肠外营养的目的为改善功能和提高疗效;预防和治疗营养不良/恶病质;提高患者对放疗的耐受性和依从性;控制或改善某些放疗的不良反应;提高生活质量。[2B类]

4. 对于没有胃肠道功能障碍者,肠外营养没有必要,甚至有害。[1类]

5. 营养治疗的选择。为了降低感染风险,推荐首选肠内营养[2A类],梗阻性头颈部肿瘤或食管癌影响吞咽功能者,肠内营养应经管给予 [2B 类]。肠外营养推荐用于不能耐受肠内营养且需要营养治疗的患者,如放疗后严重的黏膜炎和严重的放射性肠炎患者。

6. 不推荐没有营养不足或营养风险的放疗患者常规使用肠外营养。[1 类]

第六节　恶性肿瘤患者姑息性治疗营养支持策略

一、恶性肿瘤患者姑息性治疗营养支持的目标

恶性肿瘤的进展是一个动态发展的过程,在病情发展的不同阶段,营养治疗的目的有所不同。在早期抗肿瘤治疗阶段,营养支持的目的是增加抗肿瘤治疗效果、维持器官功能、减少并发症和不良反应的发生;而在晚期姑息性治疗阶段,营养支持的目的主要是控制症状、减少不适、维持体重、提高患者及家属的生活质量。

二、姑息性治疗营养支持指征

营养治疗是影响晚期肿瘤患者生存期的限制因素之一,但肿瘤患者姑息性治疗的营养支持目前是备受争议的话题,不同的专家学者意见不一。一方面,部分学者质疑在终末期姑息性治疗阶段,患者即使接受营养支持,仍避免不了死亡,那么患者是否能从营养支持中获益? 如不能,则是否造成医疗资源浪费? 有研究报道,在重度蛋白质 - 能量营养不良恶病质患者中单纯的营养治疗既不能保持机体的瘦体重,也未提高患者的平均生存时间及远期生存。但是许多晚期恶病质患者在临近生命终点时还在接受营养支持疗法,而不考虑疾病的进程和诊断。另一方面,对于终末期肿瘤患者而言,应何时开始或停止营养支持仍然未有定论。此外,许多社会、心理及经济因素将影响患者及家属的选择。因此,将营养支持作为晚期肿瘤患者姑息性治疗不仅是一个医学问题,还涉及伦理、道德、患者及家属意愿。

欧洲姑息治疗协会(European Association for Palliative Care, EAPC)推荐,如果患者的身体状态较好,生存期 > 3 个月,可能死于畏食 / 恶病质而不是肿瘤进展,有胃肠道功能障碍,则可考虑使用肠外营养。应该指出的是,并不是所有情况都适合营养治疗,如①接近生命终点时,大部分患者只需极少量的食物和水来减少饥渴感,并防止因脱水而引起的精神错乱。此时过度营养治疗反而会加重患者的代谢负担,影响其生活质量。②生命体征不稳定和多器官功能衰竭者。除此之外,在晚期肿瘤患者姑息性治疗中应积极联用营养治疗和抗肿瘤治疗,使营养治疗为抗肿瘤治疗提供机会和保障,提高患者的生活质量。

三、姑息性治疗营养支持方式

目前营养干预措施主要包括膳食营养咨询、口服营养补充(ONS)、肠内营养(EN)支持和肠外营养(PN)支持。晚期肿瘤姑息性治疗营养支持的治疗手段还需与患者及家属进行沟通,尊重他们的意愿,并根据患者情况制定个体化营养治疗方案。

(一)膳食营养咨询

晚期肿瘤患者经常在膳食摄入方面存在一些问题,如食欲降低,甚至无法饮食。膳食营养咨询就是医师给予患者特定的建议和指导,进而改善饮食摄入不足。同时,专业的营养咨询团队和姑息性治疗团队的密切合作有助于合理评估和监测患者的营养状态、提供膳食摄入建议和维持膳食营养。Bachmann 等针对姑息性治疗中饮食摄入的研究表明,膳食建议有助于改善经口饮食及控制干扰饮食相关的症状。简单的膳食推荐能明显增加肿瘤姑息性治疗患者的蛋白质能量经口摄入量、预测营养不良和恶病质及维持患者足够的营养,如饮食应多元化,每日要有 6~8 小份菜品;尽可能地避免饮食限制,但应避免辛辣的食物;吃一些富含能量的食物(糖、奶油、鸡蛋、乳酪等);根据症状适当改变食物的质地(剁碎、混合或液体);进餐氛围应该是安静和愉悦的,鼓励患者餐前呼吸新鲜空气、进行适当活动,并选择在进餐时或餐后服药。

(二)口服营养补充(ONS)

在经膳食营养咨询后蛋白质能量摄入仍不足的情况下,给予患者 ONS 能提高患者的营养状态,该类制剂应考虑在 EN 和 PN 启动前使用。目前有许多 ONS,它们根据蛋白质的类型、能量密度、渗透压摩尔浓度和乳糖、纤维含量,以及制剂等而有所不同。因此,医师需向患者及家属详细说明 ONS 处方,以便密切监测。营养补充剂具有调节免疫功能和抗炎特性,可改善肿瘤患者的临床结局。ω-3 多不饱和脂肪酸(ω-3 PUFA)如二十碳五烯酸(EPA)和二十二碳六烯酸(DHA)可促进前列环素合成、抑制环氧合酶 -2(COX-2),还可以有效减少与癌症恶病质相关的炎症细胞因子生成。有研究发现,肿瘤姑息性治疗患者服用富含 ω-3 PUFA 的营养补充剂可减轻体重下降、增强体力活动、提高生活质量。精氨酸具有 T 淋巴细胞功能,可增加特异性或非特异性抗肿瘤药的活性,如抑制肿瘤细胞增殖、延长生存时间。Buijs 等研究表明,患者口服富含精氨酸的营养素能显著改善整体生存率、疾病特异性生存率和局部无复发生存率。

(三)肠内营养支持

当患者存在胃肠道功能时,应首选肠内营养。目前临床常用的肠内营养制剂有要素膳、非要素膳、组建膳和特殊类膳。肠内营养有助于维护肿瘤患者胃肠道黏膜的完整性和屏障功能，调节肠道正常菌群，防止肠道细菌移位，更符合患者的生理需求。此外，肠内营养还具有应用方便、并发症少、费用低廉等优点。但是法国癌症中心联合会（FNCLCC）推荐：①在晚期姑息性治疗阶段应密切关注 EN 所导致的并发症和不适；②一旦改变营养干预措施，应及时与患者及家属解释沟通，并尊重其意愿；③当晚期肿瘤患者存在胃肠道并发症风险时，应禁止使用 EN，因其不符合姑息性治疗的目的。此外，肠内营养支持在晚期肿瘤患者姑息性治疗中亦存在异议，例如 EPA 对晚期肿瘤患者的恶病质状况并没有积极的治疗作用；EN（ONS 或管饲）和 EPA 对肿瘤姑息治疗患者的生活质量及生存率的作用存在差异。因此，对于姑息性治疗患者的肠内营养支持还需进一步研究和探索。

（四）肠外营养支持

晚期肿瘤患者的肠外营养支持需慎重。对于已经口服 EN 的无法治愈并伴有营养不良的晚期肿瘤患者再额外补充 PN，结果发现患者进行性消瘦减少、食欲改善、生活质量改善。另外，当患者的 KPS（Kanofsky performance score）< 40 分、平均生存期 < 3 个月时，给予 PN 则仅有 9% 的患者的生活质量得到改善。

晚期肿瘤患者通常伴随脱水、饮食摄入量减少，此时已不适于 PN，可接受肠外水化——人工营养及水化（artificial nutrition hydration，ANH）。一项初步研究显示，对液体摄入量减少、耐受水化的晚期肿瘤患者而言，使用水化可减少脱水症状。但约一半的患者家属认为人工营养及水化是护理的最低标准，对治疗无益，因而该方式的认同度不高。

总之，人工营养及水化（ANH）在晚期姑息性治疗中的使用仍缺乏循证医学证据，其伦理学方面备受争议，尤其是应该何时停止 ANH，以避免滥用风险。基于现状，在肿瘤姑息性治疗营养支持中我们需兼顾 3 个原则：①风险效益。医师应认真评估患者进行营养治疗的风险效益比，在合理使用医疗资源的条件下决定是否实施营养治疗，避免造成资源浪费。②自愿原则。医师应以临床指征和伦理学为依据，告知患者及家属疾病进展、治疗策略，并尊重其意愿。③公平原则。患者有权利享受先进的医疗技术，得到公平合理的治疗。

（五）食欲改善和代谢调节药物

晚期恶性肿瘤姑息性治疗患者常发生恶病质，这种恶病质并不是由单纯的营养素摄入不足造成的，往往还伴随着畏食、炎症反应和代谢异常。因此单纯给予营养支持已很难逆转肿瘤患者的营养不良，应在营养支持的基础上使用改善食欲和调节代谢的药物，从而增加饮食摄入量，改善营养状态。

　　目前在临床上广泛使用且疗效确切的食欲刺激剂主要是糖皮质激素和醋酸甲地孕酮。多项随机对照试验显示，甲地孕酮能改善晚期肿瘤患者的食欲，增加进食量，并增加体重，改善营养状态。甲地孕酮抗恶病质的机制尚未彻底阐明，可能部分与增加糖皮质激素活性、降低致炎因子合成和释放及通过释放神经肽 Y 增加食物摄入量有关。但甲地孕酮可产生一些不良反应，如血栓栓塞、高血压、高血糖、外周性水肿，故禁用于血栓、心脏病和体液潴留等风险高的患者。糖皮质激素可抑制致炎因子如 IL-1、TNF 合成或释放，研究显示各种类型的糖皮质激素制剂均可明显增加食欲，尽管其存在许多不良反应，仍广泛应用于晚期肿瘤患者中。另有报道表明，5-羟色胺(5-HT)受体拮抗剂如昂丹司琼用于治疗化疗诱导的恶心和呕吐，也可改善食欲。其他用于改善食欲的刺激剂还有大麻酚、赛庚啶等。

　　目前推荐使用的逆转恶病质异常代谢的代谢调节剂主要包括非甾体抗炎药、鱼油不饱和脂肪酸(EPA、DHA)和沙利度胺等。研究表明，非甾体抗炎药如塞来昔布单用或与醋酸甲地孕酮联用均可改善食欲，增加体重，提高身体活动能力。沙利度胺具有免疫调节和抗炎特性，可抑制 TNF-α 和其他致炎因子生成。有研究显示沙利度胺可逆转恶病质患者的代谢改变，改善机体功能。另一项大型研究报道 4 种不同的药物(醋酸甲地孕酮 + 富含 EPA 的口服补充剂 + 左旋肉碱 + 沙利度胺)联用时抗恶病质的疗效最佳，体重增加、静息能量消耗降低、乏力好转、食欲增加、生活质量改善。这些药物的作用机制主要是下调转录因子、阻断细胞因子合成，进而逆转代谢异常。

（葛卫红　卞晓洁　刘　东　李　梦）

参 考 文 献

[1] 顾景范, 杜寿玢, 郭长江. 现代临床营养学. 2 版. 北京: 科技出版社, 2009.

[2] PRESSOIR M, DESNÉ S, BERCHERY D, et al. Prevalence, risk factors and clinical implications of malnutrition in French Comprehensive Cancer Centres. British journal of cancer, 2010, 102(6): 966-971.

[3] PREVOST V, GRACH M C. Nutritional support and quality of life in cancer patients undergoing palliative care. European Journal of cancer care, 2012, 21(5): 581-590.

[4] FEARON K, STRASSER F, ANKER S D, et al. Definition and classification of cancer cachexia: an international consensus. The lancet oncology, 2011, 12(5): 489-495.

[5] ABE VICENTE M, BARÃO K, DONIZETTI S T, et al. What are the most effective methods for assessment of nutritional status in outpatients with gastric and colorectal cancer? Nutricion hospitalaria, 2013, 28(3): 585-591.

[6] RASLAN M, GONZALEZ M C, GONÇALVES DIAS M C, et al. Comparison of nutritional risk screening tools for predicting clinical outcomes in hospitalized patients. Nutrition, 2010, 26(7): 721-726.

[7] 中华医学会. 临床诊疗指南: 肠外肠内营养学分册(2008版). 北京: 人民卫生出版社, 2009.

[8] DEV R, DALAL S, BRUERA E. Is there a role for parenteral nutrition or hydration at the end of life? Current opinion in supportive and palliative care, 2012, 6(3): 365-370.

[9] CSCO 肿瘤营养治疗专家委员会. 恶性肿瘤患者的营养治疗专家共识. 临床肿瘤学杂志, 2011, 17(1): 59-73.

[10] ILIESCU A, COTOI B. Patient's nutrition in palliative care: ethical values. Current health sciences journal, 2013, 39(3): 184-186.

[11] MANTOVANI G, MACCIÒ A, MADEDDU C, et al. Phase II nonrandomized study of the efficacy and safety of COX-2 inhibitor celecoxib on patients with cancercachexia. Journal of molecular medicine, 2010, 88(1): 85-92.

[12] MADEDDU C, DESSÌ M, PANZONE F, et al. Randomized phase III clinical trial of a combined treatment with carnitine+celecoxib ± megestrol acetate for patients with cancer-related anorexia/cachexia syndrome. Clinical nutrition, 2012, 31(2): 176-182.

第十五章 危重症患者营养支持疗法与药学监护

第一节 疾病简介

危重症患者即病情严重的患者,通常指收治于 ICU 的患者,主要包括严重创伤、大手术后及必须对生命体征进行连续严密监测和支持者;需要心肺复苏的患者;多器官功能衰竭者;重症休克、败血症及中毒患者;脏器移植前后需监护和加强治疗者等。治疗危重症患者的危重症医学与其他专科医学的区别在于,专科医学注重某一机体系统或治疗技术;而危重症医学却是关注一系列疾病,不仅仅是某一特定疾病,而是由 1 种或多种疾病导致的机体全身性改变,并且需要大量的精确临床资料来解释说明疾病,从而有效地治疗疾病。

危重症患者在疾病发展到一定程度时往往出现许多相似的临床表现特点,这些特点反映其疾病发展有共同的规律或病程,也可称为共同通路,其主要表现是患者常出现 1 个以上脏器或系统功能障碍或衰竭。由于机体各器官或系统之间的关系极为密切,既相辅相成,又相互制约,有时又互为因果,一旦进入恶性循环,将累及多器官功能,甚至最终导致患者死亡。

危重症患者的代谢复杂,个体差异大,多数患者存在多器官功能障碍和全身炎症反应,机体总体处在一个高分解代谢状态下,能量消耗很大;在多数情况下患者还伴有代谢紊乱如蛋白质分解增加、合成减少,血糖升高。危重症患者还存在组织损害、生理功能受扰、免疫功能障碍等。

社会人口老龄化和医学水平提高使得重症患者的生命延长,病情更加复杂迁延,应激时的乏氧代谢使得各种营养底物难以利用,严重的生理病理变化妨碍重症患者进食,长期基础疾病消耗,忽视营养状态评估等。这些因素使重症患者的营养不良发生率居高不下。营养不良可引起脏器功能下降、肠道结构与屏障功能损伤、免疫能力降低、伤口愈合延缓和并发症发生,这不仅可增加患者死亡率,也可显著增加平均住院时间和医疗费用支出。早期适当的营养支持疗法则可显著缩短与降低上述时间与费用。

现代临床营养支持不仅提供能量,恢复正氮平衡,而且是保持机体组织、器官的结构和功能,维护细胞代谢,是参与生理功能调控与组织恢复的重要手段。因此,临床营养支持作为重症患者综合治疗的重要组成部分,应该得到足够的重视。

第二节 ICU常用治疗药物

入住ICU的患者原发病各不相同,且病情较严重,使用的药物种类比较多。除各专科用药外,较常用的有吗啡、芬太尼等镇痛药,地西泮、咪达唑仑等镇静药,去甲肾上腺素等抗休克的血管活性药,促凝血药与抗凝血药,甲泼尼龙等激素类药物,抗生素以及解毒药等。

第三节 营养支持疗法方案

一、营养支持疗法的目的

危重症患者存在明显的应激过程,如胰高血糖素、肾上腺皮质激素等分解代谢激素分泌增加,出现胰岛素抵抗以及细胞因子、氧自由基等局部介质增多。危重症患者往往无法自主进食,必须消耗自身能量和物质储备以满足需要。但是与普通的营养支持不同,危重症患者的营养支持并不能完全阻止和逆转重症患者严重应激的分解代谢状态和人体组成改变。患者对于补充的蛋白质的保存能力很差,但合理的营养支持可减少净蛋白分解及增加合成,改善潜在和已发生的营养不良状态,防治其并发症。危重症患者营养支持的目标可以概括为:①纠正代谢功能紊乱,纠正水、电解质、酸碱紊乱,纠正营养物的异常代谢;②提供合理的营养底物,目标是尽可能地将机体组织的分解降低到合理水平;③通过特殊营养物的营养支持来调节机体的炎症免疫反应,减少内毒素和细菌移位,并减少炎症细胞因子产生,预防多器官功能衰竭;④通过特殊营养物的营养支持促进创伤愈合。

二、营养配方组成

(一)常用的肠外营养(PN)的主要营养素

1. 碳水化合物 碳水化合物是脑神经系统、红细胞等所必需的能量物质,需要量>100g/d。葡萄糖作为肠外营养中的主要碳水化合物来源,应根据糖代谢状态进行调整,一般占非蛋白质热卡的50%~60%,并不少于2g/kg,葡萄糖:脂肪保持在60:40~50:50。其他乳果糖、山梨醇、木糖醇等亦可作为能量来源,其代谢过程不需要胰岛素参与,但代谢后产生乳酸、尿酸,输注量过大将发生乳酸(果糖、山梨醇)或尿酸(木糖醇)血症。

2. 脂肪乳 脂肪乳是 PN 支持的重要营养物质和能量来源,提供必需脂肪酸并携带脂溶性维生素,参与细胞膜磷脂的构成。LCT 提供必需脂肪酸,由于 MCT 不依赖肉碱转运进入线粒体,有较高的氧化利用率,更有助于改善应激与感染状态下的蛋白质合成。MCT/LCT 混合脂肪乳与 LCT 相比,可获得更大的临床益处。

3. 氨基酸/蛋白质 重症患者肠外营养时的蛋白质供给量一般为 1.2~1.5g/(kg·d)[ESPEN 1.3~1.5g/(kg·d)],相当于氮 0.20~0.25g/(kg·d);热氮比为 100~150kcal:1g。为一般营养目的应用的配方为平衡型复方氨基酸溶液,它不但含有各种必需氨基酸,也含有各种非必需氨基酸,且各种氨基酸间的比例适当,具有较好的蛋白质合成效应。高龄及肾功能异常者的蛋白质(氨基酸)需要量供给可参照血清 BUN 及 BCr 变化,严重感染患者营养支持时的热氮比可降至 100kcal:1g。

4. 水、电解质 营养液的容量应根据病情及每个患者的具体需要,综合考虑每日的液体平衡与前负荷状态确定,并根据需要予以调整。CRRT 时水、电解质等的丢失量较大,应注意监测电解质。每日常规所需要的电解质主要包括钾、钠、氯、钙、镁、磷,营养支持时应经常监测。

5. 维生素与微量元素 维生素与微量元素应作为重症患者营养支持的组成成分。创伤、感染及 ARDS 患者应适当增加抗氧化维生素及硒的补充量。ESPEN 认为 ICU 患者接受 PN 时应当补充完整的维生素和微量元素。重症患者的血清抗氧化剂含量降低,肠外和肠内营养时可添加维生素 C、维生素 E 和 β-胡萝卜素等抗氧化剂。腹主动脉瘤术前连续 8 天口服维生素 E 600IU (400mg)/d,骨骼肌活检显示可降低缺血再灌注损伤。连续 9 天补充硒,使合并 SIRS 和感染的重症患者的肾衰竭发生率较对照组明显降低,死亡率亦有下降趋势。ARDS 患者的血清维生素 E、维生素 C 和硒含量低于正常对照组,脂质过氧化物浓度升高。由此提示应增加 ARDS 患者的抗氧化剂补充量,以满足恢复其机体抗氧化能力的需要。一项涉及 595 例创伤患者的 RCT 研究显示,补充维生素 E、维生素 C 使肺部并发症有下降趋势,MODS 发生率降低。

(二)常用的肠内营养(EN)制剂

根据患者的疾病情况选择肠内营养制剂。不同配方的肠内营养制剂的特点及其适用的患者见表 15-1。

表 15-1　不同配方的肠内营养制剂的特点及其适用的患者

配方	主要营养物组成			特点	适用的患者
	碳水化合物	氮源	脂肪		
整蛋白配方	双糖	完整蛋白	长链或中链脂肪酸	营养完全,可口,价廉	胃肠道消化功能正常者
预消化配方	糊精	短肽或短肽 + 氨基酸	植物油	易消化、吸收,少渣	胃肠道有部分消化功能者
单体配方	葡萄糖	结晶氨基酸	植物油	易消化、吸收	用于消化功能障碍患者
免疫营养配方	双糖	完整蛋白	植物油	添加谷氨酰胺、鱼油等	创伤患者、大手术后患者
匀浆膳	蔗糖	牛奶鸡蛋	植物油	营养成分全面,接近正常饮食	对肠道的消化吸收功能要求较高,基本上接近于正常功能
组件膳				单一的营养成分	适合补充某一营养成分
低糖高脂配方	双糖	完整蛋白	植物油	脂肪提供50%以上的能量	适合糖尿病、通气功能受限的重症患者
高能配方	双糖	完整蛋白	植物油	能量密度高	适合限制液体摄入的患者
膳食纤维配方	双糖	完整蛋白	植物油	添加膳食纤维	适合便秘或腹泻的重症患者

(三)特殊营养素

1. 谷氨酰胺　在创伤、感染应激状态下,血浆与肌肉谷氨酰胺(Gln)水平下降,Gln需要量明显增加,称为组织特殊营养素。有关 Gln 对预后影响的临床研究显示,添加 Gln 的肠外营养能够明显降低重症患者的病死率,降低住院费用。静脉补充谷氨酰胺有助于降低急性胰腺炎、多发性创伤、急性腹膜炎和外科大手术后感染性并发症的发生率。另一些临床研究表明, > 0.35g/(kg·d)的 Gln 摄入量可降低感染的发生率。Gln 补充应遵循早期足量(药理剂量）的原则，一般＞ 5~7 天，可通过中心静脉或外周静脉输注。由于谷氨酰胺单体在溶液中不稳定，易分解为谷氨酸及氨，临床上常用甘氨酰 - 谷氨酰胺（Gly-Gln）或丙氨酰 - 谷胺酰胺（Ala-Gln）二肽进行补充。肠外途径补充谷氨酰胺的药理剂量为 ≥ 0.3g/（kg·d）[0.3~0.58g（kg·d）]，补充谷氨酰胺双肽 0.7g/（kg·d），可单独或混合于"全合一"营养液中输注。

烧伤、创伤及合并肠屏障功能受损的重症患者经肠道补充 Gln 可使其获益。对于烧伤患者的研究表明，大面积烧伤患者添加 Gln 的肠内营养支持使创面感染率明显降低、入 ICU 时间与住院时间缩短、住院费用降低。此外，对于某些合并肠屏障功能受损（如炎性肠病）、Gln 体内水平较低或丢失过多的接受肠内营养的重症患者，经肠道补充 Gln 也是需要的。与肠外营养不同，肠内营养的蛋白质中含有谷氨酰胺。因此，对于使用整蛋白型配方肠内营养制剂或添加 Gln 的肠内营养制剂的患者，无须常规再额外经肠道补充谷氨酰胺。

2. 精氨酸 精氨酸是应激状态下体内不可缺少的氨基酸，影响应激后的蛋白质代谢，参与蛋白质合成。药理剂量的精氨酸能有效地促进细胞免疫功能，通过增强巨噬细胞吞噬能力、增强 NK 细胞活性等使机体对感染的抵抗能力提高。此外，精氨酸还可促进生长激素、催乳素、胰岛素、生长抑素等多种内分泌激素分泌，具有促进蛋白及胶原合成的作用。添加精氨酸的肠内营养对创伤和手术后患者有益。对创伤患者经肠道补充精氨酸的研究显示，肠内营养中添加精氨酸能够缩短其住院时间，并具有降低入 ICU 时间的趋势。一般认为静脉补充量可占总氮量的 2%~3%，静脉补充量一般为 10~20g/d。

严重感染患者的肠内营养不应添加精氨酸。有研究显示，与标准肠内营养比较，添加精氨酸的肠内营养增加严重感染患者的病死率。在临床应用中应考虑到精氨酸作为 NO 合成的底物，在上调机体免疫功能与炎症反应方面具有双刃剑的作用。因此，严重感染患者不宜补充精氨酸。

3. 鱼油 鱼油（ω-3 PUFA）通过竞争方式影响传统脂肪乳（ω-6 PUFA）代谢的中间产物（花生四烯酸）的代谢，产生 3 系列前列腺素和 5 系列白三烯产物，从而有助于下调过度的炎症反应，促进巨噬细胞吞噬功能，改善免疫功能。ω-3 PUFA 还可影响细胞膜的完整性、稳定性，减少细胞因子产生与释放，有助于维持危重症状态下的血流动力学稳定。鱼油被认为是有效的免疫调理营养素。临床研究显示，腹部手术后的重症患者补充鱼油脂肪乳有助于改善应激后炎症反应及肝脏、胰腺功能，缩短术后机械通气时间和住院时间，降低再入 ICU 的概率及死亡率。

营养支持中添加鱼油和抗氧化剂有助于降低肺损伤和 ARDS 患者的肺血管阻力与通透性、改善肺功能、降低死亡率、缩短机械通气时间与入 ICU 时间等。欧洲最新报道的一项前瞻性、多中心研究显示，对接受 TPN 治疗的 661 例腹部大手术、腹腔感染以及包括颅脑外伤在内的多发创伤等重症患者静脉补充 10% 鱼油脂肪乳,结果显示鱼油组患者的入 ICU 时间与住院时间缩短、抗生素用量减少、病死率得到改善,且上述效果呈剂量依赖性。总之,添加鱼油 [0.1~0.2g/(kg·d)] 的营养支持有助于改善腹部感染与创伤患者的预后。但目前尚无鱼油能够改善全身性感染和感染性休克等重症患者预后的有力证据。

三、营养支持方法

(一)营养支持时机

严重应激后机体代谢率明显增高,出现一系列代谢紊乱,体重丢失平均为 0.5~1.0kg/d,机体营养状态迅速下降及发生营养不良(体重丢失 ≥ 10%)是重症患者普遍存在的现象,并成为独立危险因素影响危重症患者的预后。临床研究表明,延迟的营养支持将导致重症患者迅速出现营养不良,并难以被后期的营养治疗所纠正。此外,营养素摄入不足和蛋白质能量负平衡与发生营养不良及血流感染相关,并直接影响 ICU 患者的预后。危重症患者的营养支持应尽早实施,且维持机体水、电解质平衡为第一需要。在复苏早期、血流动力学尚未稳定或存在严重的代谢性酸中毒阶段,均不是开始营养支持的安全时机。此外,还需考虑不同原发病、不同阶段的代谢改变与器官功能特点。存在严重肝功能障碍、肝性脑病、严重氮质血症、严重高血糖未得到有效控制等情况时,营养支持很难有效实施。

有关营养支持时机的临床研究显示,早期 EN 使感染性并发症发生率降低、住院时间缩短等,但并非所有重症患者均能获得同样的效果,特别是在比较 EN 与 PN 对预后改善、缩短住院时间与机械通气时间等方面尚缺乏有力的证据。这可能与多种因素有关,如所患疾病的情况、营养素供给量及营养支持相关并发症等。ESPEN 指南认为,对于在 3 天内不能进行正常营养且无法实施 EN 的患者应当在 24~48 小时内进行 PN。

(二)营养支持方式

研究结果显示,PN 与感染性并发症增加有关,而接受 EN 的患者的感染风险比要接受 PN 者低。有关外科重症患者营养支持方式的循证医学研究表明,80% 的患者可以完全耐受肠内营养,另外 10% 可接受 PN 和 EN 混合形式营养支持,其余的 10% 胃肠道不能使用,是选择 TPN 的绝对适应证。应该指出,重症患者肠内营养不耐受的发生率高于普通患者,有回顾性调查显示接受仅有 50% 左右的接受 EN 的重症患者可达到目标喂养量 [25kcal/(kg·d)]。

对于合并肠功能障碍的重症患者,肠外营养支持是其综合治疗的重要组成部分。研究显示,对于合并有营养不良而又不能通过胃肠道途径提供营养的重症患者,如不给予有效的 PN 治疗,死亡风险将增加 3 倍。

总之,经胃肠道途径供给营养应是重症患者首先考虑的营养支持途径。因为它可获得与肠外营养相似的营养支持效果,并且在降低全身性感染等并发症发生率及费用方面较全肠外营养更具有优势。只要胃肠道功能允许并能安全使用,应积极采用肠内营养支持。任何原因导致胃肠道不能使用或应用不足者应考虑肠外营养,或联合应用肠内营养(PN、PN+EN)。

1. 肠外营养

(1)适应证:胃肠道功能障碍的重症患者;由于手术胃肠道禁止使用的重症患者;存在有尚未控制的腹部情况,如腹腔感染、肠梗阻、肠瘘等。

(2)禁忌证:早期复苏阶段、血流动力学尚未稳定或存在严重的水、电解质与酸碱失衡;严重的肝衰竭、肝性脑病;急性肾衰竭存在严重的氮质血症;严重高血糖尚未控制。

(3)方法:ICU 患者多选择经中心静脉途径。营养液容量、浓度不高和接受部分肠外营养支持的患者可采取经外周静脉途径。胃肠道仅能接受部分营养物质补充的重症患者可采用部分肠内与部分肠外营养相结合的联合营养支持方式,目的在于支持肠功能。一旦患者的胃肠道可以安全使用时,则逐渐减少至停止肠外营养支持,联合肠道喂养或开始经口摄食。

2. 肠内营养 与延迟肠内营养比较,早期肠内营养能明显降低死亡率和感染率、改善营养素摄入、减少住院费用。同时尚有研究表明,通过优化的肠内营养管理措施(如空肠营养、使用促胃肠动力药等),早期肠内营养是可行的。因此,重症患者在条件允许的情况下应尽早使用肠内营养。通常早期肠内营养是指进入 ICU 24~48 小时内,并且在血流动力学稳定、无肠内营养禁忌证的情况下开始肠道喂养。

(1)适应证:胃肠道功能存在(或部分存在),但不能经口正常摄食的重症患者。

(2)禁忌证:当重症患者出现肠梗阻、肠道缺血时,肠内营养往往造成肠管过度扩张,肠道血运恶化,甚至肠坏死、肠穿孔;严重腹胀或腹腔间室综合征时,肠内营养增加腹腔内压力,高腹压将增加反流及吸入性肺炎的发生率,并使呼吸循环等功能进一步恶化,因此在这些情况下应避免使用肠内营养。对于严重腹胀、腹泻,经一般处理无改善的患者,建议暂时停用肠内营养。

(3)方法:经鼻胃管途径常用于胃肠功能正常、非昏迷以及经短时间管饲即可过渡到口服饮食的患者,优点是简单、易行,缺点是反流、误吸、鼻窦炎、上呼吸道感染的发生率增加。经鼻空肠置管喂养的优点在于因导管通过幽门进入十二指肠或空肠,使反流与误吸的发生率降低,患者对肠内营养的耐受性增加。但要求在喂养的开始阶段,营养液的渗透压不宜过高。经皮内镜下胃造口术是指在纤维胃镜引导下行经皮胃造口,将营养管置入胃腔。优点是去除鼻管,减少鼻咽与上呼吸道的感染性并发症,可长期留置营养管。本法适用于昏迷、食管梗阻等长时间不能进食,但胃排空良好的重症患者。经皮内镜下空肠造口术在内镜引导下行经皮胃造口,并在内镜引导下将营养管置入空肠上段,可以在空肠营养的同时行胃腔减压,可长期留置。其优点除减少鼻咽与上呼吸道的感染性并发症外,还可减少反流与误吸风险,并在喂养的同时可行胃和十二指肠减压。因此,本法尤其适合于有误吸风险、胃动力障碍、十二指肠淤滞等需要胃和十二指肠减压的重症患者。

建议对不耐受经胃营养或有反流和误吸高风险的重症患者,包括胃潴留、连续镇静或肌松、肠道麻痹、重症急性胰腺炎患者或需要鼻胃引流的患者,宜选择经空肠营养。重症患者往往存在胃肠动力障碍,EN 时容易导致胃潴留、呕吐和误吸。与经胃喂养相比,经空肠喂养能减少上述情况与肺炎的发生、提高重症患者的能量和蛋白质摄入量,同时缩短达到目标肠内营养量的时间。

危重症患者营养支持方式的选择具体如图 15-1 所示。

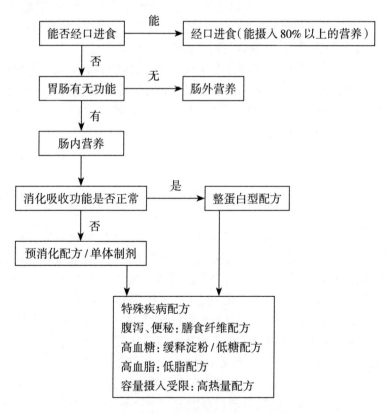

图 15-1　危重症患者营养支持方式的选择

（三）营养支持的能量选择

1. 重症患者急性应激期的营养支持应掌握"允许性低能量"原则[（20~25kcal/（kg·d）]。

合理的热量供给量是实现重症患者有效的营养支持的保障。在急性应激状态下患者的能量消耗会大幅增加，如大手术后的能量消耗通常为基础能量需要量的1.25~1.46倍，某些患者甚至可达55kcal/（kg·d）。但这并非急性应激状态的重症患者的能量供给目标，不同疾病状态、时期以及不同个体其能量需要量亦是不同的。在应激早期，合并有全身炎症反应的重症急性患者的能量供给量在20~25kcal/（kg·d），被认为是大多数重症患者能够接受并可实现的能量供给目标，即所谓的"允许性低能量喂养"。EN给予的热量达到目标的50%~65%即可使患者获益；而对于BMI > 30kg/m^{2}的患者，补充热量不高于目标热量的60%~70%。其目的在于避免营养支持的相关并发症，如高血糖、高碳酸血症、胆汁淤积与脂肪沉积等。ESPEN认为ICU的营养支持应当尽量接近测得的能量消耗，若无法测定，则给予25kcal/（kg·d）的能量。

值得注意的是，对ICU患者来说，营养素供给时应考虑到危重机体的器官功能、代谢状态及其对补充营养底物的代谢、利用能力。在肝肾功能受损的情况下，营养底物的代谢与排泄均受到限制，供给量超过机体代谢负荷将加重代谢紊乱与脏器功能损害。肥胖的重症患者应根据其理想体重计算所需的能量。

2. 在应激与代谢状态稳定后，能量供给量需要适当增加[30~35kcal/（kg·d）]。

对于病程较长、合并感染和创伤的重症患者，病情稳定后的能量补充量需要适当增加，目标喂养量可达30~35kcal/（kg·d），否则将难以纠正患者的低蛋白血症。

由于重症患者肠内营养不耐受的发生率增高，常影响EN的有效实施而导致喂养不足（underfeeding），并使获得性血流感染的发生率增高。近年来多中心研究证明，根据营养治疗管理方案，有助于使更多的患者达到目标能量供给量、提高肠内营养所占的比例以及保证EN的有效实施。

第四节　药学监护要点

一、患者状况评估

（一）患者营养状态评估
对于临床营养工作者而言，危重症患者的营养评定一直是一项特殊的挑战。在加强监护病房，传统的营养评定方法有较大的局限性。到目前为止，仍未找到简单但能准确评价患者营养状态的方法。对于危重症患者，无论使用何种营养评定方法，都可能被判定为营养不良或处于营养风险中。当评估患者是否处于营养不良状态时，必须特别注意该状态是由于某一营养素缺乏所致，还是疾病或创伤所导致的严重代谢紊乱。对于大多数重症患者，这 2 种情况经常并存。由于 ICU 患者的住院时间一般较长，需要对其进行周期性的重新评价以监测营养素摄入是否充足，以及患者对营养治疗的反应和适应能力。

通常可采用体重、脂肪存储量、骨骼肌量等躯体参数，血清白蛋白、运铁蛋白、淋巴细胞总数、血清补体水平等实验室参数来对患者进行营养评定。其中，氮平衡测定是营养治疗期间判定营养支持效果与组织蛋白质代谢状况的一项重要指标。值得注意的是，ASPEN 指南认为白蛋白、运铁蛋白等传统的蛋白标志物在危重症患者的营养状态评估中是不适用的，更应该关注体重减轻、营养素摄入量、疾病严重程度和胃肠道功能。

（二）营养支持效果评估

在营养支持过程中和支持之后，应当对营养支持的效果进行评估。可以通过白蛋白水平，血糖水平，钾、钙等离子水平等实验室参数的变化来衡量营养支持的效果；也可以通过关注患者的精神与体力状态或自述来评估支持效果。

二、关注处方合理性

临床药师应当对危重症患者的营养支持处方进行审核，确保营养处方的合理性。应当特别关注配制营养液的稳定性，以及非蛋白质热卡与氮的比值、糖脂比等参数，注意适应证和禁忌证，并防止单瓶输注氨基酸、脂肪乳等不规范现象的发生。

三、营养支持的不良反应

严重应激时胰岛素受体与葡萄糖转运体（GLUT4）的作用受到抑制，导致其氧化代谢障碍和利用受限。胰岛素抵抗和糖异生增强导致高血糖是应激后糖代谢紊乱的特点。PN 时大量补充葡萄糖加重血糖升高、糖代谢紊乱及脏器功能损害的风险。过多的热量与葡萄糖补充（overfeeding）增加 CO_2 的产生，增加呼吸肌做功、肝脏代谢负担和胆汁淤积发生等。特别是对于合并有呼吸系统损害的重症患者，且葡萄糖供给量对于 CO_2 产生量的影响胜于葡萄糖：脂肪值。总之，葡萄糖供给量应参考机体的糖代谢状态与肝、肺等脏器功能。随着对严重应激后体内代谢状态的认识，降低非蛋白质热卡中的葡萄糖补充、葡萄糖：脂肪保持在 60：40~50：50，以及联合强化胰岛素治疗控制血糖水平已成为重症患者营养支持的重要策略之一。

应激性高血糖症是 ICU 患者普遍存在的问题。近年来的临床研究表明，任何形式的营养支持（EN、PN）均应配合应用胰岛素控制血糖。严格控制血糖水平（6.11~8.33mol/L）（≤ 110~150mg/dl）可明显改善重症患者的预后，使机械通气时间、入 ICU 时间、MODS 发生率及病死率明显下降。

在强化胰岛素治疗中应当注意，实施强化胰岛素治疗期间应密切监测血糖，同时调整胰岛素用量，防止低血糖的发生；一般情况下，葡萄糖输入量应当控制在 < 200g/d；营养液应注意持续、匀速输注，避免血糖波动。

在输注营养液的过程中，若因某种原因造成滴注速度减慢，或在快速滴注后突然停止滴注，极易发生低血糖。应用外源性胰岛素与葡萄糖混合输注时，中断输液也可发生低血糖。最好在 24~48 小时逐渐减少葡萄糖用量，使胰岛素分泌调节先恢复常态。在配制肠外营养液时，胰岛素要与营养液充分混匀，避免胰岛素浓度高低不均。

重症患者往往合并胃肠动力障碍，头高位可以减少误吸及其相关肺部感染的可能性。研究发现，ICU 患者半卧位较平卧位时的呼吸机相关性肺炎发生率明显下降。经胃营养的患者应严密检查胃潴留量，避免误吸风险，通常需要每 6 小时后抽吸 1 次胃潴留量。如果潴留量 ≤ 200ml，可维持原速度；如果潴留量 ≤ 100ml，增加滴注速度 20ml/h；如果潴留量 ≥ 200ml，应暂时停止滴注或降低滴注速度。

脂肪乳输入速度过快或输入总量过多时可发生高脂血症。当患者出现发热、急性消化道溃疡、血小板减少、溶血、肝脾大等症状时，可疑为脂肪超载综合征，应立即停止输注脂肪乳。对于较长期应用脂肪乳、量较大或脂肪廓清能力受损的患者，应定期做血清浊度或血脂测定。

全肠外营养能量供给不足而氨基酸过量供给时，患者易出现肾前性氮质血症。此时，氨基酸作为能源，脱氨基作用使血中的尿素氮水平增高，肾脏尿素排出需充足的水合作用，肾前性氮质血症使机体处于脱水状态，恶性循环持续可加重机体脱水，患者出现嗜睡甚至昏迷。TPN 配制时给予合适的热氮比可以有效地预防肾前性氮质血症，同时监测体重、水平衡、血清尿素氮等有利于早期发现氮质血症。

长期 TPN 治疗可能会导致胆汁淤积和肝功能异常。营养支持时宜减少非蛋白的热量供给量，适当应用抗生素治疗、促进胆囊排空及胃肠道功能活动等预防措施。一旦出现胆汁淤积和肝胆功能异常应设法改用肠内营养，肠内营养是预防和治疗肝功能异常的最有效的措施。

长期肠外营养由于肠道缺乏营养素和食物的机械性刺激作用，机体出现肠上皮绒毛萎缩、变稀，褶皱变平，肠壁变薄，使肠屏障结构受损、功能减退。

随着细菌移位、SIRS 及肠源性感染、胆汁淤积、导管相关败血症等进一步加剧，临床上补充谷氨酰胺、短链不饱和脂肪酸制剂可减轻肠上皮萎缩，尽可能经肠道提供少量肠内营养可起到预防作用。

在肠内营养输注过程中容易出现恶心、呕吐、腹胀、腹泻、便秘等消化道不良反应，以下措施有助于增加患者对肠内营养的耐受性：对肠内营养耐受不良（胃潴留 > 200ml、呕吐）的患者可使用促胃肠动力药；肠内营养开始时营养液的浓度应由稀到浓；使用动力泵控制速度，滴注速度逐渐递增；在饲管末端夹加温器，有助于患者对肠内营养的耐受。

四、药物与营养素的相互作用

药物与营养素的相互作用是临床药师关注的重点。用于 ICU 的治疗药物种类和数量都较多，同时对危重症患者实施早期营养支持的理念也逐渐被医师接受。这就为可能存在的大量具有临床意义的营养与药物相互作用的产生提供了基础。

危重症患者的治疗提倡肠内营养，故胃肠道耐受力评估是一个重要的临床指标。非甾体抗炎药可引起胃肠道溃疡，口服的高渗溶液、含山梨醇的制剂等可能导致患者腹泻。此类药物引起的胃肠功能紊乱应当与肠内营养不耐受相区别开来。

卡马西平、噻嗪类利尿药、胺碘酮等药物可增加肾脏的钠盐排泄，由这些药物引起的低钠血症患者需要浓缩其营养配方以限制水摄入量。药物还可引起钾、磷、钙等电解质失衡，营养支持处方需要相应地作出调整。

由于患者入 ICU 时间不会很长，因此较少发生代谢性药物与营养素的相互作用，例如葡萄柚汁与药物的相互作用。但是在营养不良患者中，通常药物与血浆蛋白的结合减弱，而饮食蛋白增加会增加药物从肾脏排出。对于治疗指数比较窄的药物，了解这种药物与营养素的相互作用非常重要。

在 ICU 中，EN 对口服药物治疗的影响已成为重要问题。例如苯妥英与EN 合用，患者血清中的苯妥英浓度显著下降。喹诺酮类抗生素在硫酸亚铁或制酸剂的影响下吸收会减少，与 EN 合用可能会有不同程度的生物利用度降低。EN 中的维生素 K 可能会对华法林的抗凝效果产生影响。

（方红梅　俞振伟　马　珂）

参 考 文 献

[1] 邓小明,李文志. 危重病医学. 3 版. 北京:人民卫生出版社,2011.

[2] 中华医学会重症医学分会. 危重病人营养支持指导意见(2006). 中国实用外科杂志,

2006（10）：721-732.

[3] 李维勤，黎介寿. 危重病人的特殊营养支持（摘要）. 第六届全国危重病学术交流大会论文汇编，2005.

[4] KREYMANN K G，BERGER M M，DEUTZ N E，et al. ESPEN guidelines on enteral nutrition：intensive care. Clinical nutrition，2006，25（2）：210-223.

[5] MCCLAVE S A，MARTINDALE R G，VANEK V W，et al. Guidelines for the provision and assessment of nutrition support therapy in the adult critically ill patient：Society of Critical Care Medicine（SCCM）and American Society for Parenteral and Enteral Nutrition（A.S.P.E.N.）. Journal of parenteral and enteral nutrition，2009，33（3）：277-316.

[6] 蒋朱明. 危重症患者的营养支持. 北京：人民卫生出版社，2008.

[7] 卞晓洁，葛卫红. 临床药师在营养支持小组中的作用. 药学与临床研究，2013（05）：593-596.

[8] 美国危重病医学会，美国肠内肠外营养学会. 成年危重患者营养评估与支持治疗指南. 洪玉才，张茂，译. Critical care medicine，2009，37（5）：1757-1761.

[9] 蒋朱明，于康，蔡威. 临床肠外与肠内营养. 2版. 北京：科学技术文献出版社，2010.

第十六章　围手术期患者营养支持疗法与药学监护

第一节　疾 病 简 介

围手术期（perioperative period）是指从确定手术治疗时起，至与这次手术有关的治疗结束为止的一段时间。该阶段以手术为中心，包括术前、术中和术后 3 个阶段。

围手术期的术前阶段主要是查清病情，确定手术方案，做好手术前的相关工作，提高患者对手术的耐受力。内容包括采集病史、体格检查和各项辅助或特殊检查以掌握患者的全身状况和局部病情，并确定手术适应证和评估手术耐受力，最终确定手术方案和时间。确定手术方案后还需进行手术前准备，包括心理准备和生理准备，使患者的机体功能处于较好的情况下进行手术。术中阶段主要是检测患者的生命体征，按计划进行手术，治疗或切除病灶。术后阶段的任务是监测患者的病情，综合治疗，防治并发症，尽快恢复生理功能，促进患者康复。

围手术期患者受到创伤、失血、缺氧、疼痛、手术麻醉、冷热、急性感染等伤害性刺激，会产生以交感神经兴奋和垂体 - 肾上腺皮质分泌增多为主的一系列神经内分泌反应，并由此引起机体的各种功能和代谢变化等应激反应。如围手术期常见各种并发症，包括低血压、高血压、心功能不全、心律失常、创伤后炎症反应等。

营养不良可降低患者对手术的反应性和耐受性，影响预后。术前营养不良导致免疫功能障碍，延迟术后伤口愈合，增加宿主对感染的易感性及并发症发生率。手术应激不但造成组织损伤、多器官功能障碍，且易导致代谢亢进，产生高分解代谢，成比例地增加机体的营养物质消耗。机体缺乏修复组织所必需的能量、氮源和其他各种营养素，进而造成免疫系统损伤并导致感染，而感染及持续分解代谢又进一步加剧宿主营养不良，形成恶性循环，既延长康复期和治疗时间，又增加手术风险，加重患者的医疗负担。因此，营养支持疗法是围手术期治疗的重要组成部分。

第二节　围手术期常用治疗药物

围手术期由于患者所患的疾病种类繁多,所以用药情况复杂。最常用的药物主要是麻醉药、抗生素、心血管药物、抗血栓与抗凝血药、镇痛药。

一、麻　醉　药

麻醉药是手术必备的药物,是使机体全部或局部暂时、可逆性地失去知觉及痛觉的药物。我国《麻醉药品临床应用指导原则》按麻醉药的作用范围,将麻醉药分为全身麻醉药及局部麻醉药;全身麻醉药及局部麻醉药根据其作用特点和给药方式不同,又可分为吸入麻醉药和静脉麻醉药。临床常用的全身麻醉药包括丙泊酚、七氟烷、异氟烷、恩氟烷、甲氧氟烷、芬太尼、舒芬太尼等;常用的局部麻醉药有罗哌卡因、丁卡因、布比卡因、普鲁卡因、利多卡因、硫喷妥钠等。围手术期患者应根据手术的具体情况选择使用麻醉药。

二、抗　生　素

抗生素是围手术期最常用和最重要的药物之一,围手术期应用抗生素的目的是预防手术切口或手术部位感染及可能发生的全身性感染。根据我国《抗菌药物临床应用指导原则(2015 年版)》,围手术期预防用抗生素原则上应选择第一、第二或第三代头孢菌素类等药物,选用的抗菌药物必须是疗效肯定、安全、使用方便及价格相对较低的品种。应在切皮前 0.5~1 小时内给药或麻醉开始时给药(参考抗菌药物的达峰时间和半衰期),剖宫产术应在结扎脐带后给药。

清洁手术(Ⅰ类切口手术)通常不需要预防性使用抗菌药物,主要应加强消毒灭菌和无菌操作;清洁 - 污染手术(Ⅱ类切口手术)可以根据实际情况用药;污染手术(Ⅲ类切口手术)需要预防性应用抗菌药物。抗菌药物的选择视预防目的而定,具体可参见《抗菌药物临床应用指导原则(2015 年版)》。

三、心血管药物

围手术期并发症的 30% 和术后死亡的 50% 与心血管原因有关,所以围手术期心血管药物的合理使用对术后并发症的预防和减低围手术期患者的死亡率非常重要。围手术期常用的抗高血压药包括:

1. β 受体拮抗剂　是临床用于治疗缺血性心脏病、高血压、心律失常和肥厚型心肌病的有效药物。包括非选择性 β 受体拮抗剂如普萘洛尔,心脏选择性 $β_1$ 受体拮抗剂如美托洛尔、艾司洛尔,血管扩张性 β 受体拮抗剂如吲哚洛尔。

2. 钙通道阻滞剂　是选择性地阻滞钙离子经细胞膜上的钙离子通道进入细胞内，从而减少细胞内钙离子浓度的药物。临床常用于治疗围手术期冠心病心绞痛、高血压、室上性心动过速及心内手术和心脏移植手术的心肌保护。常用药物有硝苯地平、尼卡地平、尼莫地平、地尔硫草和维拉帕米。

3. 强心药　主要指选择性地增强心肌收缩力的药物，包括洋地黄类，用于治疗急、慢性充血性心力衰竭，如地高辛；儿茶酚胺类强心药如肾上腺素、去甲肾上腺素、异丙肾上腺素、多巴胺；磷酸二酯酶Ⅲ抑制剂具有正性肌力效应和血管扩张效应，同时还有加快心肌舒张速度、产生正性变松效应的特点，如米力农。

4. 血管活性药　包括血管收缩药和血管扩张药，在围手术期最常用于各种原因引起的低血压、休克和低心排血量等的治疗，血管扩张药还用于控制性降压及术中高血压、缺血性心脏病的预防和治疗。

四、抗血栓与抗凝血药

预防围手术期血栓形成是外科手术成功和术后顺利恢复的重要方面，抗凝治疗是预防围手术期血栓形成的重要方法，合理应用抗凝血药不仅可以保证手术治疗的效果，而且可以减少手术并发症的出现。围手术期常用的抗凝血药包括：

1. 香豆素类衍生物　代表药物为华法林，是维生素 K 拮抗剂，影响凝血因子合成。华法林抗凝治疗时应维持凝血酶原时间（PT）所对应的国际标准化比值（INR）在 2~3，抗凝作用可用小剂量维生素 K_1 对抗。

2. 肝素　包括普通肝素和低分子量肝素，主要通过激活抗凝血酶发挥抗凝作用。其中普通肝素的量效相关性差，药效与持续时间不随剂量增加而成正比增强或延长；低分子量肝素的抗凝效果呈明显的量效关系。

3. 凝血因子Ⅹa抑制剂　包括磺达肝癸钠、利伐沙班、达那肝素，通过抑制凝血因子Ⅹa，进而减少凝血酶产生和纤维蛋白形成。

其他抗血小板药如阿司匹林也常用于围手术期抗血栓形成。手术后抗凝需考虑出血风险，首先应使用普通肝素或低分子量肝素抗凝，随后根据患者情况过渡至华法林治疗。

五、镇　痛　药

手术应激和创伤能够刺激机体的伤害性感受器，释放一系列神经递质作用于中枢，从而导致疼痛。术后疼痛控制有利于围手术期患者尽快从手术创伤中恢复正常的睡眠、运动、饮食，疼痛控制不佳容易使术后急性疼痛发展成为长期慢性疼痛,所以围手术期患者的疼痛控制是临床治疗的重点之一。

目前临床常用的围手术期镇痛药分为两大类,即阿片类镇痛药和非甾体抗炎药。阿片类镇痛药通过激动中枢神经系统特定部位的阿片受体产生镇痛作用,常用药物有吗啡、瑞芬太尼、舒芬太尼、芬太尼、羟考酮、曲马多、丁丙诺啡等;非甾体抗炎药通过抑制环氧合酶减少前列腺素合成,从而减轻疼痛和炎症反应,常用药物有美洛昔康、吡罗昔康、氟比洛芬、帕瑞昔布等。

第三节　营养支持疗法方案

一、营养支持疗法的目的

围手术期营养支持疗法不仅保存机体组织、维护器官功能,而且可以给予患者必要的营养支持,补给足够的能量、蛋白质和维生素,改善氮平衡,使患者耐受较大手术的打击,降低术后并发症发生率,从而降低手术死亡率。因此,围手术期营养支持疗法对需接受手术的患者具有非常重要的作用。

1. 纠正营养物质异常代谢,提供合理的营养底物,将机体组织的分解代谢降低到合理水平,预防和减轻营养不良。

2. 通过特殊营养物质的营养支持来调节机体的炎症反应,促进创伤愈合。

3. 减轻机体组织分解,保护器官功能。

4. 提高大手术后机体的抗病能力,促进康复。

5. 提高重症患者的抢救成功率和治愈率,降低手术死亡率。

6. 降低术后并发症发生率。

二、营养配方组成

围手术期患者营养支持疗法可以选择肠内营养(EN)和肠外营养(PN)方式,不同的手术所选用的营养药物及其配方具有多样性。

1. 蛋白质　基于营养配方中氮的来源,EN 可采用不同的方式。

2. 碳水化合物　在生理状态下成人需消耗约 105kJ(25.19kcal)/(kg·d)的热量,而严重应激状态下需消耗约 125.5kJ(29.88kcal)/(kg·d)的热量。营养液中的碳水化合物为围手术期患者手术前适应和手术后恢复所需的热量提供支持与保障。

3. 脂肪　营养液中的脂肪含量越高,单位体积所含的热量越高,氧消耗量和二氧化碳生成量也随之增加。对心率低、呼吸频率慢的身体虚弱的围手术期患者,高脂肪含量的营养液将增加耗氧量,对患者的围手术期治疗产生有害影响。高脂肪含量可能诱发脂肪肝,导致高甘油三酯血症进而影响免疫功能。所以,对围手术期患者营养液中的低脂肪含量优于高脂肪含量。另外有研究表明,含 ω-3 不饱和脂肪酸、精氨酸、谷氨酰胺和核苷酸的营养制剂能够显著提高围手术期患者的免疫力,促进患者术后恢复。

4. 维生素　人体每日所需的维生素量分别为维生素 B_1 6mg、维生素 B_2 3.6mg、烟酸 40mg、维生素 B_6 6mg、维生素 B_{12} 5μg、生物素 60μg、维生素 C 200mg、维生素 A 3 300IU、维生素 D 200IU、维生素 E 10IU、维生素 K 150μg。

5. 微量、超微量元素　围手术期患者每日需提供的微量、超微量元素含量分别为铬 10~15μg、铜 0.3~0.5mg、铁 1.0~1.2mg、镁 0.2~0.3mg、硒 20~60μg、锌 2.5~5mg、钼 20μg、碘 100μg。

三、使 用 方 法

围手术期营养支持分为 3 类:第 1 类是手术前需要营养支持;第 2 类是手术前开始营养支持,并延续至手术后;第 3 类是手术前营养状态良好,手术后发生并发症,或者是手术创伤大、术后不能经口进食的时间较长,或者术后摄入的营养量不足而需要营养支持。围手术期患者的营养素需要量在术前与术后有所不同。术前营养不良患者多为营养素摄入不足,营养支持的目的是补充营养不足,提高患者对手术的耐受力。给予的能量可按体重估计为 105~125kJ(25.10~29.88kcal)/(kg·d),糖脂比为 7:3 或 6:4,非蛋白质热卡与氮的比值为 125:1。手术后患者因有创伤、感染,机体处于分解代谢高于合成代谢的状态,蛋白质分解率、尿素生成率与脂肪清除率增加。营养素供给量在术后早期应增加氮量,术后疼痛、发热等也能增加能量消耗,热量供给量为 125~145(29.88~34.66kcal)/(kg·d),糖脂比为 4:6、5:5 或 6:4,非蛋白质热卡与氮的比值为 100:1。术后 4 天时手术应激状态已缓和,再逐步改变糖脂比和热氮比。体温 > 38℃,体温每升高 1℃,围手术期患者所需的热量增加 10%;营养不良患者较正常人所需的热量多 10%;年龄 > 70 岁的患者所需的热量比成年人少 10%;女性比男性所需的热量少 10%;肥胖患者比正常人所需的热量少 10%;严重感染、大面积烧伤等高代谢患者可酌情增加营养支持热量。

1. 肠内营养　胃肠道功能允许时,在安全的情况下首选肠内营养。

(1)适应证

1)具备胃肠道功能的患者限期手术和择期手术术前营养支持,以改善营养状态,提高患者对手术的反应性和耐受性。

2)非腹部手术特别是非胃肠道手术患者术后早期营养支持。

3)腹部手术包括胃肠道手术但非全部胃肠功能障碍患者术后早期营养支持。

4)胃肠道功能恢复后的术后患者长期营养支持。

（2）肠内营养方法：对于需短期营养支持的患者，EN方式主要是以食物或营养液配方的形式通过口服或鼻饲管给予。需长期营养支持的患者可采用经皮内镜下胃造口术给予。对于有经胃喂养禁忌证，如胃动力紊乱或上消化道病变的患者可采用幽门后途径给予EN支持。

2. 肠外营养　如果营养物不能进入胃肠道或胃肠道无功能时，肠外营养支持是临床营养支持的首选，患者通过外周静脉或中心静脉置管获取代谢需要的营养基质和其他各种营养素。

（1）适应证

1)不能充分口服或不能通过胃肠道喂食的严重营养不良患者围手术期营养支持（A级证据）。

2)肠内营养支持不适宜或不耐受的营养不良患者术后营养支持（A级证据）。

3)术后并发症影响胃肠道功能导致不能通过口服或肠内营养吸收足够的营养至少7天的患者术后营养支持（A级证据）。

4)长期胃功能衰竭患者围手术期营养支持（C级证据）。

5)大手术或严重创伤后短期营养支持。

（2）肠外营养方法：肠外营养输入途径分为外周静脉和中心静脉。外周静脉途径适用于短期营养支持；中心静脉途径适用于长期营养支持，如锁骨下静脉插管、经外周静脉穿刺的中心静脉导管。

四、围手术期营养支持方案

1. 存在严重营养风险的患者在大手术前10~14天需进行营养支持（A级证据）。

2. 围手术期无法进食7天以上的患者即使不存在明显的营养不良，也应尽快开始营养支持（C级证据）。

3. 围手术期口服摄入量低于人体摄入量的60%长达10天以上的患者需尽快开始营养支持（C级证据）。

4. 围手术期需进行营养支持的患者，如肠内营养支持不能满足患者所需的营养（＜60%的热量需求），可联合应用肠外营养支持（C级证据）。

5. 不存在误吸风险的围手术期患者可饮用澄明液体直至术前2小时，可喂食固态营养直至术前6小时（B级证据）。

6. 结肠切除术的大部分患者可在术后数小时内开始经口摄入营养（A级

证据）。

7. 如患者术后无法通过口服获得营养支持，可应用鼻饲管启动肠内营养支持，特别是存在以下情况的患者：头颈部或胃肠道癌症手术；存在严重创伤；手术期间存在明显的营养不良；不能口服 10 天以上（A 级证据）。

8. 存在误吸或严重腹胀肠鸣风险的完全阻塞性病变手术患者容易导致腹膜炎，应在术后尽快开始肠外营养支持。

第四节　药学监护要点

一、患者状况评估

一般情况下需进行手术的患者入院后，由医师或护士对患者进行营养评定，临床药师作为 NST 的成员，对患者进行较全面的营养评定可以发挥临床药师在治疗团队中的作用，在充分掌握患者状况的基础上，对于存在危险因素的患者选择营养支持疗法方案，并进行疗效评价。

1. 一般情况评估　参见第二章第三节。

2. 营养风险筛查　参见第二章第三节。

3. 营养状态评估　进行营养治疗前应充分考虑到围手术期患者可能存在营养不良，并对其营养与代谢状态作出正确评估，这是选择最佳营养支持疗法方案的前提。目前国内普遍采用患者参与的主观全面评定（PG-SGA）量表（参见第二章第三节）作为主观评定工具。参考 PG-SGA 量表结果，可以将围手术期患者的营养状态分为重度营养不良（≥9 分）、中度营养不良（4~8 分）和营养正常（0~3 分）。

二、营养支持疗法方案的干预

1. 营养配方的选择　围手术期患者所选择的 EN 和 PN 配方组成与其他疾病基本一致。术前营养支持和术后营养支持的营养配方存在差异，一般术前患者所需的能量为 105~125kJ（25.10~29.88kcal）/（kg·d），营养支持的糖脂比为 7：3 或 6：4，非蛋白质热卡与氮的比值为 125：1。术后早期患者处于高分解代谢状态，尿素生成率增加，应增加配方的含氮量，热量供给量为 125~145kJ（29.88~34.66kcal）/（kg·d），糖脂比为 4：6，5：5 或 6：4，非蛋白质热卡与氮的比值为 100：1。术后 4 天，手术应激状态已缓和后可再逐步改变糖脂比和热氮比。此外，营养液中如果含有精氨酸、ω-3 不饱和脂肪酸、谷氨酰胺或核糖核酸可增强围手术期患者的免疫力。另外针对不同的手术，临床药师应当关注根据患者的具体情况选择或调整营养配方，有助于达到个体化治疗的目的。

2. 给药途径　胃肠道功能允许时,在安全的情况下首选肠内营养,患者通过胃肠道口服或管饲获取代谢需要的营养物质。选择口服或管饲应根据患者的耐受程度和患者能否经口摄入。如采用管饲,则应根据患者消化道各部位的功能来决定管饲末端置管位置是在胃还是空肠。如果营养物不能进入胃肠道或胃肠道无功能时,肠外营养支持是临床营养支持的首选,肠外营养输入途径分为外周静脉和中心静脉。外周静脉途径适用于短期营养支持;中心静脉途径适用于长期营养支持,如锁骨下静脉插管、经外周静脉穿刺的中心静脉导管。

3. 剂量和疗程　营养治疗中营养制剂的剂量一般反映在能量的给予上,不同年龄、性别、身高、体重和不同疾病状态的患者其能量需要量也不同(参见第二章第二节)。另外还应关注营养液的滴注速度,因为机体对 EN 和 PN 存在逐步适应和耐受的过程。EN 开始滴注速度宜慢,一般为 10~30ml/h,以后每 12~24 小时增加 20~30ml,最快速度为 100~150ml/h;PN 开始滴注速度约 80ml/h,随后根据患者的具体情况逐步增加,速度控制在 120~150ml/h。

关于营养制剂的疗程,应特别注意 PN 使用时间过长可能会对肝肾功能造成影响,也增加发生并发症的风险,临床药师应加强对患者的临床体征和实验室指标的监测以避免此类情况的发生。

三、治疗效果评价

围手术期营养支持疗法可以采用动态营养评定及其他疗效评价,同时也对疾病活动程度进行动态评估。如营养支持的目的已达到,可考虑停用;营养支持疗法不能奏效时,应及时查明原因。

疗效评估指标可参考第二章第三节。

四、不良反应的监护和处理

围手术期患者的手术类型不同,营养支持疗法的常见不良反应也会存在差异。以腹部手术为例,最常见的不良反应为恶心、呕吐、腹泻。腹泻主要是由于输液过快、营养液冷或浓度过高引起的,常发生于开始营养支持或使用高渗营养液时。恶心、呕吐主要是由于输液过快导致腹压增加、细菌污染及鼻饲时患者体位不当等原因引起的。除加强营养支持后的监护外,还可采取一些措施减少这些不良反应,如患者营养支持疗法输注的浓度、速度、容量,应遵循从低到高、由少到多、先增高浓度后提高容量、速度由慢到快的原则。

五、药物相互作用

1. 非甾体抗炎药对营养支持疗法的影响 非甾体抗炎药通过抑制环氧合酶(COX)活性,减少内源性前列腺素(PG)合成,削弱 PG 参与炎症反应的作用,从而使组织炎症及疼痛症状减轻。胃与十二指肠黏膜也含有丰富的 COX 和 PG。PG 可以使胃肠道黏膜上皮细胞分泌的碳酸氢根离子以中和氢离子增多,还可以使上皮细胞表面的斥水性磷脂颗粒含量增加,后者对黏膜也起一定的保护作用。另外 PG 还可使黏膜的血流量增加,后者对于提供基本的养分和清除漏过黏膜屏障的氢离子非常重要。长期服用非甾体抗炎药可使内源性 PG 合成减少,削弱 PG 对胃肠黏膜的保护作用及对胃酸的抑制作用,降低黏膜对外来侵袭因素的防御能力,使黏膜在一些损伤因素的作用下发生糜烂、溃疡和出血等。而 EN 的吸收主要在胃肠道,所以长期使用非甾体抗炎药可能影响 EN 支持的营养吸收。因此在进行营养支持时应当注意加强监测。

2. 阿片类药物对营养支持疗法的影响 恶心、呕吐是阿片类药物的常见不良反应,因为阿片类药物对胃肠道平滑肌有兴奋作用,提高肌张力从而引起恶心、呕吐。胃肠道是肠内营养作用的主要部位,因此阿片类药物的使用可能导致恶心、呕吐,影响营养支持的进程和疗效。因此在进行营养支持时应当注意加强监测。

(方红梅 楼国东 马 珂)

参 考 文 献

[1] WHINNEY C. Perioperative medication management: general principles and practical applications. Cleveland clinic journal of medicine, 2009, 76(4): S126-S132.

[2] COHN S L, MAUCK K F, DUTTA S, et al. Update in perioperative medicine 2013. Hospital practice, 2013, 41(4): 15-23.

[3] 陈忠, 杨耀国. 围手术期抗凝药物的应用及注意事项. 中国实用外科杂志, 2011, 31(12): 1075-1077.

[4] 郁正亚. 围手术期抗凝药物的使用. 中华临床医师杂志, 2011, 5(16): 4778-4783.

[5] BRAGA M, LIUNGQUIST O, SOETERS P, et al. ESPEN guidelines on parenteral nutrition: surgery. Clinical nutrition, 2009, 28(4): 378-386.

[6] 卜德勇, 马芸, 罗华友. 围手术期肠内营养支持的研究进展. 中国老年保健医学, 2012, 10(2): 49-52.

[7] CHAMBRIER C, SZTARK F. French clinical guidelines on perioperative nutrition. Update

of the 1994 consensus conference on perioperative artificial nutrition for elective surgery in adults. Journal of visceral surgery, 2012, 149(5): e325-e336.

[8] MUELLER C, COMPHER C, ELLEN D M.A.S.P.E.N. clinical guidelines: nutrition screening, assessment, and intervention in adults. Journal of parenteral and enteral nutrition, 2011, 35 (1): 16-24.

[9] A BUNNAJA S, CUVIELLO A, SANCHEZ J A. Enteral and parenteral nutrition in the perioperative period: state of the art. Nutrients, 2013, 5(2): 608-623.